224 Anaesthesiologie und Intensivmedizin
Anaesthesiology and Intensive Care Medicine

vormals „Anaesthesiologie und Wiederbelebung"
begründet von R. Frey, F. Kern und O. Mayrhofer

Herausgeber:

H. Bergmann, Linz (Schriftleiter)
J. B. Brückner, Berlin · M. Gemperle, Genève
W. F. Henschel, Bremen · O. Mayrhofer, Wien
K. Meßmer, München · K. Peter, München

A. Versprille (Hrsg.)

Monitoring

Mit 76 Abbildungen und 14 Tabellen

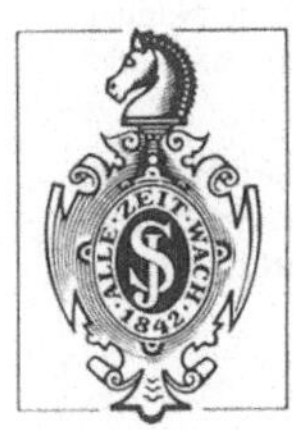

Springer-Verlag

Berlin Heidelberg New York
London Paris Tokyo
Hong Kong Barcelona
Budapest

Prof. Dr. med. Adriaan Versprille
Pathophysiological Laboratory
Department of Pulmonary Diseases
Erasmus University, P.O. Box 1738
NL-3000 DR Rotterdam

ISBN-13: 978-3-540-55261-1   e-ISBN-13: 978-3-642-77362-4
DOI: 10.1007/ 978-3-642-77362-4

Die Deutsche Bibliothek – CIP-Einheitsaufnahme
Monitoring / A. Versprille (Hrsg.). – Berlin; Heidelberg; New York;
London; Paris; Tokyo; Hong Kong; Barcelona; Budapest: Springer, 1992
(Anaesthesiologie und Intensivmedizin; 224)
ISBN 3-540-55261-8 (Berlin ...)
NE: Versprille, Adriaan [Hrsg.]

Vorwort

Patienten werden auf Intensivstationen aufgenommen, wenn lebensbedrohliche Störungen vorliegen oder vermieden werden sollen. Störungen eines physiologischen Systems induzieren oftmals bedeutsame sekundäre Funktionsänderungen anderer Organsysteme. Die sekundären Funktionsänderungen sind entweder als zusätzliche eigenständige Störungen, als Kompensationsmechanismen der primär auftretenden Störungen oder als Kombination von beiden zu erklären.

Auch während der Anästhesie werden solche Pathomechanismen durch direkten Eingriff in Regelkreise des Organismus zur Erhaltung des Gleichgewichts wirksam.

In diesem außerordentlich komplexen Problemkreis bekommt die Überwachung eine zentrale Bedeutung. Therapieentscheidungen in der Intensivmedizin und Entscheidungen während der Narkose erfordern umfassende Information. Diese Information erhalten wir durch kontinuierliches und diskontinuierliches Monitoring sowie aus der Berechnung abgeleiteter Variablen. Genauso wichtig wie ihre geeignete Auswahl ist ihre zuverlässige Messung. Mit unzuverlässigen Messungen und daraus abgeleiteten Variablen wird die Situation der Patienten leicht fehlgedeutet, was zu falschen Entscheidungen führen kann. Darum soll man eine Variable eher nicht als unzuverlässig messen.

In diesem Buch haben viele Experten das Wie und Wo der Messungen und Berechnungen sowie die Bedeutung der Daten eingehend beschrieben. Damit leisten die Autoren einen wichtigen Beitrag für die tägliche Arbeit des in Anästhesie und Intensivmedizin tätigen Klinikers. Das Buch steht unter dem allgemeinen Motto „Monitoring: Konzepte und klinische Realisation", das 1989 ein Hauptthema des Zentraleuropäischen Anästhesiekongresses in Innsbruck war.

Ich möchte an dieser Stelle Herrn Prof. Dr. Herbert Benzer, dem Präsidenten des ZAK 1989, insbesondere für seine katalytische Mithilfe am Zustandekommen dieses Buches herzlich danken.

Rotterdam, im Mai 1992 *A. Versprille*

Inhaltsverzeichnis

Messungen und abgeleitete Variablen:
Überwachung in der Intensivmedizin *(A. Versprille, M. Baum)*   1

Druck, Stromstärke und Widerstand
im systemischen Kreislauf *(T. Pasch)* 7

Monitoring Cardiac Output Continuously
in the Operating Room and Intensive Care Unit
*(K. H. Wesseling, B. de Wit, J. J. Settels, J. R. C. Jansen,
J. J. Schreuder)* 18

Monitoring der Herzfunktionen *(J. Tarnow)* 33

Technik für intraluminales Monitoring von Herz
und Blutgefäßen mit Ultraschall *(N. Bom, J. H. C. Reiber,
C. T. Lancée, J. G. Bosch, J. Roelandt, B. Lachmann)* 45

Ejektionsfraktion des rechten Ventrikels (RVEF)
mittels Thermodilution:
Bestimmung und Beurteilung einer umstrittenen Variablen
(R. Assmann, A. Versprille, K. J. Falke) 55

Wird der mittlere systemische Füllungsdruck
eine klinische Bedeutung haben? *(M. Hiesmayr, A. Versprille)* . 67

Monitoring der Pulmonalzirkulation
(A. Versprille, J. R. C. Jansen, J. J. Schreuder) 79

Lungenmechanik *(H. Burchardi)* 93

Monitoring der O_2-Versorgung und des O_2-Verbrauchs
(H. Neuhof) 109

Monitoring der CO_2-Konzentration am Mund:
Information, Technik, Nutzen *(G. Wolff, J. Guttmann,
L. Eberhard, J. Zeravik, M. Adolph, W. Bertschmann)* 126

Monitoring metabolischer Parameter
im Rahmen einer parenteralen Ernährungstherapie
(W. Behrendt, M. Surmann, P. Thamm) 162

Sachverzeichnis 173

Autorenverzeichnis

Adolph, M., Dr. med.
Anästhesie und Operative
Intensivmedizin,
Zentralklinikum Augsburg,
Stenglinstr. 2, D-8900 Augsburg

Assmann, R., Dr. med.
Zentrum für Anaesthesiologie
der Universität Düsseldorf,
Moorenstr. 5, D-4000 Düsseldorf 1

Baum, M., Ing.
Universitäts-Klinik für Anästhesie
und Intensivmedizin,
Anichstr. 35, A-6020 Innsbruck

Behrendt, W., Prof. Dr. med.
Klinik für Anaesthesiologie
der Medizinischen Fakultät
der RWTH Aachen,
Pauwelsstr., D-5100 Aachen

Bertschmann, W., Dr. med.
Klinische Physiologie, Klinik für
Herz- und Thoraxchirurgie,
Universitätskliniken Basel,
Spitalstr. 21, CH-4031 Basel

Bom, N., Ph. D., M. Sc.,
Professor of Medical Technology
Thoraxcentre, Ee 2302 A,
Erasmus University Rotterdam,
PO Box 1738,
NL-3000 DR Rotterdam

Bosch, J. G., M. Sc.
Lab. Clin. and Exp. Image
Processing,
University of Leyden, Radiology,
Building 1C2-S,
PO Box 9600, NL-2300 RC Leyden

Burchardi, H., Prof. Dr.
Zentrum für Anaesthesiologie,
Rettungs- und Intensivmedizin,
Georg-August-Universität,
Robert-Koch-Str. 40,
D-3400 Göttingen

Eberhard, L., Dipl.-El-Ing. ETH
Klinische Physiologie, Klinik
für Herz- und Thoraxchirurgie,
Universitätskliniken Basel,
Spitalstr. 21, CH-4031 Basel

Falke, K. J., Prof. Dr. med.
Klinik für Anaesthesiologie
und operative Intensivmedizin,
Universitätsklinikum Rudolf
Wirchow, Augustenburger Platz 1,
D-1000 Berlin 65

Guttmann, J., Dr. rer. nat.,
Dipl.-Ing. (FH)
Klinische Physiologie, Klinik
für Herz- und Thoraxchirurgie,
Universitätskliniken Basel,
Spitalstr. 21, CH-4031 Basel

Hiesmayr, M., Dr. med.
Klinik für Anästhesie und
Allgemeine Intensivmedizin,
II. Chirurgische Klinik,
Universitätsklinikum,
Spitalgasse 23, A-1090 Wien

Jansen, J. R. C., Dr. med.
Department of Pulmonary
Diseases, Erasmus University,
PO Box 1738,
NL-3000 DR Rotterdam

Lachmann, B., M. D., Ph. D.
Anesthesiology, Ee 2369,
Erasmus University Rotterdam,
PO Box 1738,
NL-3000 DR Rotterdam

Lancée, C. T., Ph. D., M. Sc.
Thoraxcentre, Ee 2302,
Erasmus University Rotterdam,
PO Box 1738,
NL-3000 DR Rotterdam

Neuhof, H., Prof. Dr. med.
Funktionsbereiche klinische
Pathophysiologie und
experimentelle Medizin am
Zentrum für innere Medizin der
Justus-Liebig-Universität Gießen,
Klinikstr. 36, D-6300 Gießen

Pasch, T., Prof. Dr. med.
Institut für Anästhesiologie,
Universitätsspital,
Rämistr. 100, CH-8091 Zürich

Reiber, J. H. C., Ph. D., M. Sc.
Lab. Clin. and Exp. Image
Processing, University of Leyden,
Radiology, Building 1C2-S,
PO Box 9600, NL-2300 RC Leyden

Roelandt, J., M. D., Ph. D., F.A.C.C.
Professor of Clinical
Echocardiography, University
Hospital Rotterdam-Dijkzigt,
Thoraxcentre, Bd 408,
Dr. Molewaterplein 40,
NL-3015 GD Rotterdam

Schreuder, J. J., Dr.
Department of Anesthesiology,
Academic Hospital,
University of Limburg,
PO Box 1918,
NL-6201 BX Maastricht

Settels, J. J., Dipl.-Ing.
TNO BioMedical Instrumentation,
Academic Medical Center,
Suite LO-002, Meibergdreef 15,
NL-1105 AZ Amsterdam

Surmann, M., Dr. med.
Klinik für Anaesthesiologie
der Medizinischen Fakultät
der Rheinisch-Westfälischen
Technischen Hochschule Aachen,
Pauwelsstr., D-5100 Aachen

Tarnow, J., Prof. Dr. med.
Zentrum für Anaesthesiologie
der Universität Düsseldorf,
Moorenstr. 5, D-4000 Düsseldorf 1

Thamm, P., Dr. med. Dr. rer. nat.
Klinik für Anaesthesiologie
der Medizinischen Fakultät
der Rheinisch-Westfälischen
Technischen Hochschule Aachen,
Pauwelsstr., D-5100 Aachen

Versprille, A., Ph. D.
Pathophysiological Laboratory,
Department of Pulmonary
Diseases, Erasmus University,
PO Box 1738,
NL-3000 DR Rotterdam

Wesseling, K. H., Prof. i. R.
TNO BioMedical Instrumentation,
Academic Medical Centre,
Suite LO-002, Meibergdreef 13,
NL-1105 AZ Amsterdam

Wit, B. de, Ing.
TNO BioMedical Instrumentation,
Academic Medical Centre,
Suite LO-002, Meibergdreef 15,
NL-1105 AZ Amsterdam

Wolff, G., Prof. Dr. med.
Leiter der Abt. Klinische
Physiologie, Klinik für Herz-
und Thoraxchirurgie,
Universitätskliniken Basel,
Spitalstr. 21, CH-4031 Basel

Zeravik, J., Dr. med.
Anästhesie und Operative
Intensivmedizin,
Zentralklinikum Augsburg,
Stenglinstr. 2, D-8900 Augsburg

Messungen und abgeleitete Variablen:
Überwachung in der Intensivmedizin

A. Versprille, M. Baum

Einleitung

Monitoring im Sinne von Beobachten bzw. Überwachen spezieller Funktionen [7] beinhaltet die Übertragung von Information von einem zu überwachenden Patienten zu einem Beobachter, üblicherweise einem Arzt oder einer Schwester. Diese Informationsübertragung kann entweder kontinuierlich oder in bestimmten Intervallen erfolgen. Sie kann aber auch durch das Eintreten gewisser Ereignisse ausgelöst werden ("event-driven"). Diese Information beinhaltet primäre Meßsignale und daraus abgeleitete berechnete Daten.

In diesem einführenden Beitrag zum Monitoring sollen einige Prinzipien der Datenerfassung in der Intensivmedizin beschrieben werden.

Die englischsprachige wissenschaftliche Literatur unterscheidet zwischen den Begriffen "measurement" und "estimation". Dabei wird unter "estimation" eine von einer Messung abgeleitete oder berechnete Variable verstanden. Der wörtlichen Übertragung des Begriffes ins Deutsche, nämlich Schätzung, haftet etwas stark Approximatives an, was so im Englischen sicher nicht beabsichtigt ist. Wir wollen daher hier bei der Bezeichnung „abgeleitete Variable" bleiben, die aber nicht im Sinne der Infinitesimalrechnung als 1. Ableitung einer Funktion verstanden werden darf.

Eine zu überwachende Variable kann also gemessen oder abgeleitet sein.

Messungen

Eine Messung ist dadurch charakterisiert, daß die Information direkt entweder als elektrisches Signal oder als über einen Sensor oder Transducer gewandelte physikalische Größe am Ausgang eines Verstärkers oder Abschwächers anliegt. Üblicherweise wird das Signal in analoger Form dargestellt. Charakteristische Punkte des Signals, etwa Maxima und Minima bzw. Mittelwerte, können fortlaufend berechnet und numerisch angezeigt werden. Erfolgt die Signalverarbeitung digital, so können die digitalisierten Werte auf Platte abgespeichert und einer weiteren Analyse unterzogen werden.

So kann z. B. die 1. Ableitung eines Drucksignals (dp/dt) als Messung bezeichnet werden, obwohl sie nicht direkt gemessen, sondern aus dem primären Signal berechnet wurde. In dieser Hinsicht haben wir Schwierigkeiten mit der Sprache, weil dp/dt als 1. abgeleitete Variable des Drucksignales bezeichnet wird. Es ist aber keine Ableitung im Sinne des Monitorings. Nach unserer Definition handelt es sich auch um eine Meßgröße, da zu ihrer Erlangung allgemein akzeptierte physikalische oder mathematische Vorgangsweisen verwendet werden und keine Annahmen und Vereinfachungen eines physiologischen Modells getroffen werden müssen. In die gleiche Klasse von Signalverrechnung fallen auch Integration und Mittelwertbildung.

Voraussetzungen für die exakte Messung einer Variablen sind:

- zuverlässige Kalibration unter Randbedingungen, die mit der aktuellen Meßsituation vergleichbar sind;
- Beibehaltung eines konstanten Kalibrationsfaktors über eine entsprechend lange Meßperiode;
- keine Nullinien-Drift während dieser Meßperiode, was besonders dann wichtig ist wenn eine Integration des Signals erfolgen soll;
- linearer Frequenzgang bis zu dem höchsten Frequenzinhalt des Signals der sich aus einer Fourier-Analyse ergibt;
- geringer Rauschanteil in bezug auf die Signalamplitude, was besonders dann wichtig ist, wenn die 1. Ableitung berechnet werden soll.

In der Intensivmedizin stellt der lange und englumige Swan-Ganz-Katheter eine starke Einschränkung der Übertragungseigenschaften im Sinne von Frequenzinhalt dar, was sich nachteilig für eine exakte Messung des pulmonalarteriellen Druckes auswirkt. Deshalb wird derzeit hauptsächlich der Wert des Mitteldruckes verwendet. Die Entwicklung von Katheter-Tip-Transducern an der Spitze von Pulmonaliskathetern wird dazu beitragen, mehr und bessere Information aus diesem Signal zu gewinnen.

In der analogen Signalverarbeitung, etwa dann, wenn eine Variable auf einem Analogschreiber registriert werden soll, ist der lineare Zusammenhang zwischen Meßgröße und Ausgangssignal des Verstärkers eine wesentliche Forderung. Durch den vermehrten Einsatz der computerisierten Datenerfassung verliert diese Forderung mehr und mehr an Bedeutung, da die Linearisierung durch den Rechner entweder aufgrund eines bestehenden mathematischen Zusammenhangs zwischen der Eingangsvariablen und dem Ausgangssignal oder über eine tabellarisch eingegebene Kalibrationskennlinie laufend erfolgen kann.

Abgeleitete oder berechnete Variablen

Eine abgeleitete Variable ist dadurch gekennzeichnet, daß sie durch eine Berechnung aus einer oder mehreren gemessenen Variablen erhalten wird. Grundlage einer solchen Bestimmung ist eine mathematische Formel bzw. eine Matrix von Formeln, die üblicherweise das (bio)physikalische Modell einer physiologischen Funktion darstellt. Eine abgeleitete Variable ist nun das quantitative Ergebnis dieses Kalküls.

Ein typisches Beispiel der aus eine Messung abgeleiteten Größe ist die Bestimmung des Herzminutenvolumens (HMV oder Q') nach der Thermodilutionsmethode. Im zentralvenösen Bereich der systemischen Zirkulation bzw. im rechten Vorhof wird eine geringe Menge kalter Kochsalzlösung injiziert. Stromabwärts in der A. pulmonalis wird der zeitliche Verlauf der Änderung der Bluttemperatur gemessen und entweder auf einem Analogschreiber als Temperaturverdünnungskurve registriert oder auf einer Computerplatte gespeichert. Die Temperaturverdünnungskurve repräsentiert sämtliche Temperaturdifferenzen (ΔT) zur ursprünglichen Bluttemperatur vor der Kälteinjektion. Das HMV ergibt sich aus dem Verhältnis der injizierten Kältemenge (Bolusvolumen · Temperaturdifferenz zur Bluttemperatur) und der Fläche unter der gemessenen Temperaturverdünnungskurve [1, 2]. Für die Anwendbarkeit dieses Modells müssen folgende Voraussetzungen erfüllt sein:

- kein Indikatorverlust zwischen Einspritz- und Meßstelle;
- alle Indikatorteilchen dürfen nur einmal gemessen werden;
- totales transversales Mischen des Indikators im Blutstrom und ideale Vermischung im rechten Ventrikel während der Füllungsphase jedes Herzzyklus;
- konstanter Blutfluß, zumindest konstantes Schlagvolumen des rechten Ventrikels in konstanten Zeitintervallen.

Ein Beispiel für die Bestimmung einer Größe aus mehreren unterschiedlichen Messungen stellt der systemische Gefäßwiderstand (R_s) dar, der nach folgender mathematischer Formel bestimmt wird: $R_s = \Delta P/Q'$. ΔP ist die Differenz zwischen arteriellem und venösem Druck, Q' ist das HMV, etwa als Ergebnis der zuvor beschriebenen Thermodilutionsbestimmung. Auch hier müssen gewisse Voraussetzungen erfüllt werden:

- Das Blut verhält sich wie eine Newtonsche Flüssigkeit, d. h. seine Viskosität darf nicht von der Strömungsgeschwindigkeit abhängig sein.
- Die Strömungsbedingungen sind laminar und nicht turbulent, die Strömungsfäden bewegen sich schichtweise aneinander vorbei.
- Sämtliche Blutgefäße sind ständig offen.

Die meisten dieser Annahmen treffen nicht zwangsläufig unter allen Kreislaufbedingungen zu. So ist z. B. Blut wegen seines Teilchencharakters keine Newtonsche Flüssigkeit, dennoch kann diese Eigenschaft vernachlässigt werden, da sie die Fließeigenschaften nur im Bereich der Kapillaren beeinflußt [8].

Wenn keine linearen Bedingungen vorliegen, wie sie die Formel $R = \Delta P/Q'$, die die mathematische Basis des Modelles darstellt, impliziert, dann ist eine Berechnung des Gefäßwiderstands unzulässig. Dies ist z. B. bei stark turbulenten Strömungsbedingungen der Fall und wenn die Blutgefäße nicht ständig offen sind und funktionieren wie ein Starling-Widerstand [6].

Unter der Annahme der Gültigkeit obiger Formel ist die Genauigkeit der so berechneten Variablen nur von der Genauigkeit der Flowbestimmung und der Druckdifferenzmessung abhängig.

Vertrauenswürdigkeit

Die Vertrauenswürdigkeit einer Bestimmung ist geringer als die einer Messung, da sich bei der Bestimmung zusätzlich zur Streuung der Einzelmessung die Gültigkeit des zugrundeliegenden physiologischen Modells auswirkt. Wenn eine Bestimmung auf der Verknüpfung von 2 oder mehr gemessenen Variablen beruht, kann es zu einer

Potenzierung der Streuung der Einzelmessung kommen. Dabei hat die Art der mathematischen Verknüpfung der Variablen große Bedeutung, und besonders die Differenzbildung zweier annähernd gleich großer Produkte $[(A \cdot B) - (C \cdot D)]$, wie etwa bei der O_2-Verbrauchsmessung mit der indirekten Kalorimetrie, ist kritisch. Um so mehr ist die Kenntnis der Vertrauensgrenzen einer Bestimmung für ihre Umsetzung in therapeutische Interventionen von entscheidender Bedeutung. Deshalb erscheint die Unterteilung in die beiden Gruppen – „Messung" bzw. „abgeleitete Variablen" – besonders wichtig.

Ein klassisches Beispiel einer Potenzierung der Streuungen von Einzelmessungen bietet die HMV-Bestimmung mit Hilfe des Fick-Prinzips. Dieses Prinzip beruht auf dem Gesetz der Massenerhaltung: der Transfer von Sauerstoff von der Alveolarluft in das Kapillarblut der Lungen entspricht der Netto-O_2-Änreicherung des die Lungen verlassenden Blutes. Andererseits gleicht diese O_2-Menge auch dem Produkt aus HMV and arteriovenöser Differenz der O_2-Menge (Da$\bar{v}O_2$). Insgesamt müssen 13 Variablen gemessen werden, um das HMV aus diesem Ansatz der Massenbilanz berechnen zu können. Dennoch wurde diese Methode zum „golden standard" und gilt als Referenz für alle anderen HMV-Bestimmungen. Eine mögliche Ursache könnte darin bestehen, daß diese Massenbilanz als Axiom anerkannt wird. Wenn man unter Laboratoriumsbedingungen arbeitet und eine Reihe von HMV-Werten mit dem Fick-Prinzip bestimmt, dann ist die Streuung mit nur einigen Prozenten des Wertes sehr gering. Diese Streuung enthält nicht nur die biologischen Schwankungen des HMV, sondern auch die gesammte Streuung der einzelnen gemessenen Variablen. Die Streuung der einzelnen gemessenen Variablen kann durch unachtsame Handhabung der arteriellen und gemischtvenösen Blutproben inakzeptabel hoch werden. Eine weitere Fehlerquelle ergibt sich aus der Messung der O_2-Aufnahme, die besonders unter Beatmungsbedingungen mit hohen inspiratorischen O_2-Konzentrationen problematisch wird. Geringste Undichtigkeiten, aber auch instabile Bedingungen des Patienten, seiner Zirkulation und seines O_2-Verbrauchs, können bei dieser Methode zu unverwertbaren Ergebnissen führen. Aus diesem Grund und wegen des enormen Zeitaufwands für eine einzelne Messung hat sich dieses Verfahren der HMV-Bestimmung in der Intensivmedizin nicht durchsetzen können.

Handhabungsfehler in der Anwendung von Überwachungsmethoden

In der Intensivmedizin wird die diagnostische Information i. allg. dringend benötigt. Das mag der Grund dafür sein, daß Bestimmungsmethoden eingeführt wurden ohne ihre Verläßlichkeit zu prüfen. Dies trifft z. B. für die Bestimmung des HMV und der „ejection fraction" nach der Thermodilutionsmethode zu, bei deren klinischer Umsetzung die theoretischen Grundlagen zu wenig berücksichtigt wurden. Ihre Anwendung erfolgte unter Bedingungen, die die eingangs erwähnten Modelannahmen nicht erfüllten, z. B. konstanter Blutfluß bei Einsatz einer maschinellen Beatmung. Trotzdem stellt die HMV-Bestimmung nach der Thermodilutionsmethode eine weitverbreitete Technik in der Intensivmedizin dar. Der ursprünglich für die Herzkatheterisierung entwickelte Swan-Ganz-Katheter wurde für die HMV-Bestimmung adaptiert, indem

1) ein zusätzliches Lumen für die Kälteinjektion in den rechten Vorhof geschaffen wurde und
2) ein Thermistor im Bereich der Spitze zur Bluttemperaturmessung in der A. pulmonalis eingebaut wurde.

Häufig wurden mehrere konsekutive HMV-Bestimmungen vorgenommen, die Ausreißer eliminiert und der verbleibende Rest gemittelt.

Zur Erlangung reproduzierbarer Ergebnisse erwies es sich als günstig, den Kältebolus stets im gleichen Moment des Atemzyklus zu applizieren. z. B. könnte ein derartiger Zeitpunkt in einfacher Weise aus dem periodisch wechselnden Geräusch des Respirators erkannt werden.

In einer Untersuchung der Fehlerquellen und deren quantitativer Auswirkung auf diese Bestimmung wurden starke zyklische Schwankungen des bestimmten HMV-Wertes nachgewiesen, deren Periodizität mit jener des Atemzyklus übereinstimmte [2]. Dabei war der höchste ermittelte HMV-Wert etwa doppelt so hoch wie der niedrigste. Diese Beobachtung wurde auch durch Ergebnisse anderer Gruppen bestätigt [4, 5].

Eine Analyse der Ergebnisse ergab, daß 4 über den Atemzyklus gleichmäßig verteilte Bestimmungen bereits ausreichen, um einen verläßlichen HMV-Wert auch unter Beatmungsbedingungen zu gewährleisten [3]. Die Bestimmungen erfolgen in Intervallen von 25% des Atemzyklus, also zu Beginn des Zyklus (0%) und nach 25, 50 und 75%.

Überraschenderweise zeigte sich, daß der HMV-Mittelwert sehr gut mit dem zuvor erwähnten „golden standard" der direkten Fick-Bestimmung übereinstimmte. Überraschend deshalb, weil die Thermodilutionstechnik aus theoretischer Sicht unter den Bedingungen eines schwankenden Blutflusses überhaupt nicht anwendbar sein sollte.

Dies ist nur *ein* Beispiel für viele. Nicht immer können die Gründe, die zur unsachgemäßen Anwendung eines Verfahrens führen, so eindeutig zurückverfolgt werden.

Zusammenfassung

Das geschilderte Beispiel zeigt, daß

1) eine für bestimmte Randbedingungen entwickelte brauchbare Methode, z. B. die Thermodilution, während Spontanatmung versagt, wenn sie unter Bedingungen angewendet wird, bei denen die Voraussetzungen für ihre Validität nicht erfüllt werden (z. B. die Thermodilution während Beatmung);
2) eine solche Methode dennoch an die klinischen Bedingungen angepaßt werden kann, auch wenn diese die ursprünglichen Annahmen bei der Entwicklung des Verfahrens nicht erfüllen.

Es liegt in der Verantwortung des Entwicklers einer neuen Meßtechnik, die damit verbundenen Möglichkeiten und Grenzen zu definieren. Dies entbindet den Kliniker allerdings nicht von seiner Verpflichtung, eine unsachgemäße Anwendung einer an sich verläßlichen Methode zu vermeiden.

Literatur

1. Hamilton WF, Moore JW, Kinsman JM, Spurling RG (1932) Studies on the circulation. IV. Further analysis of the injection method, and of changes in hemodynamics under physiological and pathophysiological conditions. Am J Physiol 99:534–551
2. Jansen JRC, Schreuder JJ, Bogaard JM, Rooyen W van, Versprille A (1981) The thermodilution technique for the measurement of cardiac output during artificial ventilation. J Appl Physiol 51:584–591
3. Jansen JRC, Versprille A (1986) Improvement of cardiac output estimation by the thermodilution method during mechanical ventilation. Intensive Care Med 12:71–79
4. Okamoto K, Komatsu J, Kumar V, Sanchala V, Kubal K, Bhalodia R, Shibutani K (1986) Effects of intermittent positive-pressure ventilation on cardiac output measurements by thermodilution. Crit Care Med 14:977–980
5. Snyder JV, Powner DJ (1982) Effects of mechanical ventilation on the measurements of cardiac output by thermodilution. Crit Care Med 10:677–682
6. Versprille A (1984) Pulmonary vascular resistance. A meaningless variable. Intensive Care Med 10:51–53
7. Webster's New Collegiate Dictionary (1980) Merriam Springfield MA
8. Wetterer E, Kenner T (1968) Grundlagen der Dynamik des Arterienpulses. Springer Berlin Heidelberg New York

Druck, Stromstärke und Widerstand im systemischen Kreislauf

T. Pasch

Einleitung

Druck und Stromstärke sind die physikalischen Grundphänomene, die der Transportfunktion des Kreislaufs zugrunde liegen. Der Druck wird vom Ventrikel, auf dessen Funktion und Überwachung hier nicht eingegangen werden kann, erzeugt, die Stromstärke durch eine Reihe von Regelmechanismen nach den jeweiligen metabolischen Erfordernissen eingestellt.

Voraussetzung für den sachgerechten Einsatz von Überwachungsverfahren ist die exakte Definition der zu messenden physikalischen Größen, das Verständnis ihrer physiologischen Bedeutung und die Kenntnis der Registrierprinzipien inklusive ihrer technischen Realisation. Unter diesen 3 Aspekten sollen im folgenden die Phänomene Druck, Stromstärke und Widerstand im systemischen Kreislauf, der hier die „Strecke" von der linken Herzkammer bis zur Trikuspidalklappe meint, dargestellt werden.

Druck

Der Druck (p) ist als pro Flächeneinheit einwirkende Kraft definiert. In der Medizin gebräuchliche Einheiten sind: kPa, mmHg, cm H_2O, mbar, dyn/cm^2.[1] Unter physiologischen und meßtechnischen Aspekten werden hydrostatische und hydrodynamische Drücke unterschieden:

- Ein *hydrostatischer* Druck ist durch das Gewicht einer nicht bewegten Flüssigkeitssäule bedingt.
- Ein *hydrodynamischer* Druck dient dazu, eine Flüssigkeitsströmung durch einen Widerstand aufrechtzuerhalten [1, 19].

Vereinfacht – und deshalb nicht ganz zutreffend – betrachtet, ist der Druck im arteriellen Schenkel des Kreislaufs hydrodynamischer, der im Niederdruckanteil vorwiegend, aber nicht ausschließlich hydrostatischer Natur. Hierbei kann der extrathorakale Teil des Niederdrucksystems nicht getrennt vom intrathorakalen

---

[1] Entsprechend den SI-Einheiten der Medizin ist lediglich die Einheit *Pascal* (Pa, MPa, kPa) *empfohlen.* Die Einheiten mmHg, cm H_2O, mbar, dyn/cm^2 sind *nicht empfohlene Einheiten,* werden aber z. T. noch verwendet.

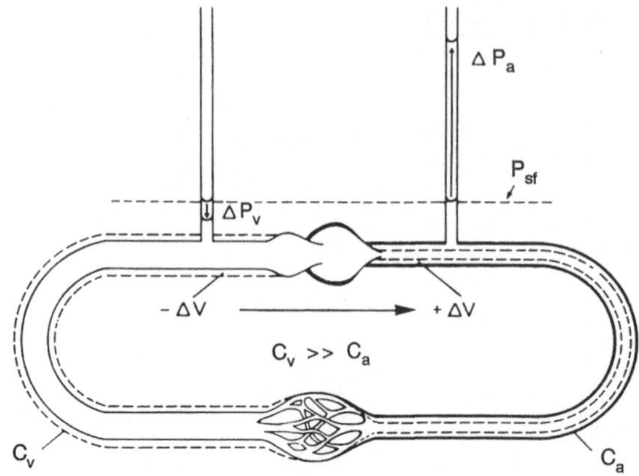

Abb. 1. Modell des Kreislaufs. Bei Kreislaufstillstand *(gestrichelte Linien)* ist der mittlere systemische Füllungsdruck (p_{sf}) im (venösen) Niederdrucksystem und im Arteriensystem gleich hoch. Da die Compliance des Niederdrucksystems (C_v) etwa 60–200 mal größer als die des Arteriensystems (C_a) ist, ist sein Volumen größer. Wenn das Herz eine Strömung erzeugt *(durchgezogene Linien)*, steigt der arterielle Druck so lange an, bis der Einstrom gleich dem Ausstrom durch die Widerstandsgefäße ist, womit ein bestimmtes Volumen (ΔV) vom Niederdrucksystem in das Hochdrucksystem verschoben wird. Wegen der ungleichen Compliance steigt der arterielle Druck (Δp_a) mehr an, als der venöse (Δp_v) fällt. Im Gleichgewichtszustand wird ein Druckgradient von der arteriellen auf die Niederdruckseite erzeugt, der mit einer Blutumverteilung von der Nieder- zur Hochdruckseite einhergeht. (Aus [1])

betrachtet werden, d. h. das Niederdrucksystem gehört sowohl dem systemischen als auch dem Lungenkreislauf an [1]. Abbildung 1 veranschaulicht die unterschiedliche funktionelle Bedeutung der Drücke in den beiden Kreislaufabschnitten.

Der mittels eines Manometers in einem Gefäß gemessene Druck ist prinzipiell die Summe aus hydrodynamischen und hydrostatischen Druckanteilen (Abb. 2).

Die hydrostatische Komponente kann 2 Ursachen haben:

1) Höhendifferenz zwischen intravasaler Öffnung des Gefäßkatheters und druckaufnehmender Membran bzw. Fläche: Hier bedingt die Flüssigkeitssäule im Übertragungssystem zwischen diesen beiden Orten einen hydrostatischen Druck.
2) Höhendifferenz zwischen der Nullebene (s. unten), auf die der Druckaufnehmer abgeglichen ist, und dem aus physiologischen Gründen wichtigen Höhenniveau: Hier bewirkt die Höhe der Blutsäule zwischen diesen beiden Orten einen hydrostatischen Druck. Beispiel: Bei Operationen im Sitzen ist der arterielle Druck an der Schädelbasis als Überwachungsgröße wichtig, abgeglichen wird aber oft auf die Höhe der Trikuspidalklappe.

Will man nur die hydrodynamischen Druckkomponenten erfassen, müssen die hydrostatischen Druckkomponenten dadurch eliminiert werden, daß der Druckwandler (Transducer) auf die gewünschte Bezugshöhe abgeglichen wird. Diese wird dann als *Nullebene* festgelegt (entspricht aber tatsächlich dem Atmosphärendruck).

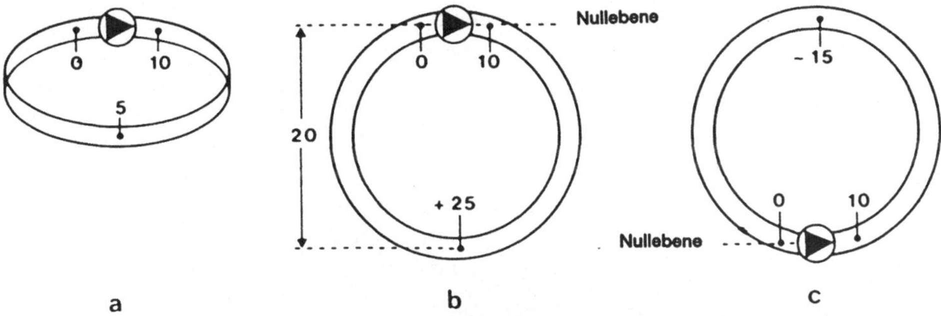

Abb. 2a–c. Einfaches Kreislaufmodell zur Verdeutlichung des Einflusses von Höhendifferenzen auf den intravasalen Druck. Durchmesser des Modells 20 cm, Drücke in cm H_2O angegeben. **a** Horizontales Modell. Hydrostatischer Druck = 0. Der hydrodynamische Druck fällt kontinuierlich von 10 cm H_2O am Anfang auf 0 cm H_2O am Ende des durchströmten Rohres ab. **b, c** Bei vertikaler Anordnung ist der Einfluß des hydrostatischen Drucks auf den gemessenen Druck deutlich erkennbar. (Aus [19])

Im menschlichen Kreislauf wird konventionsgemäß in den meisten Fällen der Ort des niedrigsten Drucks, nämlich die Höhe der Trikuspidalklappe, als Nullebene benutzt [6, 19]. Ausnahmen sind üblich und sinnvoll, z. B. bei der erwähnten sitzenden Position. Das Niveau der Öffnung des intravasalen Katheters spielt wegen des Prinzips der kommunizierenden Röhren eine untergeordnete Rolle.

Ein weiteres Problem ist der auf ein Gefäß wirkende Außendruck, v.a. bei Messungen von Drücken in intrathorakalen Gefäßen beatmeter Patienten. Hydro- bzw. hämodynamisch ist nämlich der *transmurale Druck,* die Druckdifferenz zwischen Innen- und Außenseite des Gefäßes, bedeutsam. Da in den meisten klinischen Situationen der intrathorakale Druck nicht mit vertretbarem Aufwand und auszureichender Genauigkeit registriert werden kann, geben die üblichen Rechtsvorhof-, Cava- oder Pulmonalgefäßdruckmessungen den transmuralen Druck bestenfalls in der Tendenz, nicht aber in der absoluten Höhe korrekt wieder.

Druckmessung

Der arterielle Druck kann mit 3 verschiedenen Verfahren überwacht werden: Manschettenverfahren (nichtinvasiv), intraarterielle Registrierung (invasiv) und kontinuierliche, nichtinvasive Messung mit der Servomanometrie [11].

Die *indirekte Registrierung* mittels Manschette, die *Sphygmomanometrie,* geht auf Riva-Rocci und Korotkoff zurück und ist die am häufigsten eingesetzte Methode. Für die Identifizierung von systolischem und diastolischem Wert können verschiedene Kriterien benutzt werden; in den letzten Jahren haben die oszillometrischen Kriterien zunehmend Bedeutung gewonnen, weil sie am besten automatisierbar sind und eine Bestimmung des Mitteldrucks gestatten [9]. Zu beachten ist, daß sich die Manschette auf Herzhöhe befindet [6]. Dem Vorteil der Nichtinvasivität steht der Nachteil gegenüber, daß nur diskontinuierlich gemessen werden kann.

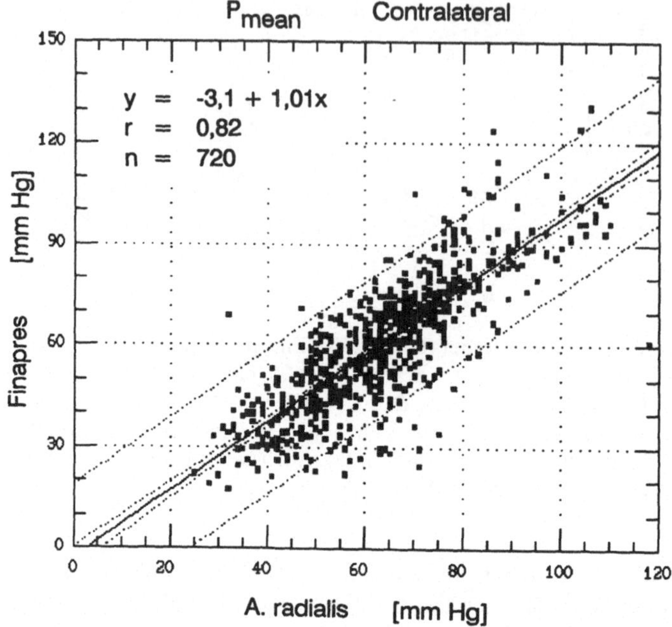

Abb. 3. Vergleich von direkter intravasaler und indirekter (Servoplethysmomanometrie; *Finapres*) Messung des arteriellen Mitteldrucks bei kardiochirurgischen Patienten

Eine *direkte arterielle Druckmessung* ist dann notwendig, wenn die Sphygmomanometrie in ihren verschiedenen Versionen aus physikalischen oder physiologischen Gründen nicht mehr hinreichend genau oder überhaupt nicht mehr funktioniert. Das ist bei extrem hohen oder niedrigen und bei sich schnell ändernden Drücken der Fall. Weiterhin ist sie indiziert, wenn der kardiovaskuläre Status des Patienten oder die Dauer und Schwere der Operation ein kontinuierliches Kreislaufmonitoring erfordern. Die Methode ist heute routinemäßig einsetzbar, die Komplikationsrate vertretbar gering. Es ist jedoch zu berücksichtigen, daß eine fehlerfreie Anwendung die Kenntnis der meßtechnischen Grundlagen voraussetzt [6, 11].

Die direkte Messung des arteriellen Drucks wird zukünftig durch ein neues Verfahren zur kontinuierlichen nichtinvasiven Registrierung in einem gewissen Prozentsatz ersetzt werden. Es handelt sich um die *Servoplethysmomanometrie* (Peñáz-Verfahren) mit dem Finapres-Gerät. Diese Methode beruht auf dem Prinzip des „vascular unloading" und registriert den Druck mit einer Manschette in der Fingerarterie (zum Prinzip der Methode s. [11, 20]). Nach den bisherigen Erfahrungen scheint die Servomanometrie für Überwachungszwecke ebenso zuverlässig wie andere nichtinvasive Methoden zu sein (Abb. 3), wenn keine ausgeprägte periphere Vasokonstriktion oder -dilatation vorliegt. Verbesserungen am Konstruktionsprinzip der Manschette sind allerdings noch erforderlich [15]. Die Servomanometrie ist preiswerter, komplikationsärmer sowie zeit- und materialsparender als die direkte Druckmessung [6].

Drücke im Niederdrucksystem (zentraler Venendruck, Rechtsvorhofdruck etc.) können nur invasiv gemessen werden. Im Gegensatz zur arteriellen Druckregistrierung genügt hier für die klinische Routine häufig die Erfassung des Mitteldrucks, so daß auch einfache Flüssigkeitsmanometer verwendet werden können.

Stromstärke

Der deutsche Begriff Strömung ist mehrdeutig. Einzelne Flüssigkeitselemente oder -teilchen (z. B. Erythrozyten) in einem Blutgefäß fließen mit einer Geschwindigkeit (v), die als *Strömungsgeschwindigkeit* („flow velocity") bezeichnet und in cm/s gemessen wird. Sie ist i. allg. ungleich über den Gefäßquerschnitt verteilt, also in verschiedenen Entfernungen von der Gefäßachse verschieden groß. Es liegt zu einem gegebenen Zeitpunkt eine räumliche Geschwindigkeitsverteilung innerhalb des Gefäßquerschnitts vor, die als *Geschwindigkeitsprofil* bezeichnet wird.

Das Blutvolumen, das pro Zeiteinheit durch einen gegebenen Gefäßquerschnitt fließt, ist die *Stromstärke,* Synonyma sind Fluß, Volumenfluß, Volumenstrom bzw. die englischen Bezeichnungen „flow" oder „volume flow". Als Symbole finden Verwendung: i, I, $\dot{Q}$, Q'. Die Dimension ist Volumen/Zeit, die z. B. folgende Einheiten hat: ml/s, ml/min, l/min. Stromstärke und Strömungsgeschwindigkeit sind durch die Beziehung $Q' = \bar{v} \cdot A$ verknüpft (A = Fläche des Gefäßquerschnitts $\bar{v}$ = die über den Gefäßquerschnitt gemittelte Strömungsgeschwindigkeit).

Physiologisch interessiert häufig nicht die Stromstärke in einem bestimmten Gefäß, sondern die Blutmenge, die pro Zeit durch ein Organ fließt. Diese Größe, die Durchblutung oder Perfusion eines Organs („organ blood flow"), wird mit den meisten verfügbaren Methoden als Blutmenge, die pro Zeit- und Gewichtseinheit durch das Organ fließt, erfaßt. Daraus ergibt sich als gebräuchliche Dimension: ml/min/100 g.

Strömungsregistrierung

Die wichtigsten Verfahren zur Strömungsmessung sind in Tabelle 1 aufgelistet. Für das Monitoring in Anästhesie und Intensivmedizin werden nur diejenigen verwendet, mit denen die Stromstärke im Gesamtkreislauf zuverlässig gemessen werden kann. Diese wird als Herzminutenvolumen (HMV), Herzeitvolumen (HZV) oder „cardiac output" (CO) bezeichnet und in l/min angegeben. Zur besseren interindividuellen Vergleichbarkeit wird sie oft auf die Körperoberfläche normiert (Herzindex, „cardiac index"; $l/min/m^2$).

Die wichtigsten Methoden zur HMV-Bestimmung am Patienten sind heute immer noch die *Indikatorverdünnungsmethoden* (v.a. die Kältedilution) und das Fick-Prinzip [5], mit denen lediglich der zeitliche Mittelwert der Stromstärke gemessen werden kann. Eine herzphasengerechte Aufzeichnung ermöglicht nur das elektromagnetische Verfahren, das nur am freigelegten Gefäß anwendbar ist (z. B. bei Gefäßoperationen). Aus diesem Grunde ist die Kälteverdünnung *(Thermodilution)* heute das klinische Standardverfahren, auch zur Validierung neuer Methoden. Sie ist jedoch auch mit vielen Fehlerquellen behaftet. Auch unter optimalen Bedingungen ist mit

Tabelle 1. Methoden zur Strömungsmessung

Zu messende Größe	Methode
Herzminutenvolumen und Schlagvolumen	– Indikatorverdünnung – Fick-Prinzip – Pulskonturmethoden – Doppler-Echokardiographie (v.a. transösophageal) – Rückatmungsverfahren – Impedanzkardiographie
Periphere Stromstärke oder Strömungsgeschwindigkeit	– Elektromagnetisches Verfahren – Doppler-Strömungsmessung
Durchblutungsmessung von Organen	– Fremdgasverfahren (z. B. mit N_2O, Argon) – Clearancemethoden – Venenverschlußplethysmographie

Abweichungen von 5–10% zu rechnen [4, 5, 8]. Bei beatmeten Patienten mit deutlichen Schwankungen des intrathorakalen Drucks ist der Injektionszeitpunkt von ausschlaggebender Bedeutung für die Genauigkeit und Reproduzierbarkeit der Messung. Bisher wurde von den meisten Klinikern die Injektion endexpiratorisch vorgenommen [17]. Aus den tierexperimentellen und klinischen Untersuchungen der Gruppe von Jansen und Versprille ist jedoch abzuleiten, daß die Methode am besten reproduzierbar ist, wenn 3–4 Injektionen gleichmäßig über den Beatmungszyklus verteilt werden [7, 8].

Die Bestimmung des HMV aus dem O_2-Verbrauch und der arteriovenösen O_2-Gehaltsdifferenz (Fick-Prinzip) ist für die Klinik grundsätzlich sehr attraktiv. Die Grenzen liegen gegenwärtig in der Schwierigkeit, den O_2-Verbrauch in der klinischen Routine zuverlässig genug messen zu können. Es ist aber zu hoffen, daß durch Weiterentwicklung der Meß- und Beatmungstechnologie zukünftig eine einfachere und routinemäßige Anwendung möglich wird [16].

Zunehmende Bedeutung zur Überwachung des Herzzeitvolumens haben Ultraschallverfahren seit der Einführung der *transösophagealen Echokardiographie* erlangt. Das Prinzip beruht darauf, daß der *Dopplereffekt* zur Messung der Strömungsgeschwindigkeit in der Mitralklappe, der Aorta ascendens oder der A. pulmonalis ausgenützt wird. Simultan kann die entsprechende Querschnittsfläche durch Echokardiographie bestimmt werden; so kann die Stromstärke als Produkt von Strömungsgeschwindigkeit und Querschnittsfläche berechnet werden (Abb. 4). Erst die transösophageale Anwendung ermöglicht jedoch eine Messung auch über längere Zeiten und unter operativen Bedingungen. Das Schlagvolumen kann auch ohne Dopplergeschwindigkeitsmessung aus der Differenz zwischen enddiastolischem und endsystolischem Volumen bestimmt werden. Diese werden aus den entsprechenden Durchmessern bzw. Querschnitten, die echokardiographisch vermessen werden, berechnet [3]. Eine automatische Auswertung bei transösophagealer Messung könnte in Bälde möglich sein (s. Beitrag Bom et al., S. 45ff.).

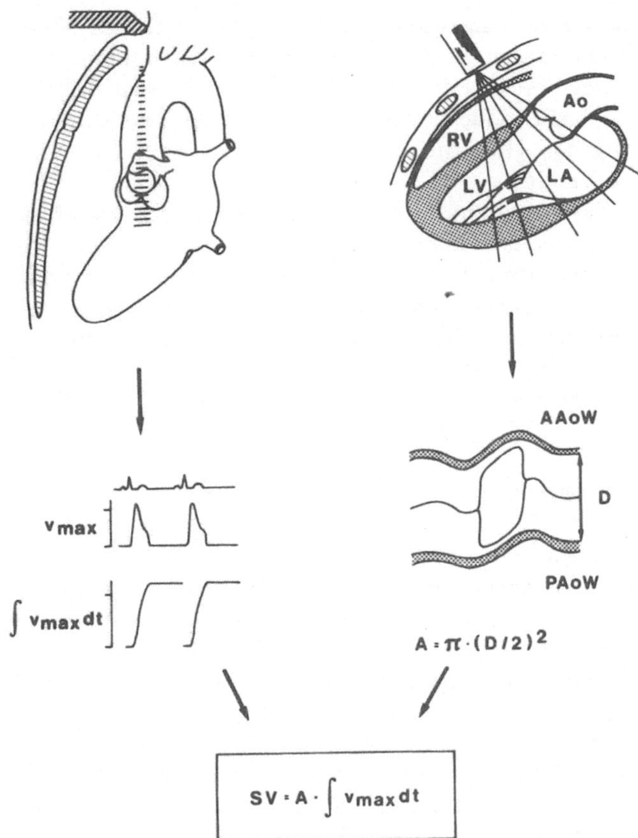

Abb. 4. Schematische Darstellung der Messung des Schlagvolumens *(SV)* mittels transkutaner Dopplerechokardiographie. *Links* Suprasternale Ultraschalldopplerregistrierung der maximalen Strömungsgeschwindigkeit in der Aortenwurzel. On-line Berechnung des Geschwindigkeitsintegrals für jeden Herzschlag. *Rechts* Mittels „Time-motion"-Echokardiographie (sog. M-mode) vorgenommene parasternale Messung des Durchmessers *(D)* als Abstand zwischen vorderer *(AAoW)* und hinterer *(PAoW)* Aortenwand distal der Aortenklappe. Berechnung der Aortenquerschnittsfläche *(A)* aus D und des SV als Produkt von A und Geschwindigkeitsintegral. (*Ao* Aorta, *LA* linker Vorhof, *LV* linker Ventrikel, *RV* rechter Ventrikel). (Aus [9])

Entscheidender Vorteil der transösophagealen (Doppler-) Echokardiographie ist ihre *Nichtinvasivität* (wenn man von der Notwendigkeit der Einführung des Meßkopfes in den Ösophagus absieht). Die Übereinstimmung mit invasiv bestimmten Werten ist gut [9, 14]. Nachteilig sind zweifellos der hohe apparative Aufwand, die enormen Kosten und die für einen sinnvollen Einsatz unabdingbaren Spezialkenntnisse.

Um einige dieser Schwierigkeiten zu umgehen und die Methode auch für Routinefälle anwendbar zu machen, sind „abgespeckte" Geräte entwickelt worden, die die Strömungsgeschwindigkeit in der Aorta descendens messen und daraus unter vereinfachenden Annahmen das HMV berechnen. Mehrere Arbeitsgruppen haben Validierungen mittels Thermodilution vorgenommen; anfänglich wurde über gute Korrelationen berichtet. Selbst unter der Voraussetzung einer stabilen Position der Ösophagussonde bestehen jedoch erhebliche theoretische Einwände gegen dieses Vorgehen [18], die durch perioperative Vergleichsmessungen vollauf bestätigt wurden [16].

Zurückhaltung ist ebenfalls gegenüber der quantitativen Schlagvolumenberechnung aus den herzschlagsynchronen Änderungen der thorakalen elektrischen Bioimpedanz geboten. Dieses als *Impedanzkardiographie* bezeichnete Verfahren ist durch einen neuen Algorithmus und durch verbesserte Elektronik wieder populär geworden und scheint unter konstanten Registrierbedingungen das Schlagvolumen trendmäßig sogar recht gut zu erfassen. Die absoluten Werte sind aber auch unter optimalen Voraussetzungen unzuverlässig [9, 16].

Widerstand

Die Stromstärke in einem durchströmten Rohr ist abhängig vom Druckgefälle (Δp) zwischen Anfang und Ende des betrachteten Rohres und dem *Strömungswiderstand* (R), der durch Reibung zwischen den aneinander vorbeigleitenden Flüssigkeitsteilchen bzw. -schichten hervorgerufen wird. Die dem Ohmschen Gesetz analoge Beziehung $Q' = \Delta p : R$ gilt im Kreislauf wegen der pulsatorischen Änderungen von Druck und Stromstärke nur im zeitlichen Mittel. Hier ist R der Stömungswiderstand eines Gefäßgebietes und hauptsächlich durch den Widerstand der peripheren Gefäße (Arteriolen, Kapillaren) verursacht, weshalb man auch vom *peripheren Widerstand* spricht. Im systemischen Kreislauf wird der Gesamtwiderstand (R_s) häufig als systemischer vaskulärer Widerstand oder totaler peripherer Widerstand bezeichnet. Für Δp ist dann die Differenz von mittlerem arteriellem Druck ($\bar{p}_a$) und Druck im rechten Vorhof ($\bar{p}_{ra}$) einzusetzen, so daß man erhält: $R_s = (\bar{p}_a - \bar{p}_{ra}) : Q'$, wobei Q' dem HMV entspricht.

Gängigste Dimension für den Strömungswiderstand ist $dyn \cdot s/cm^5$. Häufig werden einfach die üblichen Druck- und Stromstärkedimensionen durcheinander dividiert, und man erhält „medical resistance units" ($RU = mm\,Hg \cdot l^{-1} \cdot min^{-1}$) oder „peripheral resistance units" ($PRU = mm\,Hg \cdot ml^{-1} \cdot s^{-1}$).

Es muß betont werden, daß der Strömungswiderstand nicht gemessen werden kann, sondern sich rechnerisch aufgrund einer rein formalen Definition gemäß obigen Ausführungen ergibt [2, 19]. Nach dem *Hagen-Poiseuilleschen Gesetz* ist der Strömungswiderstand eines zylindrischen Rohres seiner Länge und der Viskosität der strömenden Flüssigkeit proportional und umgekehrt zur 4. Potenz seines Innenradius. Auch diese Beziehung kann im Kreislauf nur zum grundsätzlichen Verständnis dienen, weil sie nur für starre, zylindrische Rohre mit benetzbarer Wand, homogene Flüssigkeiten mit konstanter Viskosität und für stationäre laminare Strömung gilt.

Im Kreislauf sind dagegen die Gefäßwände dehnbar, der Strömungswiderstand somit druckabhängig. Bei steigendem Druck werden die Gefäße gedehnt, und der periphere Widerstand sinkt, so daß eine nicht lineare *Druck-Stromstärke-Beziehung* resultiert (Abb. 5, Kurve b). Hierbei ist angenommen, daß der Kontraktionszustand

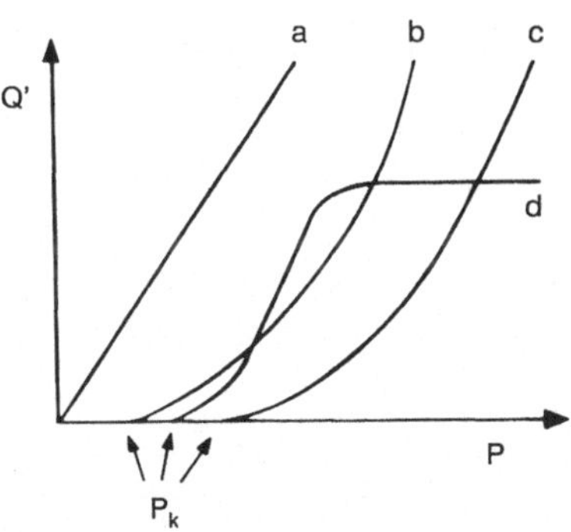

Abb. 5. Periphere Druck-Stromstärke-Beziehung im Kreislauf (sog. pQ'-Kurven). *a* Proportionalität zwischen Q' und p (laminare Strömung durch starrwandiges Rohr); *b* abnehmender Strömungswiderstand bei steigendem p in dehnbarem Blutgefäß; *c* höherer Tonus der glatten Gefäßmuskulatur als in b; *d* autoregulatorisches Verhalten (p_k kritischer Verschlußdruck)

der glatten Gefäßmuskulatur unverändert ist und sich nicht auf Dehnungsreiz hin ändert. Für starre Röhren besteht dagegen Proportionalität zwischen Druck und Stromstärke, d. h. der Widerstand ist konstant (Abb. 5, Kurve a). Bei steigendem Muskeltonus nimmt R zu, und die Druck-Stromstärke-Kurve wird nach rechts verschoben (Abb. 5, Kurve c). In bestimmten Gefäßgebieten verstärkt sich die Kontraktion der glatten Muskulatur von einem bestimmten Δp-Wert an in der Weise, daß Q' trotz Δp-Zunahme konstant bleibt (Abb. 5, Kurve d). Dieses Verhalten, das die Gefäße der Nieren und des Gehirns besonders ausgeprägt aufweisen, wird als *Autoregulation* bezeichnet. Schließlich gibt es einen Druckwert, unterhalb dessen keine Strömung mehr stattfindet. Er wird als kritischer Verschluß- oder Eröffnungsdruck (p_k) bezeichnet und kommt dadurch zustande, daß die zur Konstriktion des Gefäßes führende aktive Spannung der glatten Muskulatur die das Gefäß dehnende Wirkung des transmuralen Drucks überwiegt. p_k ist um so höher, je größer der Tonus der glatten Gefäßmuskulatur ist.

Wie erwähnt, ist der Strömungswiderstand nicht nur von den Gefäßdimensionen, sondern auch von der *Viskosität* des strömenden Mediums abhängig [2]. Das Fließverhalten des Blutes wird von seiner Zusammensetzung aus Plasma und Korpuskeln (vorwiegend Erythrozyten) bestimmt. Die Erythrozyten wirken rheologisch wie emulgierte Flüssigkeitstropfen, die von einer Membran umgeben sind. Dadurch wird die Viskosität des Blutes im Gegensatz zu homogenen Flüssigkeiten (z. B. Plasma) von der Schubspannung und vom Hämatokrit abhängig *(scheinbare Viskosität)*. Anschaulich läßt sich der Unterschied in den Fließeigenschaften homogener und heterogener Flüssigkeiten am Verhalten von Honig (homogen) und der Emulsion Mayonnaise (heterogen) zeigen. Bei schnellem Umrühren (große Schubspannung) erscheint Honig zäher als Mayonnaise, während diese im Gegensatz zu Honig am senkrecht gehaltenen Löffel (kleine Schubspannung) haften bleibt.

Im Kreislauf finden sich die kleinsten Schubspannungen und damit die größte Viskosität in postkapillären Gefäßen. Wird hier aus hämodynamischen Gründen (z. B. Schock) die Strömungsgeschwindigkeit kleiner als normal, steigt die Viskosität so stark an, daß der aktuelle Druck im Gefäß nicht mehr ausreicht, um eine Strömung aufrechtzuerhalten. Es kommt zur Stase der Blutsäule.

Eine weitere typische Eigenschaft des menschlichen Blutes ist die Abhängigkeit der Viskosität vom Gefäßdurchmesser (Abb. 6). Unterschreitet dieser 0,2 mm, nimmt die Viskosität deutlich ab und erreicht ein Minimum bei Werten von 5–10 µm *(Fåhræus-Lindqvist-Effekt)*. Das liegt daran, daß die Erythrozyten in kleinen Gefäßen

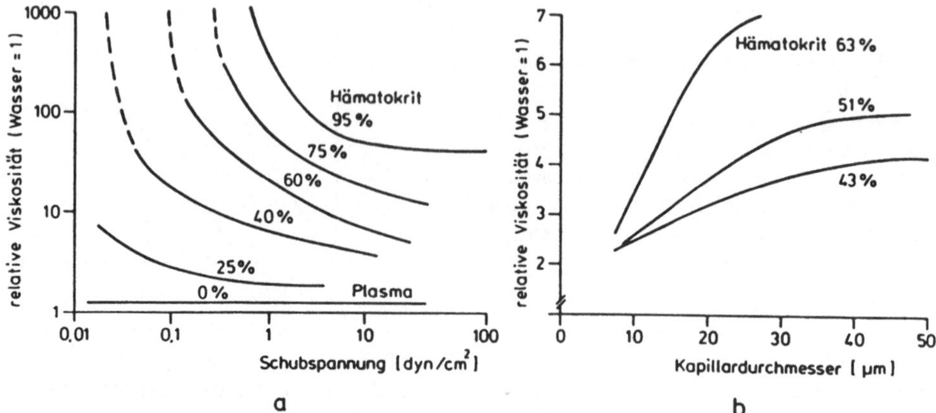

Abb. 6a, b. Abhängigkeit der scheinbaren oder effektiven Viskosität des Blutes vom Hämatokrit **(a)** und vom Gefäßdurchmesser **(b)**. (Aus [2])

als zentrale Säule strömen, während sich in Wandnähe ein zellfreier Plasmasaum ausbildet. In den Kapillaren wird die Deformierbarkeit der Erythrozyten entscheidend; der Hämatokrit spielt wegen Einzelzellströmung keine Rolle mehr für die scheinbare Viskosität. Deshalb ist bei pathologischen Zuständen mit verminderter Flexibilität der Erythrozytenmembran (Sichelzellanämie, Hyper- oder Hypoosmolalität) nicht mehr gewährleistet, daß die Viskosität in den Gefäßen der terminalen Strombahn am geringsten ist.

Literatur

1. Arndt JO (1986) The low pressure system: the integrated function of veins. Eur J Anaesthesiol 3:343–370
2. Bauer RD, Pasch T, Wetterer E (1977) Biomechanik des Blutkreislaufs. In: Hoppe H, Lohmann W, Markl H, Ziegler H (Hrsg) Biophysik. Springer, Berlin Heidelberg New York, S 551–561
3. Bergmann H Jr (1983) Cardiovasculäres Monitoring mittels Ultraschall. In: Bergmann H, Gilly H, Kenner T, Schuy S, Steinbereithner K (Hrsg) Monitoring in der Anaesthesiologie und Intensivmedizin. Biomedizinisch-technische Aspekte. Maudrich, Wien (Beiträge zur Anaesthesiologie und Intensivmedizin, Bd 3, S 170–186)
4. Ehlers KC, Mylrea KC, Waterson CK, Calkins JM (1986) Cardiac output measurements. Ann Biomed Eng 14:219–239
5. Gilly H (1983) Fluß- und Volumensbestimmung. In: Bergmann H, Gilly H, Kenner T, Schuy S, Steinbereithner K (Hrsg) Monitoring in der Anaesthesiologie und Intensivmedizin. Biomedizinisch-technische Aspekte. Maudrich, Wien (Beiträge zur Anaesthesiologie und Intensivmedizin, Bd 3, S 215–227)
6. Gravenstein JS, Paulus DA (1987) Clinical monitoring practice, 2nd edn. Lippincott, Philadelphia
7. Jansen JRC, Schreuder JJ, Settels JJ, Kloek JJ, Versprille A (1990) An adequate strategy for the thermodilution technique in patients during mechanical ventilation. Intensive Care Med 16:422–425

8. Jansen JRC, Schreuder JJ, Versprille A (1990) Reliability of cardiac output measurements by the thermodilution technique. In: Vincent JL (ed) Update in intensive care and emergency medicine, vol 10. Springer, Berlin Heidelberg New York Tokyo, pp 407–412

9. Pasch T (1985) Nichtinvasives Monitoring von Druck und Strömung im Kreislauf. In: Rügheimer E, Pasch T (Hrsg) Notwendiges und nützliches Messen in Anästhesie und Intensivmedizin. Springer, Berlin Heidelberg New York Tokyo, S 208–220

10. Pasch T (1986) Invasive Druck- und Flowmeßverfahren und deren Interpretation in der klinischen Praxis. In: Melichar G, Kalff G, Müller FG (Hrsg) Invasives und nichtinvasives Monitoring von Atmung, Kreislauf und Stoffwechsel. Karger, Basel (Beiträge zur Intensiv-Notfallmedizin, Bd 4, S 44–56)

11. Pasch T (1989) Monitoring of the blood pressure in the perioperative period. Ann Fr Anesth Reanim 8:572–575

12. Pasch T, Bauer RD (1974) Dynamik des Arteriensystems. Verh Dtsch Ges Kreislaufforsch 40:25–40

13. Pessenhofer H, Kenner T (1985) Funktionsbeurteilung des Kreislaufs. In: Rügheimer E, Pasch T (Hrsg) Notwendiges und nützliches Messen in Anästhesie und Intensivmedizin. Springer, Berlin Heidelberg New York Tokyo, S 154–162

14. Roewer N, Bednarz F, Kochs E, Schulte am Esch J (1988) Intraoperative Bestimmung des Herzzeitvolumens mit der transösophagealen gepulsten Doppler-Echokardiographie. Anaesthesist 37:345–355

15. Schiller Z, Pasch T (1991) Servo-Plethysmomanometrie zum kontinuierlichen nichtinvasiven Blutdruckmonitoring. Anaesthesist 40:104–109

16. Spahn DR, Schmid ER, Tornic M, Jenni R, von Segesser L, Turina M, Baetscher A (1990) Noninvasive vs. invasive assessment of cardiac output after cardiac surgery: clinical validation. J Cardiothorac Anaesth 4:46–59

17. Stevens JH, Raffin TA, Mihm FG, Rosenthal MH, Stetz CW (1985) Thermodilution cardiac output measurement. Effect of the respiratory cycle on its reproducibility. JAMA 253:2240–2242

18. Tibbals J (1988) Doppler measurements of cardiac output: a critique. Anaesth Intensive Care 16:475–477

19. Versprille A (1988) Physiologic meaning of intravascular pressure. In: Vincent JL (ed) Update in intensive care and emergency medicine, vol 5. Springer, Berlin Heidelberg New York Tokyo, pp 369–384

20. Wesseling KH, de Wit B, Settels JJ, Klawer WH (1982) On the indirect registration of finger blood pressure after Penáz. Funkt Biol Med 1:245–250

Monitoring Cardiac Output Continuously in the Operating Room and Intensive Care Unit

K. H. Wesseling, B. de Wit, J. J. Settels, J. R. C. Jansen, J. J. Schreuder

Cardiac Output Variability

In a cardiac cycle cardiac outflow varies between zero in diastole and a certain peak flow in systole. Respiration and mechanical ventilation of the lungs cause a change in venous return and, therefore, in the filling and emptying of the ventricles, further modulating outflow in synchrony with respiration [14, 35]. In addition, various autonomic reflexes and reactions to stimuli such as pain, drugs, blood loss, hemodilution and psychological and physical stress also modulate cardiac output, rate and stroke volume. Finally, in disease cardiac arrhythmias may cause strong beat-to-beat modulation of stroke volume.

In reference to the classification of blood pressure variability [12], flow variability can be classified in four orders:

1) Systolic/diastolic variability within a heart beat;
2) Respiration-synchronous variability which is particularly great for right heart outflow but is predictable in frequency in mechanical ventilation;
3) Other, usually slower than respiratory, variability due to autonomic regulation and various interventions;
4) Variability due to arrhythmias.

Proper monitoring in an operating room (OR) or intensive care environment (ICU) usually does not require a measurement of the first order flow variability within a beat. Display of the second order, respiration-synchronous fluctuations is useful in monitoring the relative volemic status of the patient.

A display of the third order changes in stroke volume and cardiac output on the time scale of several to tens of seconds such as the autonomic and intervention-caused variability is considered highly desirable, but normally very difficult to obtain. Occasionally, there is a need to monitor the hemodynamic effects of arrhythmias and evaluate excitation-contraction coupling.

Measuring Cardiac Output

The outflow of the heart can be measured continuously with an electromagnetic or ultrasonic cuff flow probe on the pulmonary artery or the aorta. It shows the flow pulsations with each heart beat and the beat-to-beat variability in that flow.

Integrating the total outflow of the heart over one beat delivers the cardiac stroke output or stroke volume. A registration of the beat-to-beat stroke volume would show all the variability in the outflow of the heart except that within a cardiac cycle. Averaging the outflow of the heart over a certain time interval, for example 1 min, delivers the cardiac minute volume or cardiac output but conceals faster fluctuations.

Although these probes are the only techniques available to measure and record true continuous outflow, they have very seldomly been used in patients. Since these continuous techniques are not considered clinically useful methods and catheter-tip and external techniques are as yet not reliable or sufficiently easily applied to allow continuous monitoring [4], the next best option would be a beat-to-beat registration of the heart's output. It is possible to record the percentage changes in beat-to-beat outflow in patients from an arterial pressure wave registration by computation, the so-called pulse contour methods [23, 40]. A minute-to-minute registration of cardiac output also seems an attractive proposition even though the frequency with which measurements are repeated may be too low to record all significant changes in outflow and to provide early warning signals in some situations. This form of registration can be approximated by Fick's or indicator dilution methods. For this purpose the thermodilution method based on a bolus injection of a relatively cold liquid has come into widespread clinical use. It can give an estimate of cardiac output once every few minutes. Fick's method and indicator dilution methods other than the thermodilution method are also infrequently used.

A fundamental problem with the indicator dilution methods is that they provide an accurate measure of cardiac output only when the cardiac output is constant during the measurement period. Inaccuracies are particularly large when the variability in the outflow has a periodicity equal to the duration of a measurement. For example, for a typical thermodilution curve 95% of the area is integrated over a period from 3 to 9 s, whereas when a patient is mechanically ventilated the variability in cardiac stroke output typically has a periodicity of 3 to 6 s. This modulation is strongly noticeable in the outflow of the right heart where the thermodilution signal is recorded with a Swan-Ganz catheter. Such cardiac output estimates then have large scatter errors which can cover a 2 to 1 range. Cardiac outputs ranging from 3 to 6 l/min for a true mean cardiac output of 4.2 l/min are no exception. Therefore, although thermodilution is often used clinically to monitor cardiac output in critically ill patients, their individual values have little credibility and many need to be averaged to obtain an acceptable estimate of true mean cardiac output [1, 15].

Beat-to-Beat-Monitoring of Stroke Volume

Mean arterial pressure and mean blood flow are, of course, related via the systemic peripheral resistance and usually peripheral resistance is computed by dividing mean arterial pressure by cardiac output. If it were only certain that peripheral resistance is constant, an increase in mean arterial pressure from 80 to 100 mmHg would automatically mean a similar increase in cardiac output by 25%. In practice the reverse is more often true. Mean arterial pressure in normal subjects is often rather constant but cardiac output varies due to changes in peripheral resistance. In anesthetized patients, on the other hand, we have often noted that cardiac output is rather constant but that blood pressure changes together with peripheral resistance. Cardiac output can, therefore, not be judged from mean arterial pressure by dividing by peripheral resistance since peripheral resistance is not known and not constant.

What is true for mean pressure and mean flow is not true for pulsatile pressure and pulsatile flow. The latter two variables are related via the aortic (characteristic) impedance, Z_{ao}, a quantity determined by aortic cross-sectional area and aortic compliance, and this impedance is much more constant than peripheral resistance. More importantly, when it changes, for example with mean pressure, it does so in a predictable manner. A problem with this form of pressure pulse contour cardiac output monitoring is that the numeric value of the aortic impedance to pulsations, Z_{ao}, is different for each patient and can not be obtained in any simple way. Thus, one can monitor only the changes in cardiac output as a percentage of the control or initial value. However, if the initial value of cardiac output is known, for example, from a thermodilution estimate, this can be used to adjust Z_{ao} and pulse contour cardiac output to the correct level.

Pulse contour methods have been studied since Otto Frank, and a variety of methods has been proposed [23]. The phenomenological basis of the pulse contour method developed by us [40] can be seen in Fig. 1. In this figure the area under the electromagnetic flow curve, i.e., stroke volume, in a dog varies in the same manner as the area under the aortic pressure pulse. Thus, the pressure systolic area can be used to monitor stroke volume. Since the integral of flow (m^3/s) over time (s) has the dimension of a volume (m^3) and the integral of pressure (Pa) over time (s) is in (Pa.s), clearly the two quantities can not be identical, but a conversion/calibration factor is needed with the dimension ($m^3/Pa.s$). This is the inverse of an impedance. Numerically, the value of this calibrating impedance can be estimated from the tracings in Fig. 1. It is nearly 6 MPa.s/m^3. The value of total peripheral resistance, obtained by dividing mean pressure by mean flow, is 100 MPa.s/m^3 or about 15 times as large. Obviously, peripheral resistance and characteristic impedance are quite different quantities, the first being a result of Poieseuille resistance in the microvessels, the second of wave propagation phenomena in the aorta.

A physical basis or conceptual model for the pulse contour phenomenon is to consider the arterial system as a uniform elastic tube [40]. In this model pressure and flow pulsations propagate simultaneously from the heart to the periphery, and pulsatile pressure and flow in each cross-section are related via the characteristic impedance, Z_0, of the tube. The Z_0 of an elastic tube filled with liquid is determined by the cross-sectional area of the tube, the density of the filling liquid and the compliance of the tube per unit length. This uniform tube model is too simple. An aorta is not uniform but both its cross section and compliance decrease towards the periphery. In combination this means that characteristic impedance is low at the aortic root but becomes higher towards the periphery. Furthermore, both the aortic cross-section and the compliance are pressure dependent [22]. Cross-section increases and compliance decreases with increasing pressure. These two effects compensate each other partially but not completely, and thus aortic characteristic impedance increases moderately with increasing pressure.

As a result, the simple area integration shown in Fig. 1 is insufficiently precise, for example, when certain vasoactive drugs, such as the sympatomimetic amines, are administered which modify hemodynamics. We found, however, that these drugs

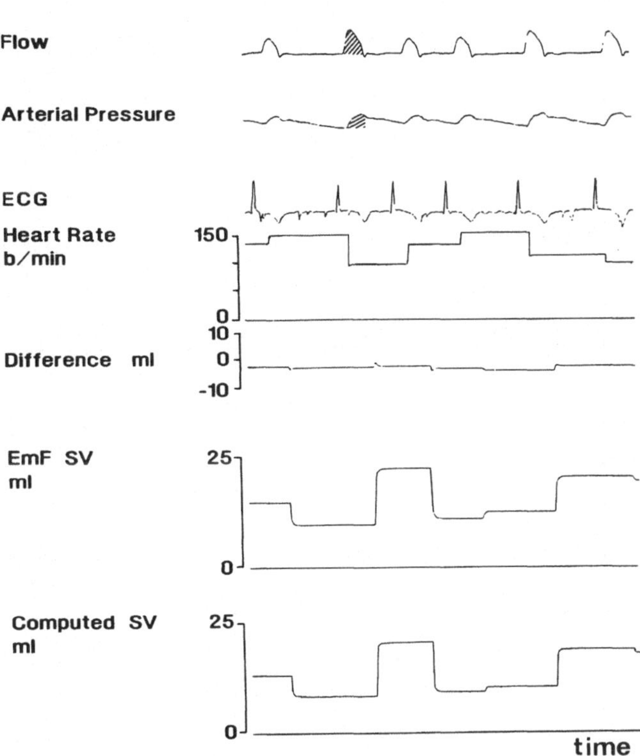

Fig. 1. Polygraph registration in an anesthetized open chest dog of from above continuous ascending aortic blood flow and pressure, ECG, beat-to-beat heart rate, difference in stroke volumes, stroke volume derived from the electro-magnetic flow meter *(EmF)* and from the pressure waveform *(Computed)* during a period of atrial fibrillation. Note the close tracking of both methods of stroke volume computation as stroke volume *(sv)* changes from beat-to-beat

acted not through the direct modification of the aortic characteristic impedance, as was generally thought, but indirectly through changes in pressure level and through changes in heart rate [40]. Since pressure level and heart rate are easily measured from the pressure waveform, it proved possible to correct the simple area integration formula, giving improved precision under conditions of changing hemodynamics.

The correctness of this approach was shown in studies [29, 41] in which blood pressure, heart rate, stroke volume and cardiac output were varied by pharmacological intervention. In Figure 2 it is shown that the uncorrected pulse contour formula follows dye dilution cardiac output changes in direction but not always in magnitude when blood pressure or heart rate or both change. On the other hand, the corrected formula follows the changes in cardiac output precisely. As seen in Fig. 2, measurements were done on two different dates. Yet, the subject's characteristic impedance value, computed by equating the second pair of cardiac output measurements, could be used unchanged in the second experiment more than 2 months later. The value of the characteristic impedance in a subject thus seems rather constant over time. Aortic properties change only slowly over a lifetime [22].

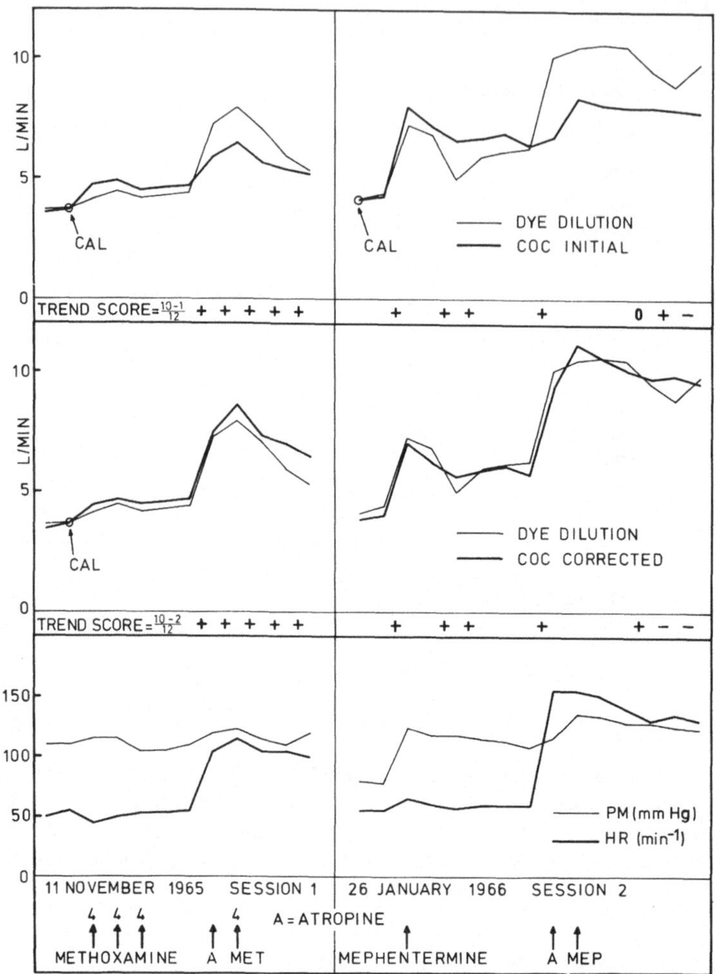

Fig. 2. Trend chart of cardiac output, blood pressure and heart rate in a nonanesthetized volunteer during pharmacological interventions with methoxamine and mephentermine before and after atropine administration [29]. The measurements were made on two different days separated by more than 2 months. In the *upper four panels* Cardiogreen dye (dye dilution, *thin line*) and pulse contour cardiac output measurements (COC, *thick line*) are presented. The *top two panels* show uncorrected, the *middle two panels* corrected pulse contour outputs. Note the improvement in tracking when corrections are applied for the changes in mean blood pressure (PM, *thin line*) and heart rate (HR, *thick line*) presented in the *bottom two panels,* induced by the administration of drugs. *CAL* indicates the measurement pair used for calibrating the pulse contour method against dye dilution. Note that no recablibration is needed on the second experimental day when the corrections are applied. The trend score is some form of correlation analysis as follows. When pulse contour and dye dilution cardiac outputs both show the same trend (positive or negative) the score is +1, when they show opposite trends the score is −1. When one output shows no trend but the other does a score of 0 is given. An average trend score of +1 is perfect

The evidence that pulse contour precision can be improved by correction for pressure and rate given here is only anecdotal. More information can be found in the references where the method has been repeatedly shown to give precise cardiac output values under widely varying conditions in humans [24, 42] and on arterial pulses recorded as far peripheral as the radial artery [29]. It is of unchanging precision when blood pressure and heart rate vary. In particular, the error level of the method does not deteriorate when changes in peripheral resistance take place [40], a most important property.

A Clinical Monitoring System

Pulse contour monitoring thus seems a convenient way of following the changes in beat-to-beat cardiac output in the OR or ICU in those cases when a pressure waveform monitor is already available. It does not increase risk to the patient and may present valuable information to the medical and nursing staff. Once calibrated it provides absolute levels of cardiac output. However, to carry out a proper calibration care is required. The most frequently used clinical method for the estimation of cardiac output is thermodilution. This method has been considered with increasing suspicion since the scatter in repeated measurements is large. Recently it was found [15, 16, 18] that this scatter is often linked to mechanical ventilation and can be reduced substantially by averaging four so-called phase-controlled thermodilution estimates equally distributed over the ventilatory cycle.

We have, therefore, constructed a combination system consisting of the pulse contour method with the phase-controlled thermodilution cardiac output method. A personal computer monitors a pressure signal from an intraarterial line and continuously computes cardiac stroke output beat-to-beat in addition to systolic, diastolic and mean pressures and heart rate. At instants selected by the operator a series of four thermodilutions is executed automatically. To verify its calibration at these instants pulse contour output is synchronously compared to thermodilution. For the thermodilutions the personal computer observes the ventilator or the capnograph to time the injections, controls a power injector and controls and reads a Baxter-Edwards COM-2 cardiac output computer. Although the entire process is automatic it can still be interrupted at any time, and suspicious individual measurements can be repeated. It is recommended that calibrating thermodilutions be done in relatively stable periods in an operation. Calibrations during periods immediately after thoracotomy or after coming off bypass should be avoided.

All interfacing is done in a special box providing complete electrical isolation to the patient. The personal computer displays continous cardiac output and total systemic vascular resistance in one window and systolic and diastolic pressures in another window both numerically and graphically (see Fig. 3). It has been well accepted by both anesthesiologists and surgeons that the system provides valuable information and influences patient management.

We studied the accuracy and precision of this system in a series of eight male cardiac surgical patients. Radial artery pressure was used as the input. A total of 76 sets of four phase-controlled thermodilution estimations were carried out and compared to simultaneous pulse contour estimates. In Table 1 the results are

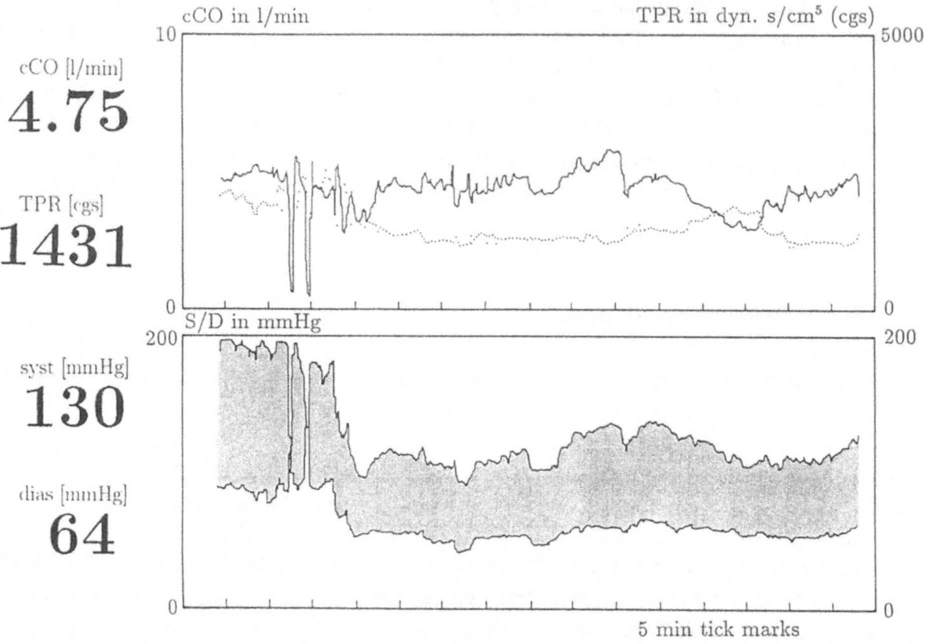

Fig. 3. Approximate screen presentation of our clinical personal computer-based system. The large numbers display continuous cardiac output *(cCO)*, total-peripheral resistance *(TPR)*, systolic *(syst)* and diastolic *(dias)* pressure in their mentioned units. The *solid line* in the *upper panel* is continuous cardiac output; the *dotted line* represents resistance. The *gray band* in the *bottom panel* shows the pressure excursions. Note the simultaneous presence of artifact in both panels. The time spanned is 1.5 h

Table 1. General patient data and differences between pulse contour and thermodilution cardiac outputs in l/min

Patient no.	Age (years)	Q_{td}	n	Error		
				Mean	SD	(%)
8908	62	5.12	10	0.30	0.49	9.6
8909	67	4.89	7	0.30	0.65	13.3
8910	60	4.67	8	0.63	0.40	8.6
8911	51	5.42	12	−0.58	0.35	6.5
8912	62	4.59	10	0.79	0.40	8.7
8915	56	4.10	7	0.45	0.69	16.8
8916	51	4.69	9	0.33	0.43	9.2
8917	56	4.29	13	0.04	0.92	21.4
Mean	58	4.72	76	0.28	0.54	11.8
SD	5.6	0.43		0.42	0.20	5.1

Each of the n comparisons in each patient is based on quadruple, phase-controlled cardiac output estimates and then averaged per patient and pooled for the group. The cardiac output pair used for calibration is included in n and Q_{td} but not in the error figures.

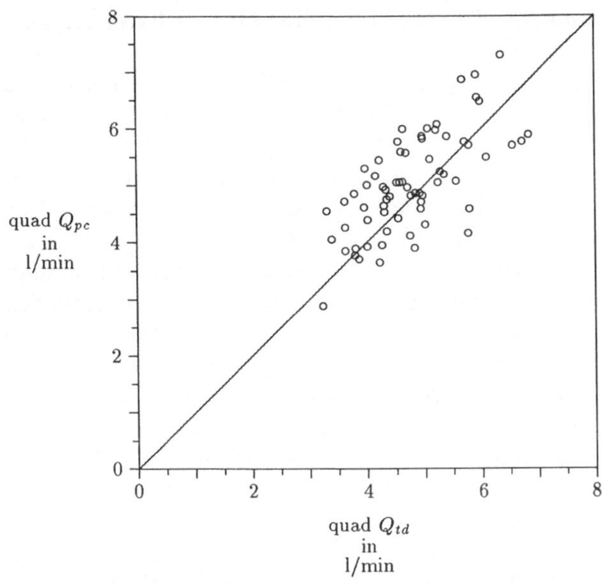

Fig. 4. Scattergram of the pulse contour, Q_{pc}, versus the thermodilution, Q_{td}, cardiac output, each based on an average of four simultaneous estimates. The line of identity is also shown. Data were obtained in eight male patients. The eight paired measurements used to calibrate the pulse contour method have been removed. A total of 68 comparisons remain

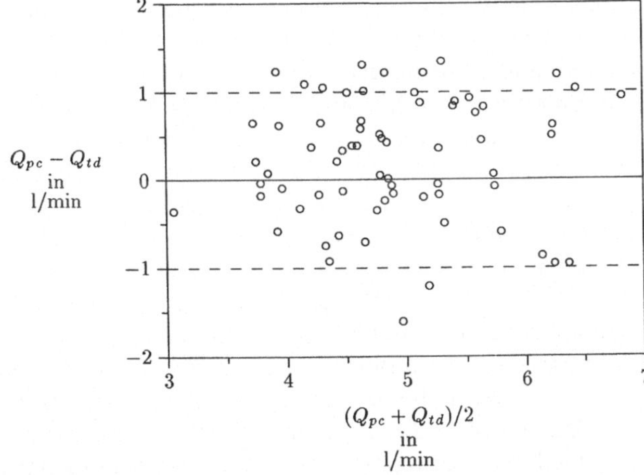

Fig. 5. Errorgram of the difference between pulse contour and thermodilution cardiac outputs plotted versus their paired means. The mean error is 0.42 l/min; the error standard deviation is 0.54 l/min or 11.8%

presented, averaged per patient, and pooled for the group. The mean offset error is 0.28 l/min, a value significantly different from 0 in view of its standard deviation of 0.42 l/min. The scatter standard deviation is 0.54 l/min or 11.8%, which means that 95% of the result pairs are within 24% (± 2 SD) of each other. One set in each patient was used to calibrate aortic characteristic impedance, leaving 68 sets for comparison of differences and errors. These points are plotted in Fig. 4 and again as an errorgram in Fig. 5. The error is much smaller than published earlier for this method when it was implemented as a small self-contained device and used in a surgical ICU [25, 43]. This raises questions about the factors that cause the errors.

Sources of Error in Cardiac Output Estimations

"In assessing any method of measurements it is clearly necessary to know the probable error of the standards against which it is compared. This is especially so in considering the methods of deriving flow from pressure because of uncertainties in measuring flow by any method" [23]. We, therefore, surveyed the literature to obtain data on the clinical cardiac output standards Fick's method, dye dilution and thermodilution. The results are summarized in Table 2. The error is given as mean, standard deviation and range. The table shows many blank spaces since complete statistical information is seldom given. A statistically *significant mean difference* indicates that a systematic error or offset is present. Consequently, the method probably is *not sufficiently accurate.* A *high standard deviation* means that the method has scattering results and is *not of high precision.* If the error range is very much larger than five times the standard deviation, the errors are probably not normally distributed. Non-normal distribution can also be concluded if the minimum and maximum values of the range of errors are not positioned sufficiently symmetrical around the mean.

According to Table 2, and even more so from studying the referenced material itself, there appears to be an almost bewildering difference in quality of results, differences in methods and preparations, state of development of a technique, time span of a measurement, and opinions of authors. Probably the most accurate results comparing dye dilution to Fick's method are obtained by Taylor [32]. He mentions five theoretical conditions for a proper estimate of cardiac output using Fick's method and 12 using dye dilution. Steady state is a most important one. He states that both Fick's method and dye dilution have inherent composite errors of 5% and concludes from various publications that errors greater than 25% are found in 25% of the cases, a standard deviation, therefore, of approximately 22%. Thermodilution seems to have similar inherent errors. Roselli et al. [26] measured in a mock circulation with pulsatile flow and found a maximal error of 10%. They agreed with Fegler on the frequent occurrence of baseline drift although it introduced on average no systematic deviation. Vliers [36] compared thermodilution curves measured in the pulmonary artery and in the aorta from a single injection of cold saline. The difference had a standard deviation of 7%. Vliers and Zijlstra [38] measured the dilution curves in the right and left pulmonary artery from single indicator injections. The difference had a standard deviation of 5%–6%. Note that these errors are obtained under practically ideal circumstances in experimental laboratories of high standards.

The clinical use of cardiac output computers introduces further errors. Sullivan et al. [31] compared a commercial cardiac output computer with manual calculations of the same curve. The systematic difference was negligible but the standard deviation was 12% with peak errors as large as 43%. Ten Hoor [33] compared another commercial computer to planimetry, noting a systematic offset of 3% and errors ranging from −16 to +35%. Carey et al. [3] compared two different commercial computers with manual techniques and found large systematic offsets and corresponding standard deviations and ranges. These results are not the most recent and may not apply to more modern digital systems. However, we observed a well-known, well-performing modern thermodilution cardiac output computer to

Table 2. Literature data on the accuracy and precision of clinical cardiac output methods

Study	Methods	Prep.	n	Error (%)			
				Mean	SD	Min	Max
[21]	Dye-direct	Model	10	5	–	–4	11
[7]	Dye-Fick	Man	32	10	–	–25	25
	Dye-Fick	Man	15	28	–	–35	35
[6]	Dye-Fick	Man	152	–	–	–63	79
[9]	Td-Fick	Dog	–	–	–	–	–
	Td (Ri–Le)	Dog	4	15	–	–	–
[10]	Td-direct	Model	–	–	12	–7	17
[13]	Td (pa–ao)	Dog	22	–	–	–37	74
	Td-Fick	Dog	–	–	–	–35	89
	Td-dye	Dog	–	–	–	–33	40
	Dye-Fick	Dog	–	–	–	–38	40
[11]	Td-Fick	Man	7	1	9	–22	23
[8]	Dye-td	Man	12	4	10	–15	30
[19]	Dye 2-dye 1	Man	46	2	14	–	–
	Dye 2-dye 1	Man	16	1	10	–	–
[20]	Td-Fick	Dog	11	–2	9	–23	24
[32]	Dye-Fick	Patient	39	–	5	–12	12
[33]	Cmpt-plan	Dog	4	3	–	–16	35
[38]	Td (apL-R)	Dog	6	0	6	–	–
[34]	Dye-Fick	Dog	20	–4	12	–	–
	Dye 2-dye 1	Dog	20	–1	6	–	–
[28]	FOdye-dye	Dog	14	2	–	–19	19
	TD-dye	Dog	–	–	–	–17	17
	Td-FOdye	Dog	–	–7	–	–16	16
[3]	Cmpt-plan	Dog	–	11	9	–10	29
	Dens (1–2)	Dog	–	–22	16	–43	2
	Cmpt (1–2)	Dog	–	–	11	–15	15
[39]	Td-dye	Dog	24	0	14	–	–
	Td (pa-ao)	Dog	–	1	12	–	–
[2]	Dye (Ri-Le)	Dog	10	15	–	–	–
[30]	Dye-Fick	Patient	–	–	13	–25	25
[44]	Td-dye	Dog	11	1	15	–	–
[31]	Cmpt-plan	Man	25	0	12	–43	43
[5]	Dye-direct	Dog	5	10	4	–	–
	Dye-EMF	Dog	4	8	–	–	–
	Dye-direct	Dog	7	28	4	–	–
[37]	Td-dye	Dog	10	5	–	–20	30
	Td (pa-ao)	Dog	7	1	–	–24	22
[26]	TD-direct	Model	–	–	7	–	–
[27]	Td-dye	Patient	23	–	–	–33	14
	Td-dye	Patient	16	–	–	–14	34

The error mean, standard deviation (SD) and minimum and maximum of the error range observed are listed when available or computable from the published data. The methods studied are dye dilution (dye), thermodilution (td), direct oxygen Fick, electromagnetic flow probe (EMF), fiber optic dye catheter (FOdye), manual planimeter dilution curve integration (plan), computerized area computation (cmpt), or direct methods such as volume collection, pump or rotameter (direct). Comparisons are done between pulmonary artery (pa) or aorta (ao) or between left and right heart or pulmonary artery branches, between densitometers (dens) or between computers. "Prep." denotes the experimental preparation: model circulation, dog, normal man or patient. The number of subjects is stated under "n" where appropriate.

produce perfectly normal and acceptable output values – magically – even without an injection. Identical dilution curves that we obtained in a mock circulation, but having more than normal baseline noise, as input to a commercial computer gave results scattering over a three to one range.

The situation of nonsteady cardiac output has been investigated recently [16] and a solution, the phase-controlled injection technique, has been found to work excellently under certain circumstances. However, even recent studies still publish the average of three random injections with subsequent unnecessarily large errors. Furthermore, comparisons of left and right heart cardiac output are basically nonsimultaneous in situations of modulated flow with different modulation depth and modulation phase on either side of the heart.

We cautiously conclude that systematic or offset errors do not seem a significant problem but that scatter is a major one. We come to the following list of scatter error sources and standard deviations. In this list, clearly, the errors introduced by the use of a commercial cardiac output computer and by non-steady-state conditions are predominant.

Code	Error description	S.D. (%)
(a)	Inherent (ideal circumstances)	3
(b)	Miscellaneous (nonideal)	5
(c)	Dilution C.O. computers	10
(d)	Right versus left side	5
(e)	Nonsimultaneous	5
(f)	Non-steady-state	0–30

This list can be used to compute the error of a new technique with unknown error when compared to a method of known properties. For this purpose we assume that the various errors are statistically independent and can be summed in a "root of sum of squared errors" sense:

$$s = \sqrt{a^2 + b^2 + c^2 + e^2} = 12.6\%$$

More specifically, let us consider some special cases.

Case 1. In a study comparing our pulse contour technique with single shot thermodilution in an ICU environment [25] we found an error standard deviation of 19%. Left heart pulse contour was compared to right heart thermodilution (d), a cardiac output computer was used, and the study was performed many years ago so (c) applies, steady state flow conditions were not even nearly met, adding a moderate 10% standard deviation (f). Conditions were typically clinical, i.e., non-ideal (a, b). The thermodilution estimate alone has a probable error of: $\sqrt{a^2 + b^2 + c^2 + f^2} \approx 15\%$. Adding left to right heart comparisons brings this error figure up to 16%. We subtract this error from the statistical error of the comparison to obtain an error for the pulse contour method alone of $\sqrt{19^2 - 16^2} \approx 10\%$.

Case 2. In another study comparing the same pulse contour technique in volunteer subjects [29] reference cardiac output was obtained by dye dilution. A cardiac output computer was used, but due to the integrating effect of the slow dye dilution curve short-term (respiratory) non-steady state was not a factor. Left heart outputs were obtained in both cases, removing another source of error. The dye dilution estimates alone have a probable error of $\sqrt{a^2 + c^2} \approx 10.5\%$. The nonsimultaneous comparisons increase it to 11.5%. Subtracting this error we obtain a probable error for the pulse contour method alone of $\sqrt{15^2 - 11.5^2} \approx 9.5\%$.

Case 3. In the present study we compared quadruple phase-controlled thermodilution cardiac outputs with pulse contour in open heart surgical patients. The error of the comparison was 12%. Thermodilution alone in this case has the inherent error (a) and a reduced non-steady-state error of 4% due to phase-controlled injections. Right and left heart comparisons add perhaps another few percent to a probable total of 6%. This leaves for the pulse contour method a probable error of $\sqrt{12^2 - 6^2} \approx 10\%$.

Conclusion

Non-steady flow and the use of commercial cardiac output computers can be two important sources of error in the determination of cardiac output with clinical indicator dilution methods.

We have approached the non-steady flow problem in two ways. First, a beat-to-beat method does not deteroriate in precision under these conditions. The pulse contour method incorporated in our clinical system is such a beat-to-beat method. Secondly, the thermodilution accuracy can be improved by a large factor under circumstances of periodically modulated flow by mechanical ventilation by averaging a series of four phase-controlled injections.

A commercial cardiac output computer was not used in this study but cardiac output was computed from the dilution curves using our own algorithms implemented on a personal computer [15]. The dilution curve was evaluated without exponential extrapolations but with a simple yet careful baseline correction scheme. In another study [17] we did use a Baxter-Edwards COM-1 computer using 5 ml room temperature injectate, and we repeated any measurement for which an alert signal was generated by the COM-1 and/or the curve was abnormal. Results were of similar precision.

With these measures and the convenient setup of our "continuous Cardiac Output-automatic Thermo Dilution (cCO–aTD)" personal computer controlled system with power injector we achieve a thermodilution repeatability standard deviation of $\approx 3\%$ and a probable error as small as 5%. The repeatability error of pulse contour estimates is $\approx 2\%$ but systematic errors occur under changing hemodynamics even after applications of our correction formula. The error standard deviation of pulse contour compared to phase-controlled thermodilution with our system is 12%. Subtracting the error contributed by the reference technique and left to right heart comparisons of 6% this leaves a probable error for the pulse contour method of 10%. This precision is at least as good as a single injection thermodilution estimate, a precision considered high enough to base patient treatment on.

It has not been mentioned yet, but pulse contour analysis relies heavily on a properly measured pressure curve. Although some quality control algorithms have been programmed into our system, maintaining an adequate quality pressure registration is the responsibility of the clinical staff. When damping is such that systolic pressure levels can no longer be trusted, the computed cardiac output values are also in error.

References

1. Bassingthwaighte JB, Knopp TJ, Anderson DU (1970) Flow estimation by indicator dilution. (Bolus injection): Reduction of errors due to time-averaged sampling during unsteady flow. Circ Res 27:277–291
2. Blackburn JP, Leigh JM (1972) Effect of injection and sampling site on dye dilution curves during hypotension. Cardiovasc Res 6:741–747
3. Carey JS, Williamson H, Scott CR (1971) Accuracy of cardiac output computers. Ann Surg 174:762–768
4. Coats AJS (1990) Doppler ultrasonic measurement of cardiac output: reproducibility and validation. Eur Heart J [Suppl I] 11:49–61
5. Donald DE, Yipintsoi T (1973) Comparison of measured and Indocyanine green blood flows in various organs and systems. Mayo Clin Proc 48:492–500
6. Doyle JT, Wilson JS, Lépine C, Warren JV (1953) An evaluation of the measurement of the cardiac output and of the so-called pulmonary blood volume by the dye-dilution method. J Lab Clin Med 41:29–39
7. Eliasch H (1952) The pulmonary circulation at rest and on effort in initial stension. Scand J Clin Lab Invest [Suppl 4] 4:1–99
8. Evonuk E, Irnig CJ, Greenfield W, Echstein JW (1961) Cardiac output measured by thermal dilution of room temperature injectate. J Appl Physiol 16:271–275
9. Fegler G (1954) Measurement of cardiac output in anaesthetized animals by a thermal dilution method. Q J Exp Physiol 39:153–164
10. Fegler G (1957) The reliability of the thermodilution method for determination of the cardiac output and the blood flow in central veins. Q J Exp Physiol 42:254–266
11. Fronek A, Ganz V (1960) Measurement of flow in single blood vessels including cardiac output by local thermodilution. Circ Res 8:175–182
12. Gauer OH (1972) Kreislauf des Blutes. In: Gauer OH, Kramer K, Jung R (Hrsg) Physiologie des Menschen, Bd 3. Urban & Schwarzenberg, München
13. Goodyer AVN, Huvos A, Eckhardt WF, Ostberg RH (1959) Thermal dilution curves in the intact animal. Circ Res 7:432–441
14. Hoffman JIE, Guz A, Charlier AA, Wilcken DEL (1965) Stroke volume in conscious dogs: effect of respiration, posture and vascular occlusion. J Appl Physiol 20:865–877
15. Jansen JRC, Versprille A (1986) Improvement of cardiac output estimation by the thermodilution method during mechanical ventilation. Intensive Care Med 12:71–79
16. Jansen JRC (1988) The thermodilution technique during artificial ventilation. Thesis, Rotterdam
17. Jansen JRC, Wesseling KH, Settels JJ, Schreuder JJ (1990) Continuous cardiac output monitoring by pulse contour during cardiac surgery. Eur Heart J [Suppl I] 11:26–32
18. Jansen JRC, Schreuder JJ, Settels JJ, Kloek JJ, Versprille A (1990) An edequate strategy for the thermodilution technique in patients during mechanical ventilation. Intensive Care Med 16:422–425

19. Juchems R (1965) Untersuchungen des Herzminuten- und Schlagvolumens mit einem neuen, flow-unabhängigen Densitometer und mit dynamischer Eichung. Arch Kreislaufforsch 46:281–289
20. Kahlil HH, Richardson TQ, Guyton AC (1966) Measurement of cardiac output by thermal dilution and direct Fick methods in dogs. J Appl Physiol 21:1131–1135
21. Kinsman JM, Moore JW, Hamilton WF (1929) Studies on the circulation. I. Injection method: physical and mathematical considerations. Am J Physiol 89:322–330
22. Langewouters GJ, Wesseling KH, Goedhard WJA (1984) The static elastic properties of 45 human thoracic and 20 abdominal aortas in vitro and the parameters of a new model. J Biomech 17:425–435
23. McDonald DA (1974) Blood flow in arteries, 2nd edn. Arnold, London, pp 420–445
24. Nichols WW (1973) Continuous cardiac output derived from the aortic pressure waveform: a review of current methods. Biomed Eng 8:376–379
25. Purschke R, Brucke P, Schulte HD (1974) Untersuchung zur Zuverlässigkeit der Schlagvolumenbestimmung aus der Aortendruckkurve, Teil II: Langzeitbeobachtung bei Patienten. Anaesthesist 23:525–534
26. Roselli RJ, Talbot L, Abbott JA (1975) Evaluation of the thermal dilution technique for the measurement of steady and pulsatile flows. J Biomech 8:157–166
27. Saadjian A, Quercy JE, Torresani J (1976) Cardiac output measurement by thermodilution. Methodological problems. Med Prog Technol 3:161–167
28. Singh R, Ranieri AJ, Vest HR, Bowers DL, Dammann JJF (1970) Simultaneous determinations of cardiac output by thermal dilution, fiberoptic and dye-dilution methods. Am J Cardiol 25:579–587
29. Smith NT, Wesseling KH, Weber JAP, Wit B de (1974) Preliminary evaluation of a pulse contour cardiac output computer in man. Feasibility of brachial or radial arterial pressures. Proc San Diego Biomed Symp 13:107–113
30. Stenson R, Cronse L, Harrison DC (1972) Computer measurement of cardiac output by dye dilution: comparison of computer, Fick and Dow techniques. Cardiovasc Res 6:449–456
31. Sullivan FJ, Mroz EA, Miller RE (1973) The precision of a special purpose analog computer in clinical cardiac output determination. Ann Surg 181:232–238
32. Taylor SH (1966) Measurement of the cardiac output in man. Proc R Soc Med 19:35–53
33. Ten Hoor F (1969) Bepaling van de gemiddelde bloedstroomsterkte met indicator-verdunnings-methodes. Thesis, Groningen
34. Ten Hoor F, Rispens P, Buurma A, Fongers TME, Jurriens JM, Zijlma JA (1970) Quasi-simultaneous cardiac output determinations in dogs with the direct Fick method and with the dye dilution method using a linear reflection densitometer. Pflügers Arch 314:148–149
35. Versprille A, Jansen JRC, Frietman RC, Hulsmann AR, Klauw MM van der (1990) Negative effect of insufflation on cardiac output and pulmonary blood volume. Acta Anaesth Scand 34:607–615
36. Vliers ACAP (1970) Le principe de la thermodilution. Etude theorique et application en cardiologie pédiatrique. Thesis, Leuven
37. Vliers ACAP, Oeseburg B, Visser KR, Zijlstra WG (1973) Choice of detection site for the determination of cardiac output by thermal dilution: the injection-thermistor-catheter. Cardiovasc Res 7:133–138
38. Vliers ACAP, Zijlstra WG (1969) Zum Problem der Mischung von Indikator und Blut. Z Kreislaufforsch 58:79–88
39. Wessel HU, Pasel MH, James GW, Grakor AR (1971) Limitations of thermal dilution curves for cardiac output determinations. J Appl Physiol 30:643–652
40. Wesseling KH, de Wit B, Weber JAP, Smith NT (1983) A simple device for the continuous measurement of cardiac output. Adv Cardiovasc Physiol 5 II:16–52

41. Wesseling KH, Smith NT, Nichols WW, Wit B de, Weber JAP (1974) A small, beat-to-beat cardiac output computer. Proc San Diego Biomed Symp 13:101–106
42. Wesseling KH, Smith NT, Nichols WW, Weber H, Wit B de, Beneken JEW (1974) Beat-to-beat cardiac output from the arterial pressure pulse contour. In: Feldman SA, Leigh JM, Spierdijk J (eds) Measurement in anaesthesia. Leiden Univ Press, Leiden, pp 148–164
43. Wesseling KH, Purschke R, Smith NT, Schulte HD, Weber JAP (1976) A beat-to-beat cardiac output computer for clinical monitoring. In: Payne JP, Hill DW (eds) Realtime computing in patient management. Peregrinus, Stevenage, pp 92–112
44. Wilson EM, Ravieri JAJ, Updike OL, Dammann JF (1972) An evaluation of thermal dilution for obtaining serial measurements of cardiac output. Med Biol Eng 10:179–191

Monitoring der Herzfunktionen

J. Tarnow

Einleitung

Aus theoretischer Sicht bietet sich eine Gliederung des Themas an, die zwischen der Überwachung von elektrischer und mechanischer Funktion, der Funktion von rechtem und linkem Ventrikel, von Pumpfunktion and Muskelfunktion, globaler und regionaler Funktion, der systolischen und diastolischen Funktion oder zwischen invasiven und nicht invasiven Methoden unterscheidet. Für praktische Zwecke scheint jedoch eine allgemeinere Unterteilung zweckmäßiger zu sein.

Dabei kommt es mir darauf an, einerseits eine Standortbestimmung vorzunehmen, d. h. auf etablierte Methoden einzugehen und Hinweise zu geben, wie die konventionellen Überwachungsverfahren möglichst wirksam eingesetzt werden können. Zum anderen soll auf neuere Verfahren eingegangen und versucht werden, ihre Möglichkeiten und Grenzen aufzuzeigen.

Überwachung der elektrischen Herzfunktion

Das Spektrum der perioperativen EKG-Überwachung umfaßt die kontinuierliche Anzeige der elektrischen Herzfrequenz, die Diagnose von Arrhythmien, die Erkennung von Myokardischämien, die Überwachung von Schrittmacherfunktionen, die Erkennung von Elektrolytstörungen und die Differentialdiagnose bei Kreislaufstillstand (Asystolie vs. Kammerflimmern). Das EKG sagt nichts über die Frequenz oder gar Qualität der mechanischen Herzfunktion aus, die Sensitivität bei der perioperativen Ischämiediagnostik ist begrenzt. Um so mehr kommt es darauf an, die vorhandenen Möglichkeiten des EKG besser zu nutzen und weit verbreitete methodische Mängel, insbesondere bei der Überwachung von Patienten mit koronarer Herzkrankheit, zu vermeiden.

Überwachung der Sauerstoffversorgung des Herzens

Aus der besonders in den letzten Jahren dokumentierten hohen Inzidenz perioperativer Myokardischämien (Tabelle 1) und der Tatsache, daß die Ischämiehäufigkeit mit der Inzidenz postoperativer Myokardinfarkte bzw. Reinfarkte korreliert [10, 15, 17, 31–33], ergibt sich die Notwendigkeit, Ischämien möglichst frühzeitig und lückenlos zu diagnostizieren sowie umgehend zu behandeln. Die folgende Übersicht sowie

Tabelle 1. Inzidenz perioperativer Myokardischämien bei Patienten mit koronarer Herzkrankheit. (Aus Slogoff & Keats [31, 33]; London et al. [17]; Knight et al. [15]; Häggmark et al. [10])

Innerhalb der letzten 48 h vor Anästhesiebeginn	42–51%
(davon stumme Ischämien)	(87%)
Intraoperativ	14–74%
(davon Ischämien ohne hämodynamische Veränderungen)	(62–76%)
Innerhalb der letzten 48 h postoperativ	40%
Myokardinfarkt postoperativ	4–12%

Tabelle 2 geben einen Überblick über die gegenwärtig zur Verfügung stehenden diagnostischen Möglichkeiten sowie die Sensitivität der verschiedenen Ischämiekriterien.

Diagnostische Möglichkeiten einer Myokardischämie

Subjektiv (Angina pectoris)

Elektrokardiographie
a) Ableitung V4 oder V5, visuele oder rechnergestützte Auswertung (Aufzeichnung einer ST-Segment-Trendlinie),
b) präkordiales Mapping,
c) Ösophagus-EKG.

Pulmonaliskatheter
a) Anstieg des PCWP,
b) Auftreten prominenter a/v-Wellen in der phasisch registierten PCWP-Kurve.

2 D – Echokardiographie [1, 5, 16, 30]
(Erfassung regionaler Kontraktionsanomalien von apikal oder transösophageal).

Kardiokymographie [3, 10, 28]
(Erfassung regionaler Kontraktionsanomalien).

Nuklear „stethoskop" [6]
(Bestimmung der Auswurffraktion).

Sondierung des Sinus coronarius und der V. cordis magna
a) Durchblutungsmessung global und regional.
b) Messung der globalen und regionalen O_2-Sättigung,
c) Messung der globalen und regionalen Laktatkonzentration.

Abgesehen davon, daß einige der hier aufgeführten Methoden nur eine begrenzte diagnostische Empfindlichkeit aufweisen, stehen auch andere Gründe (z. B. Invasivität, Strahlenschutzbestimmungen, hohe Kosten) einer breiten klinischen Anwendung im Wege.

Bei der Verwendung von Pulmonaliskathetern kann aus akuten Anstiegen des linksventrikulären Füllungsdruckes (PCWP) und dem Auftreten prominenter

Tabelle 2. Empfindlichkeit verschiedener Ischämiekriterien. (Aus Markham et al. [18])

Kriterium	[%]
Regionale Kontraktionsanomalien (Radionuklidventrikulographie)	100
Akute Abnahme der Ejektionsfraktion um >5% (Radionuklidventrikulographie)	100
Angina pectoris	67
Ischämische EKG-Veränderungen (12 Ableitungen)	56
Lactatproduktion (Sinus coronarius)	50
Anstieg des LVEDP um >5 mmHg	44

a-/v-Wellen auf eine akute Myokardischämie geschlossen werden [11, 36]. Bislang fehlen allerdings Beweise dafür, daß ein konsequenter diagnostischer Einsatz von PA-Kathetern im Vergleich zum EKG präventive oder zumindest rechtzeitige antiischämische Therapiemaßnahmen begünstigt und zu einer nachweisbaren Senkung der perioperativen Ischämie- und Infarktinzidenz führt.

Mit Hilfe der Kardiokymographie oder der 2D-Echokardiographie lassen sich akute segmentale Kontraktionsanomalien als frühes und derzeit empfindlichstes Ischämiesymptom nachweisen. Bei der Kardiokymographie wird aus Änderungen des elektromagnetischen Feldes auf ischämiebedingte Kontraktionsanomalien der Vorderwand geschlossen. Ischämien im Bereich der inferioren, posterioren und lateralen Abschnitte des linken Ventrikels werden jedoch nicht erfaßt. Da mit der Kardiokymographie auch Bewegungen der Brustwand registriert werden, müssen die Messungen in Apnoe (endexspiratorisch) durchgeführt werden [3, 10, 28]. Die Echokardiographie (vorzugsweise vom Ösophagus aus) nimmt unter den neueren Methoden zweifellos eine Sonderstellung ein [1, 5, 16, 30], da sie Kontraktionsanomalien aller Wandsektoren des linken Ventrikels mit hoher Bildqualität zu erfassen imstande ist und sich insbesondere der Elektrokardiographie als eindeutig überlegen erwiesen hat (Abb. 1). Die transösophageale Echokardiographie ist allerdings – zumindest für den wachen Patienten – keineswegs als nichtinvasiv zu bezeichnen, zudem dürfte eine Reihe anderer Gründe einer weiten Verbreitung dieser Überwachungstechnik entgegenstehen.

Folgende Hindernisse stehen einer breiten Anwendung in der operativen Medizin entgegen:

1) Nicht alle Wandbewegungsstörungen sind ischämiebedingt.
2) Nicht alle Ischämien werden erfaßt.
3) Diese Technik ist in der Regel nicht anwendbar in Phasen mit erhöhter Ischämiegefährdung (Laryngoskopie, Intubation, Ausleitung)
4) Mangelnde (nur ausnahmsweise erreichbare) Erfahrung von Anästhesisten in der Auswertung von Echokardiographiebefunden.
5) Hohe Kosten.

Mäßiggradige oder ausgedehnte regionale Myokardischämien gehen häufig mit einer akuten Abnahme (>5%) der Auswurffraktion einher [18]. Mit Hilfe einer miniaturi-

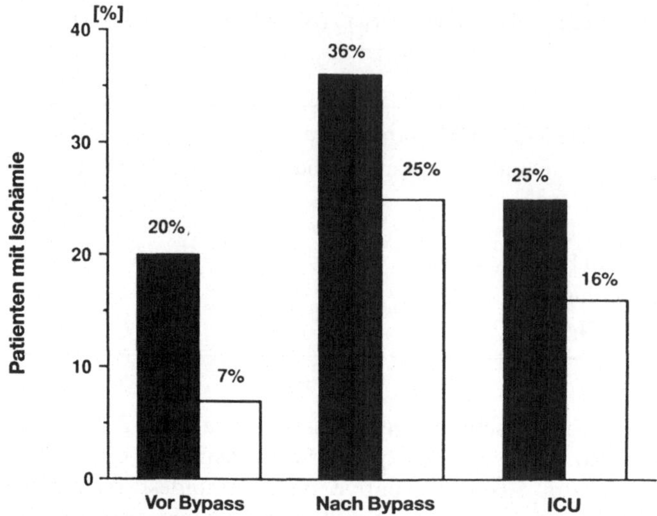

Abb. 1. Myokardiale Ischämieinzidenz bei koronarchirurgischen Patienten: transösophageale Echokardiographie (■) vs. EKG, (□; bipolare Ableitungen CC5 und CM5). (Nach Leung et al. [16])

sierten Gammakamera („nuclear stethoscope") ist es nach Injektion von markierten Erhytrozyten (^{99m}Tc) auch im Operationssaal möglich, fortlaufend linksventrikuläre Volumina darzustellen und die Ejektionsfraktion zu bestimmen [6]. Kompensatorische Kontraktionszunahmen in nichtischämischen Randzonen können allerdings den diagnostischen Wert dieser Methode insofern einschränken, als eine normale globale Ejektionsfraktion die Präsenz einer regionalen ischämischen Dysfunktion nicht ausschließt [25].

Messungen des Flusses im Koronarsinus und/oder der großen Herzvene erlauben per se keine Aussage über die O_2-Versorgung des Herzens. Zusätzliche metabolische Untersuchungen (Laktat) können Hinweise auf eine Myokardischämie ergeben. Durch Blutzuflüsse aus gut perfundierten Myokardarealen ist die diagnostische Empfindlichkeit von Laktatmessungen begrenzt. Auch in Anbetracht ihres invasiven Charakters und des geringen zeitlichen Auflösungsvermögens sind Fluß- und Laktatmessungen im Sinus coronarius für die perioperative Beurteilung der myokardialen O_2-Versorgung wenig geeignet.

Aus den genannten Einschränkungen der erwähnten z. T. neueren Techniken ergibt sich, daß das Elektrokardiogramm trotz seiner begrenzten diagnostischen Sensitivität nach wie vor als ein unverzichtbares Instrument der perioperativen Diagnose eine Myokardischämie anzusehen ist. Die Informationsmöglichkeiten dieser Methode müssen jedoch vollständig genutzt und häufig zu beobachtende Mängel bei der praktischen Anwendung vermieden werden.

Verbreitete Mängel der perioperativen Ischämiediagnostik im EKG sind:

– zu hoher Hautwiderstand (>5000 Ω).
– keine linkspräkordiale(n) Ableitung(en),

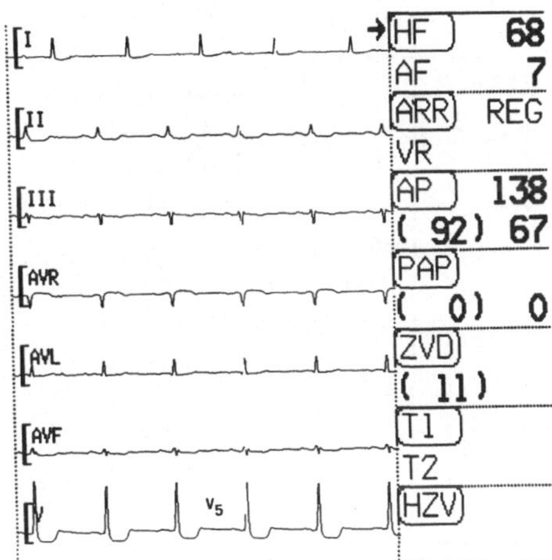

Abb. 2. Neu aufgetretene Myokardischämie (ST-Segmentdepression $V_5 = 0{,}2$ mV) bei einem gefäßchirurgischen Patienten mit Koronarer Herzkrankheit. Beachte die (unverändert) „normalen" Werte für Blutdruck *(AP)* und Herzfrequenz *(HF)*

- falsche Elektrodenposition, z. B. von V_5,
- keine Registrierung,
- fehlende Eichung des Signals (1 mV = 10 mm),
- Beurteilung des ST-Segments zu einem willkürlichen Zeitpunkt (statt 60–80 ms nach J),
- fehlerhafte Wiedergabe niederfrequenter ST-Potentiale durch ungeeignete Filter (von der AHA empfohlene Frequenzbreite: 0,05–100 Hz).

Bei Patienten mit koronarer Herzkrankheit sollten 5-Elektrodensysteme für 7 EKG-Ableitungen (einschließlich V_5) verwendet werden. Aus Abb. 2 geht hervor, daß neu auftretende Ischämiezeichen häufig nicht mit auffälligen hämodynamischen Veränderungen einhergehen und daß die Wahl einer linkspräkordialen Ableitung die Ischämiedetektion verbessert. Die Sensitivität der Ischämiediagnostik läßt sich durch zusätzliche linkspräkordiale Ableitungen, durch ein (intraoperativ zumeist jedoch nicht praktikables) präkordiales Mapping (16–72 Ableitungen) oder durch ein bipolares Ösophagus-EKG (Erfassung von Hinterwandischämien; Abb. 3) noch weiter erhöhen. Neuere Untersuchungen, die gezeigt haben, daß 40% aller Ischämien im Bereich der Hinterwand lokalisiert sind (Abb. 4), sollten dazu Anlaß geben, die zu Unrecht in Vergessenheit geratene Möglichkeit, ein EKG im Ösophagus abzuleiten, häufiger als bisher zu nutzen.

Steht lediglich ein 3-Elektroden-System zur Verfügung, kann durch eine entsprechende Elektrodenplazierung (z. B. CM_5, CB_5) ein bipolares linkspräkordiales EKG („poor man's V_5"; Abb. 5) abgeleitet werden (Ableitungswahlschalter in Stellung 1). Eine fehlerfreie Interpretation des ST-Segments setzt eine Registriermöglichkeit, eine sorgfältige Eichung (1 mV = 10 mm), einen ausreichend hohen Papiervorschub (50 ms) und eine Analyse zum richtigen Zeitpunkt (60 ms nach J voraus). Eine rechnergestützte Auswertung (Aufzeichnung einer ST-Trendlinie) erleichtert die Ischämiediagnostik (Abb. 6). Die vielfach zu beobachtende Beschränkung auf visuell-oszilloskopische Analysen des ST-Segments bei zumeist willkürlicher und im Operationsverlauf oft auch noch wechselnder Verstärkung des Signals erlaubt keine verläßliche Diagnose.

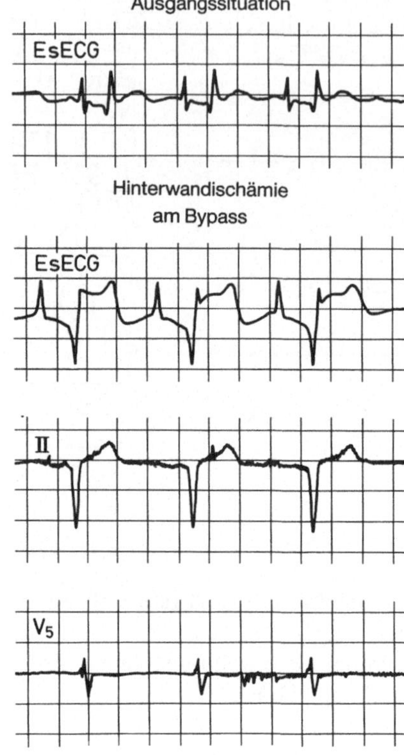

Abb. 3. Transmurale Hinterwandischämie mit Elevation des ST-Segments, die lediglich im Ösophagus-EKG *(EsECG)* erkennbar ist. Die im Vergleich zu den Ableitungen II und V_5 eindeutige Identifizierbarkeit der P-Wellen erleichtert außerdem die Diagnose eines regelmäßigen Sinusrhythmus. (Nach Kates et al. [12])

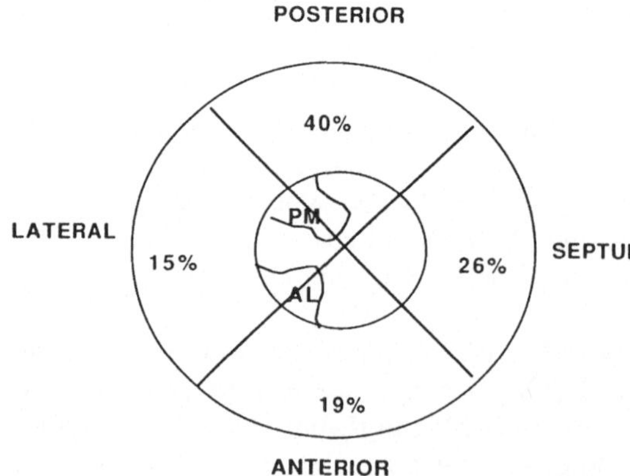

Abb. 4. Verteilung ischämiebedingter regionaler Kontraktionsanomalien im Bereich des linken Ventrikels bei koronarchirurgischen Patienten (transösophageale Echokardiographie in der Querachse); *PM* posteromedialer Papillarmuskel; *AL* anterolateraler Papillarmuskel (Nach Leung et al. [16])

Überwachung von Drücken und Pumpfunktion

Abgesehen von der Bedeutung, die der Kenntnis des arteriellen Blutdruckes per se zukommt, lassen sich allein schon aus der Beobachtung arterieller Druckkurven wertvolle klinische Schlüsse ziehen und durch Weiterverarbeitung des Signals zusätzliche Informationen gewinnen.

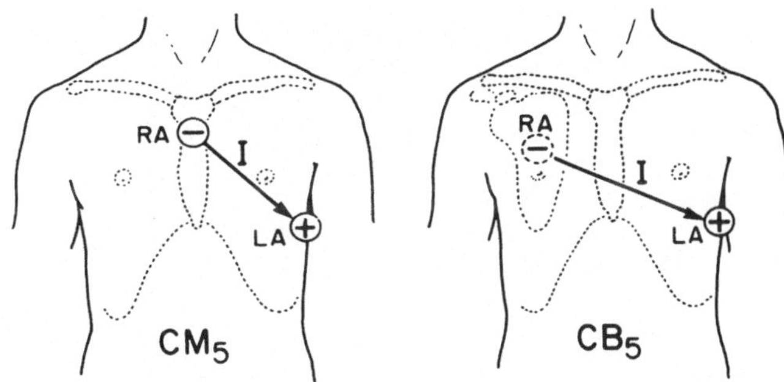

Abb. 5. Bipolare linkspräkordiale EKG-Ableitungen mit einem 3-Elektroden-System. *RA* rechte Armelektrode; *LA* linke Armelektrode; *CM5* „central manubrium lead"; *CB5* „central back lead"

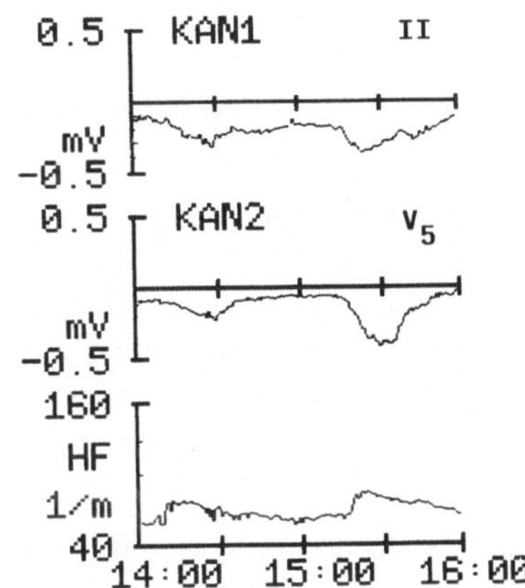

Abb. 6. Intraoperative ST-Segmenttrendanalyse (Ableitungen II und V5) bei einem Patienten mit infrarenalem Aortenaneurysma und koronarer Herzkrankheit. Zunahme der ST-Depression nach Okklusion und Wiedereröffnung der Aorta

Sekundärinformationen aus arteriellen Druckkurven sind:

- Herzfrequenz, Arrhythmien (z. B. Pulsus bigeminus oder alternans),
- Schlagvolumen, Herzzeitvolumen [37],
- Widerstand bzw. Compliance des arteriellen Systems [21, 23],
- „Myokardkontraktilität" (dp/dt in zentralen Arterien; [35]),
- myokardialer O_2-Bedarf (HF · p_{syst}).

Die Messung des zentralen Venendruckes dient in der operativen Medizin zumeist dem Zweck, den Füllungszustand des kapazitiven Gefäßsystems zu beurteilen und danach z. B. eine Infusions- bzw. Transfusionstherapie auszurichten. Dabei ist einerseits zu beachten, daß erst die Verlaufsbeobachtung (und nicht der einzelne Meßwert) diagnostische Schlüsse und rationale therapeutische Schritte erlaubt und daß andererseits die Höhe des zentralen Venendruckes außer vom Füllungszustand der venösen Gefäße durch eine Reihe anderer Faktoren mitbestimmt wird.

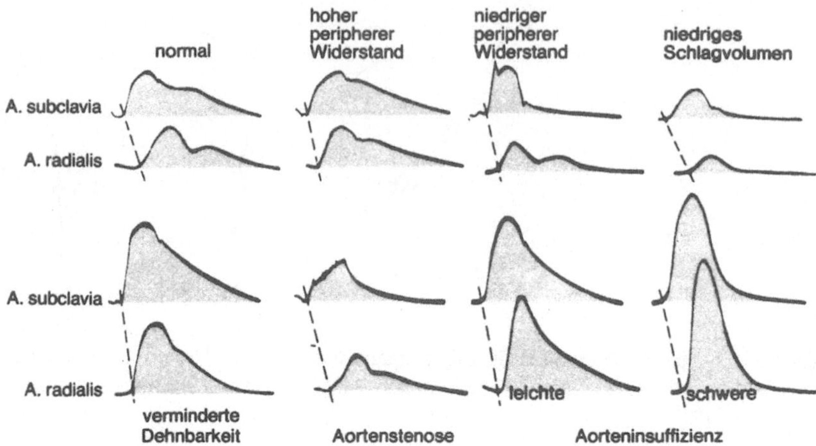

Abb. 7. Beispiele für Veränderungen arterieller Druckkurvenformen und -amplituden bei verschiedenen hämodynamischen Konstellationen. (Nach Wiggers [38])

Determinanten des zentralen Venendruckes sind:

- Körperlage,
- intrathorakales Blutvolumen,
- Venentonus,
- Funktion des rechten Ventrikels,
- zeitliche Koordinierung von Vorhof- und Kammerkontraktion,
- intrathorakaler Druck,
- intraperikardialer Druck,
- (Funktion des linken Ventrikels).

Die Messung des arteriellen Druckes sowie der Drücke im kleinem Kreislauf (CVP, RVP, PAP, PCWP) erlaubt in einem gewissen Umfang Rückschlüsse auf die Funktion des rechten und linken Ventrikels. Die Aussagekraft dieser Daten nimmt zu, wenn außerdem das Herzzeitvolumen (HZV) und die gemischt-venöse O_2-Sättigung (punktuell oder kontinuierlich), die $D_{a\bar{v}}O_2$ und die Sauerstoffaufnahme ($\dot{V}O_2$) bestimmt werden. Das HZV läßt sich punktuell mit Hilfe von Indikatorverdünnungsmethoden oder nach dem Fick-Prinzip sowie kontinuierlich mittels Dopplerechokardiographie (suprasternal, transösophageal, transtracheal), mit elektrischen Impedanztechniken (transthorakal, intraventrikulär) oder der Pulse-contour-Methode ermitteln (Einzelheiten s. entsprechende Beiträge in diesem Band). Die Verläßlichkeit dieser Techniken ist schon deshalb schwierig zu beurteilen, weil (abgesehen von der indirekten Bestimmbarkeit des HZV nach dem Fick-Prinzip) eine exakte direkt messende Referenzmethode nicht verfügbar ist.

Der seit nunmehr nahezu 2 Jahrzenten bei zahllosen schwerkranken Patienten eingesetzte PA-Thermodilutionskatheter bietet zwar eine Fülle von potentiell wertvollen Informationsmöglichkeiten (s. unten), die Diskussion aber über die Relation von Risiken und Kosten zum Nutzen dieser Überwachungsmethode ist noch nicht abgeschlossen [7, 14, 27, 34]. Es fehlt immer noch eine kontrollierte prospektiv randomisierte Untersuchung mit dem Nachweis einer Senkung der perioperativen Morbidität und Letalität als dem unmittelbaren Resultat einer besseren Überwachung mit Hilfe des PA-Katheters. Dies ist auch der Grund dafür, daß es einen allgemein akzeptierten Indikationskatalog – v.a. für den Bereich der intraoperativen Patientenüberwachung – bislang nicht gibt.

Informationsmöglichkeiten von PA-Kathetern

- CVP, RVP, PAP, PAWP, PCP, HZV, $S_{\bar{v}}O_2$;
- SVR, PVR, SV, DO_2, $D_{a\bar{v}}O_2$, VO_2, $\dot{Q}_S/\dot{Q}_T$;
- RVEF, RVEDV, RVESV;
- intrakardiales EKG.

Neuere Untersuchungsverfahren, die eine Überwachung von Pumpfunktionen, Ventrikelvolumina und auch intrakardialen Flüssen erlauben (s. unten), besitzen (z. B. gegenüber dem Pulmonaliskatheter) den Vorteil einer geringeren Invasivität und die Möglichkeit einer kontinuierlichen Flußmessung. Die Nachteile dieser Methoden sind, daß sie keine Druckmessungen erlauben und die Anschaffungskosten unverhältnismäßig hoch sind. Darüber hinaus muß auch hier erst der Nachweis erbracht werden, daß sich aus der Kenntnis forlaufend gemessener Herzzeitvolumina, der Auswurffraktion oder von Ventrikelvolumina für den herzkranken Patienten sinnvolle therapeutische Interventionen ergeben, die im Vergleich zu den Möglichkeiten herkömmlicher Überwachungsmethoden eine Senkung der perioperativen Morbidität und Letalität begünstigen.

Überwachung von Pumpfunktion und Fluß

Messung des Herzzeitvolumens:
- Indikatorverdünnung (Farbstoff, Kälte; [9]),
- Dopplerechokardiographie (suprasternal, transösophageal, transtracheal; [2, 24, 29]);
- Fick-Prinzip [26];
- „pulse contour" [37];
- Impedanztechnik (transthorakal, intraventrikulär; [20, 22]).

Messung der Auswurffraktion
- Thermodilution (RV; [13]);
- Gammakamera (LV; [6]);
- 3-D-Echokardiographie; [19].

Beurteilung intrakardialer Flüsse
- Farbdopplerechokardiographie [4, 8].

Beurteilung der kontraktilen Funktion [34]

Die Bestimmung der Ejektionsfraktion (rechtsventrikulär mittels Thermodilution, linksventrikulär mittels „nuclear stethoscope", s. oben) gestattet eine Aussage über den Inotropiezustand des Myokards, wenn Nachlasteffekte mitberücksichtigt werden. Bei konstanter Vorlast, Nachlast und Herzfrequenz ist die maximale isovolumetrische Druckanstiegsgeschwindigkeit im linken Ventrikel (LV dp/dt_{max}) ein emp-

findliches Maß für akute Änderungen der Kontraktilität. Als weitgehend lastunab-
hängiges Inotropiekriterium ist die Steilheit linearer endsystolischer Druck-Volu-
men-Beziehungen anzusehen. Die Anwendung dieser invasiven Methoden hat
jedoch lediglich für die Bearbeitung wissenschaftlicher Fragestellungen eine gewisse
Bedeutung erlangt. Aber auch nichtinvasiv bestimmbare Kontraktilitätsparameter,
z. B. systolische Zeitintervalle (STI), scheinen als frequenz- und lastabhängige
Inotropiegrößen für die Patientenüberwachung in der operativen Medizin entbehr-
lich zu sein.

Zusammenfassung

Es bedarf keiner prophetischen Gaben, um abschließend festzustellen: Als Eckpfeiler
der Überwachung der Herzfunktion in der operativen Medizin werden die Messung
der Herzfrequenz und des Blutdruckes, die Elektrokardiographie und v.a. die
klinische Beobachtung unentbehrlich bleiben. Neuere apparative Überwachungs-
techniken werden auch in Zukunft diese Eckpfeiler nicht ersetzen können. Ob sie als
Ergänzung des derzeitigen Instrumentariums breiteren Eingang in die klinische
Praxis finden, hängt v.a. davon ab, ob ihr Nutzen für die Patienten in einem
angemessenen Verhältnis zu den Kosten steht. Niemals jedoch darf ein Überwachungsgerät die Aufmersamkeit des Arztes stärker in Anspruch nehmen als der
Patient.

Literatur

 1. Abel MD, Nishimura RA, Callahan MJ et al. (1987) Evaluation of intraoperative
    transesophageal two-dimensional echocardiography. Anesthesiology 66:64
 2. Abrams JH, Weber RE, Holmen KD (1989) Transtracheal doppler: A new procedure for
    continuous cardiac output measurement. Anesthesiology 70:134
 3. Bellows WH, Bode RH, Levy JH et al. (1984) Noninvasive detection of periinduction
    ischemic ventricular disfunction by cardiokymography in humans: Preliminary experience.
    Anesthesiology 60:155
 4. De Bruijn NP, Clements FM, Kisslo JA (1987) Intraoperative transesophageal color flow
    mapping: Initial experience. Anesth Analg 66:386
 5. Clements FM, de Bruijn NP (1987) Perioperative evaluation of regional wall motion by
    transesophageal two-dimensional echocardiography. Anesth Analg 66:249
 6. Giles RW, Berger HJ, Barash PG et al. (1982) Continuous monitoring of left ventricular
    performance with the computerized nuclear probe during laryngoscopy and intubation
    before coronary artery bypass surgery. Am J Cardiol 50:735
 7. Gore JM, Goldberg RJ, Spodick DH et al. (1987) A community-wide assessment of the use
    of pulmonary artery catheters in patients with acute myocardial infarction. Chest 92:721
 8. Greeley WJ, Stanley TE, Ungerleider RM et al. (1989) Intraoperative hypoxemic spells in
    tetralogy of Fallot. An echocardiographic analysis of diagnosis and treatment. Anesth
    Analg 68:815
 9. Guyton AC, Jones CE, Coleman TG (1973) Circulatory physiology: Cardiac output and its
    regulation. Saunders, Philadelphia, pp 4–80
10. Häggmark S, Hohner P, Östman M et al. (1989) Comparison of hemodynamic,
    electrocardiographic, mechanical, and metabolic indicators of intraoperative myocardial
    ischemia in vascular surgical patients with coronary artery disease. Anesthesiology 70:19

11. Kaplan JA, Wells PH (1981) Early diagnosis of myocardial ischemia using the pulmonary artery catheter. Anesth Analg 60:798
12. Kates RA, Zaidan JR, Kaplan JA (1982) Esophageal lead for intraoperative electrocardiographic monitoring. Anesth Analg 61:781
13. Kay HR, Afshari M, Barash P et al. (1983) Measurement of ejection fraction by thermal dilution techniques. J Surg Res 34:337
14. Keefer JR, Barash PG (1983) Pulmonary artery catheterization. A decade of progress? Chest 84:241
15. Knight AA, Hollenberg M, London MJ et al. (1988) Perioperative myocardial ischemia: Importance of the preoperative ischemic pattern. Anesthesiology 6:681
16. Leung JM, O'Kelly B, Browner WS et al. (1989) Prognostic importance of postbypass wall-motion abnormalities in patients undergoing coronary artery bypass graft surgery. Anesthesiology 71:16
17. London MJ, Hollenberg M, Wong MG et al. (1988) Intraoperative myocardial ischemia: Localization by continuous 12 lead electrocardiography. Anesthesiology 69:232
18. Markham RV, Winniford MD, Firth BG et al. (1983) Symptomatic, electrocardiographic, metabolic, and hemodynamic alterations during pacing-induced myocardial ischemia. Am J Cardiol 51:1589–1594
19. Martin EW, Graham MM, Kao R et al. (1989) Measurement of left ventricular ejection fraction and volumes with three dimensional reconstructed transesophageal scans: Comparison to radionuclide and thermal dilution measurements. J Cardiothorac Anesth 3:257
20. McKay RG, Pears JR, Aroesty JM et al. (1984) Instantaneous measurement of left and right ventricular stroke volume and pressure-volume relationships with an impedance catheter. Circulation 69:703
21. Mohr R, Rath S, Meir O et al. (1986) Changes in systemic vascular resistance detected by the arterial resistometer: Preliminary report of a new method tested during percutaneous transluminal coronary angioplasty. Circulation 74:780
22. Porter JM, Swain ID (1987) Measurement of cardiac output by electrical impedance plethysmography. J Biomed Eng 3:222
23. Prys-Roberts C (1981) Cardiovascular monitoring in patients with vascular disease. Br J Anaesth 53:767
24. Roewer N, Bednarz F, Kochs E et al. (1988) Intraoperative Bestimmung des Herzzeitvolumens mit der transösophagealen gepulsten Doppler-Echokardiographie. Anaesthesist 37:345
25. Ross R (1986) Assessment of ischemic regional myocardial disfunction and its reversibility. Circulation 74:1186
26. Seltzer A, Sudrann RB (1958) Reliability of the determination of cardiac output in man by means of the Fick principle. Circ Res 6:485
27. Sibbald WJ, Sprung CL (1988) The pulmonary artery catheter. The debate continues. Chest 94:899
28. Silverberg RA, Diamond GA, Vas R et al. (1980) Noninvasive diagnosis of coronary artery disease: The cardiokymographic stress test. Circulation 61:579
29. Singer M, Clarke J, Bennett D (1989) Continuous hemodynamic monitoring by esophageal doppler. Crit Care Med 17:447
30. Smith JS, Cahalan MK, Benefiel DJ et al. (1985) Intraoperative detection of myocardial ischemia in high risk patients: electrocardiography vs. two-dimensional transesophageal echocardiography. Circulation 72:1015
31. Slogoff S, Keats AS (1985) Does perioperative myocardial infarction lead to postoperative myocardial infarction? Anesthesiology 62:107

32. Slogoff S, Keats AS (1986) Further observations on perioperative myocardial ischemia. Anesthesiology 65:539
33. Slogoff S, Keats AS (1988) Does chronic treatment with calcium entry blocking drugs reduce perioperative myocardial ischemia? Anesthesiology 68:676
34. Tarnow J (1988) Clinical possibilites and liminations of techniques assessing the effects of anaesthetics on myocardial function. Br J Anaesth 60:52 S
35. Taylor SH, Snow HM, Linden RJ (1972) Relationship between left ventricular and aortic dP/dt (max). Proc R Soc Med 65:550
36. Waller JL, Johnson SP, Kaplan JA (1982) Usefulness of pulmonary artery catheters during aortocoronary bypass surgery. Anesth Analg 61:221
37. Wesseling KH, Purschke R, Smith NT et al. (1976) A beat-to-beat cardiac output computer for clinical monitoring. In: Payne JP, Hill DW (eds) Real time computing in patient management. Peregrinus, Stevenage, pp 92–112
38. Wiggers CJ (1949) Physiology in health and disease. Lea & Febiger, Philadelphia

Technik für intraluminales Monitoring von Herz und Blutgefäßen mit Ultraschall

N. Bom, J. H. C. Reiber, C. T. Lancée, J. G. Bosch,
R. Roelandt, B. Lachmann

Einleitung

Am Anfang der Ultraschalldiagnostik wurden viele intraluminale Geräte beschrieben. Einer der wichtigsten Gründe für die Einführung der intraluminalen Methode war, daß die vorhandenen Echotransducer aufgrund ihrer geringen Empfindlichkeit dicht an das zu untersuchende Objekt gebracht werden mußten. Die Resultate waren schlecht. Da die elektronischen Bauelemente dieser Zeit den Anforderungen nicht entsprachen, bestand kein Interesse an der Anwendung. Die Einführung der zweidimensionalen Real-time-Echographie und die verbesserte Technologie der Transducer brachten die Ultraschalldiagnostik einen großen Schritt voran. Seit den 70er Jahren ist der nichtinvasive Ultraschall eine der bedeutendsten Diagnosemethoden in der Medizin.

Wäre Monitoring auf die eigentliche Bedeutung des Wortes (kontinuierliches Feedback der Kondition des Patienten und Indikation von Änderungen über eine kurze Periode, z. B. während einer Operation oder während eines Aufenthalts auf einer Intensivstation) beschränkt, dann wiese nichtinvasiver Ultraschall einen großen Nachteil auf. Ultraschalldiagnostik ist eine interaktive Technik, die sehr gute Kenntnis der Geometrie und Hämodynamik des zu untersuchenden Organs voraussetzt, kombiniert mit Transducerhandhabung und einer Interpretation des erhaltenen Bildes, um die gewünschten Querschittsflächen zu erhalten. Die visuell erhaltenen Querschnitte sind von der Wandlerstellung und dem ausgewählten Querschnittsbild abhängig und variieren somit selbst bei geringer Änderung von Position und Winkel des Transducers sehr stark. Es scheint schwer möglich, von diesem interaktiven Prozeß einen Parameter für Monitoring über eine längere Periode abzuleiten.

Wegen der geometrischen Komplexität von einigen kardialen Querschnitten und zusätzlich wegen der Eigenschaften des Echobildes, z. B. lokaler Bildausfall „dropout“, ist es schwierig geometrische Informationen (z. B. abnormale Herzwandbewegungen) durch Konturanalyse automatisch abzuleiten. Um dieses Ziel zu erreichen, müssen 3 Bedingungen erfüllt sein:

1) Ein Querschnitt mit relativ einfacher Geometrie muß ausgewählt werden.
2) Eine Bildverschlechterung durch interferierende Strukturen muß soweit wie möglich vermieden werden.

3) Der Transducer sollte – in irgendeiner Weise – in eine stabile Position gebracht werden, worin er verbleiben kann, um das Echobild desselben Querschnitts über eine längere Zeitperiode zu erhalten.

Heute erlangt die transösophageale Echographie eine wachsende Bedeutung. Für kardiale und aortale Studien liefert sie eine verbesserte Bildqualität, da die dazwischenliegenden Strukturen wegfallen. Transösophageale Echographie scheint für das Monitoring des Herzens die Technik der Wahl zu sein. Einfache Querschnitte können von einer stabilen Transducerposition selektiert werden.

Bei Gefäßerkrankungen werden neue Methoden, z. B. die „Dotter"-Technik oder Abtragung mittels Laser angewendet. Die intravaskuläre Echographie entwickelte sich schnell zu einer wichtigen Methode, um diese Prozeduren zu kontrollieren. Eine weitere Bedeutung wird erlangt, wenn die therapeutische Intervention mit Monitoring kombiniert werden kann. Im folgenden werden Anwendungen des Monitorings mit automatischer Konturtechnik beschrieben, die auf neuen ösophagealen und intravaskulären Echomethoden basieren.

Transösophageales Herzmonitoring

Bereits 1935 hatten Tennant u. Wiggers [10] in Tierexperimenten mit geöffnetem Thorax herausgefunden, daß unmittelbar nach einer Unterbindung des Koronargefäßes eine Bewegungsänderung der Herzwand erfolgte. Zu dieser Zeit war eine nichtinvasive Beobachtung der Wandbewegung unmöglich. Mit der Einführung der nichtinvasiven, zweidimensionalen Echokardiographie erhielten jedoch Studien der Wandbewegung eine große Bedeutung.

In den 70er Jahren beschrieben viele Autoren die Beobachtung der linksventrikulären Funktion mit nichtinvasiver Echokardiographie. Ein Ansatz für eine quantitative Beschreibung von akuten Änderungen – z. B. als Folge eines akuten myokardialen Infarkts – wurde von Visser et al. [11] beschrieben. Sie wählten die Apexechokardiographie als Methode zur Aufdeckung und Quantifizierung des akuten myokardialen Infarkts. Ihre Studien beruhten auf der Beobachtung der segmentalen linksventrikulären Bewegung, die sie in verschiedene Gruppen einteilen. Anhand dieses Ansatzes zeigten sie, wie auch andere Autoren, daß von der Beobachtung der Wandbewegung in einer akuten Situation wichtige Informationen abgeleitet werden können. Zeiher et al. [12] testeten die Hypothese, nach der verschiedene Gruppen von Ischämien, die abweichende Wandbewegungen verursachten, nach spezifischen Mustern von abnormalen regionalen linksventrikulären systolischen Funktionen charakterisiert werden können. Die regionale Kontraktion wurde mittels eines zweidimensionalen Echokardiogramms eingeschätzt. Die Wandbewegung wurde während des gesamten Verlaufs beobachtet und durch eine automatische, integrative Analyse ausgewertet. Ihre Resultate zeigten, daß nur eine umfassende Analyse des gesamten Kontraktionsverlaufs ein erfolgreiches Eingreifen bei der Behandlung eines akuten, ischämischen Myokards ermöglicht. So kann geschlußfolgert werden, daß eine zweidimensionale Beobachtung der linksventrikulären Wand und der Wandbewegung für die Erkennung von Ischämie oder akutem Infarkt bedeutend ist.

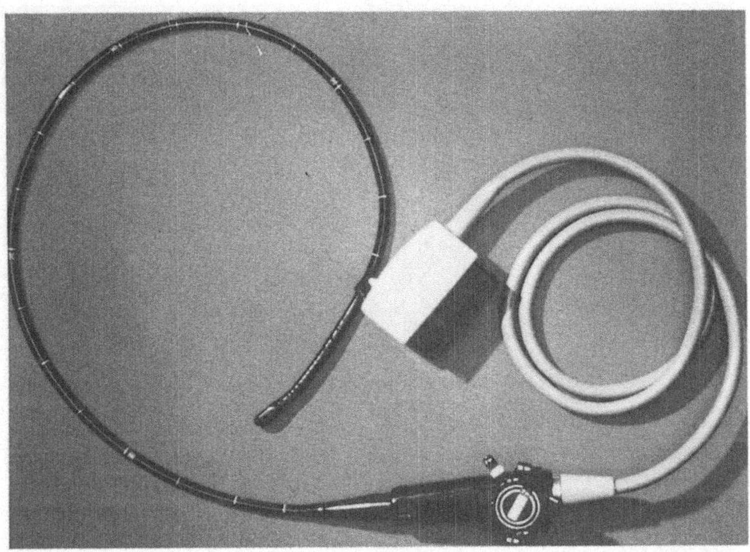

Abb. 1. Ösophagealer Phased-array-Transducer mit 64 Elementen und einer Arbeitsfrequenz von 5,6 MHz

Transösophageale Echokardiographie (TEE) ist eine medizinische, bilddarstellende Technologie, der wachsende Anerkennung gezollt wird, da sie eine Vielzahl klinisch nutzbarer Informationen liefert. In Abb. 1 ist ein transösophagealer Transducer zu sehen. Die transösophageale Methode weist ein besseres Signal-Rausch-Verhältnis auf, das eine deutlichere Erkennung der wenig reflektierenden Strukturen ermöglicht. TEE kann eine große Bedeutung als Monitoringtechnik haben und die Mortalität und Morbidität von Patienten während Anästhesie und Operation signifikant senken [6]. Es ist möglich, die kardiovaskuläre Morphologie und Funktion des Patienten während der Operation zu bewerten. TEE-Monitoring der linksventrikulären Wandbewegung während der Operation erlaubt eine frühestmögliche Erkennung von Ischämie und so ein Eingreifen zur Vermeidung eines Infarkts.

In einer Studie von Smith et al. [8] wurde ein transösophagealer Transducer hinter dem Herzen positioniert, um ein horizontales Querschnittsbild des linken Ventrikels in Höhe der papillären Muskeln zu erhalten. Die mit einem bestimmten Zeitintervall während der Operation aufgenommenen Querschnittsbilder wurden in Quadranten unterteilt und qualitative Schätzungen der endokardialen Bewegung und der myokardialen Verdickung visuell vorgenommen. Diese Studie demonstrierte, daß die TEE im Vergleich zur Elektrokardiographie besser geeignet ist für eine intraoperative Erkennung von myokardialer Ischämie. Wiederum zeigt dieses die Notwendigkeit einer vollautomatischen Auswertung solcher Parameter.

In einem Übersichtsartikel von Clements et al. [5] über die Einführung der TEE in den operativen Bereich wurde deutlich gemacht, daß überwältigende Beweise existieren von den Empfindlichkeit der regionalen Wandbewegung als Para-

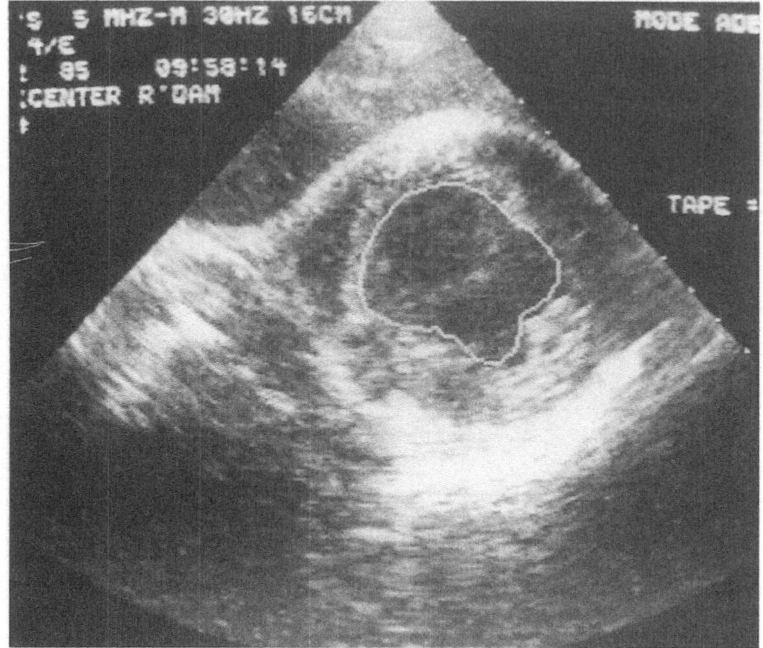

Abb. 2. Transösophageales Echoquerschnittsbild des linken Ventrikels mit abgeleiteter Kontur

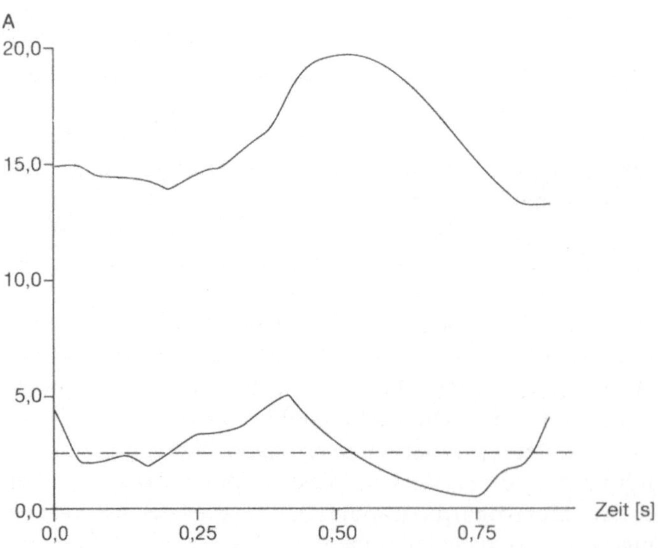

Abb. 3. Fläche des linksventrikulären Querschnitts als Funktion der Zeit, gewonnen durch eine automatische Konturanalyse in 2 Schritten. (Aus Bosch et al. 1989) [4])

meter der regionalen myokardialen Perfusion. Dieses zeigt, daß Monitoring von Patienten mit Ischämierisiko – basierend auf Wandbewegung – ein bedeutendes Gebiet wird.

Bisher angewandte Methoden des Monitorings

In einer früheren Untersuchung führten wir eine automatische Konturerkennung nach einer Idee von Grube et al. [7] und mit Hilfe eines Konturbildanalysegerätes aus. Es wurde eine Reihe von Bildern in der transversalen Ebene aufgenommen und in einen Speicher mit einer Kapazität von über 100 Videobildern gegeben. Anschließend wurde eine Bildbearbeitung durchgeführt (Rauschminderung, Filterung und Kontrastverbesserung). Ein Auswahl von Videobildern, die einen vollständigen kardiologischen Zyklus repräsentieren, wurde zu einer geschlossenen Schleife („cine loop") zusammengefügt. Die Kontur wurde als signifikanter Wechsel von Grauskalenniveaus der Echos beim Übergang Blut-Muskel erkannt. Auf diese Weise konnten wir eine Serie von „rohen" Konturen bekommen. Die endgültigen Konturen wurden nach zeitlicher und räumlicher Filterung erhalten. Das Resultat konnte wieder zu einer geschlossenen Schleife zusammengefügt werden. In Abb. 2 ist ein Beispiel für eine so erhaltene Kontur zu sehen. Parameter, z. B. der Flächeninhalt der Kontur als Funktion der Zeit, können verfolgt werden (s. Abb. 3). Die untere Kurve zeigt die 1. Ableitung nach der Zeit, wobei die gestrichelte Linie der Nulllinie entspricht. Das Projekt zeigt eine erste ausführbare Methode von Monitoring. Dennoch war der gesamte Prozeß zu zeitintensiv und die ganze Prozedur und Software waren nicht ausreichend, so daß eine Optimierung der Software für eine bessere Erkennung der Kontur notwendig war.

Intravaskuläre Echotechnik und mögliche Monitoringanwendungen

Die auf Kathetern basierend Interventionstechnik hat Bedeutung erlangt, weil dadurch die Operationen vermieden werden können. Techniken zum Weiten eines verengten arteriellen Lumens sind: Ballondilatation, mechanische Abtragung, Atherektomie und Abtragung mittels Laser. Die Möglichkeit, daß eine Stenose zurückkehrt, ist mehrfach dokumentiert [9]. Die therapeutischen Methoden sind offenbar nicht optimal oder können nicht optimal angewandet werden ohne weitere Kenntnis der Obstruktion. Techniken, Entwicklungen und klinische Perspektiven von intraarterieller Echobilddarstellung wie auch die neuesten so erhaltenen Bilder sind in *Intravascular Ultrasound* [1] beschrieben.

Gegenwärtig werden intraarterielle Echokatheter nach 3 Hauptkategorien unterschieden:

1) System mit rotierendem Element: Sein Prinzip besteht darin, daß das Echoelement in einem akustisch transparenten Gehäuse rotiert. Das Querschnittsechobild kann senkrecht zur Längsachse des Katheters produziert werden. Das Element wird von einer Welle, die flexibel sein muß, gedreht. Die Bewegung des Elements muß eindeutig sein. Dies ist fast unmöglich, da der Katheter einen gewundenen Weg zurücklegen muß. Dadurch können die auf dem Bildschirm

erscheinenden Positionen der Strukturen von den tatsächlichen Positionen im Gefäß abweichen. Zur Vermeidung dieses Problems, wird vorgeschlagen ein Rückmeldungssytem zu koppeln.

2) *Rotation eines kleinen Spiegels vor dem Echotransducer.*

3) *Elektronische Schaltung von Echoelementen:* Diese Idee ist bereits 1972 in der Literatur beschrieben worden [2]. Nur die Signalbehandlung ist geändert. Mindestens ein Element zugleich wird sequentiell angesteuert, und es wird die Echoreflexion gemessen; evtl. wird noch gemittelt. Mit einem Computer wird synthetisch ein Bild geformt. Der Schalter befindet sich in der Spitze, wodurch nur wenige elektronische Verbindungen notwendig sind.

Mit diesem System kann eine Penetration der Arterienwand – z. B. durch Laser – vermieden werden, wenn eine Integration von Echo und Laser realisiert wird. Die Gefahr einer Penetration ist in stark abgebogenen Bereichen der Arterie und bei exzentrischen Plaques besonders groß.

Eine andere Anwendung kann in der Quantifizierung der Atherektomie oder des therapeutischen Effekts liegen. Mittels Angiographie ist eine Quantifizierung unmöglich, da sich aus dem Röntgenbild der wahre Arterienquerschnitt nicht ableiten läßt.

Abbildung 4 zeigt einen in unserem Labor in Rotterdam entwickelten Katheter.

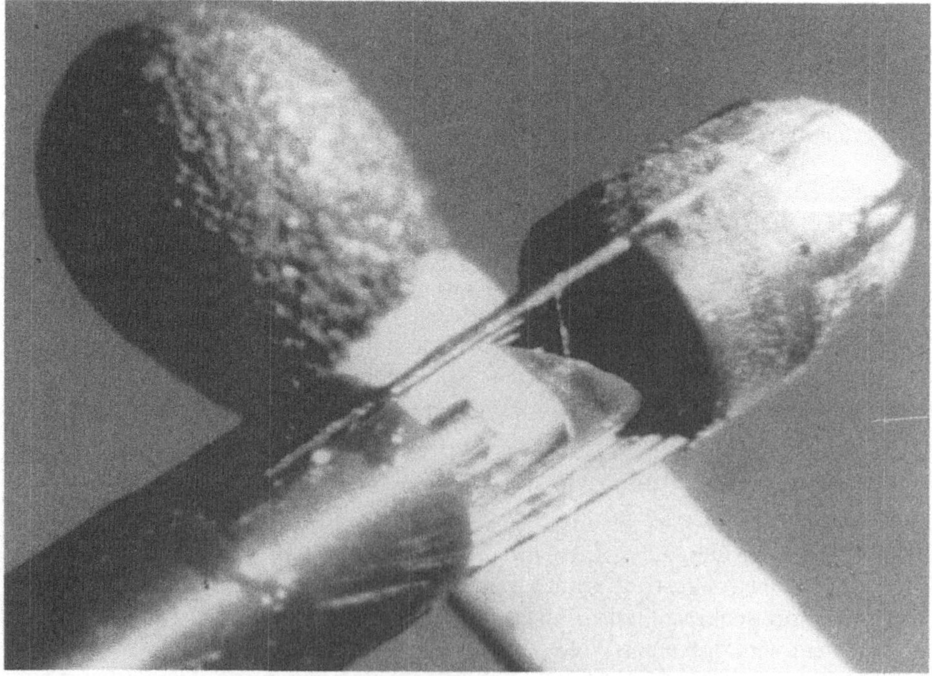

Abb. 4. Intravaskulärer Katheter, wie er in Rotterdam entwickelt wurde

Automatische Konturerkennung

Unsere neuesten Untersuchungen zur Konturerkennung basieren auf einer Minimumkostenmethode. Hierbei wird jedem Bildpunkt – entsprechend den Intensitätsgradienten – ein Kostenfaktor zugewiesen. Ein hoher Gradient entspricht einem niedrigen Kostenfaktor. Unter bestimmten Bedingungen werden die Punkte mit den niedrigsten Kostenfaktoren verbunden. So erhält man die *Kontur*. Diese Methode wird gegenwärtig an Querschnittsbildern des linken Ventrikels (erhalten durch TEE) ausgeführt [4]. In einem ersten Versuch wird dieselbe Technik auch an In-vitro-Bildern, die durch ein intravaskuläres Bildgerät erhalten wurden, angewendet. Ein Beispiel hierzu wurde im Detail bereits von Bom et al. [3] beschrieben. Die Methode basiert auf 2 Schritten; sie wird an folgendem Beispiel kurz illustriert: In Abbildung 5 ist ein arterieller Querschnitt zu sehen. Ein Kreis wird als ein erstes Modell genutzt, um die Zone, in der sich die Kontur befindet, zu beschreiben. Die gesamte zu untersuchende Fläche liegt in einem Gebiet mit festem radialem Abstand zu beiden Seiten des Kreismodells. In radialer Richtung erhält man über 360° Scanlinien, und es wird eine Kostenmatrix berechnet. Niedrige Kostenfaktoren entsprechen den Punkten, die mit hoher Wahrscheinlichkeit ein Teil der luminalen Kontur sind, und umgekehrt. In der Kostenmatrix wird ein Weg gesucht, der die Punkte mit niedrigen Kostenfaktoren verbindet. Von allen erlaubten Wegen wird derjenige gewählt, für den die Gesamtkosten seiner Punkte minimal sind. Die Bildpunkte, die mit den

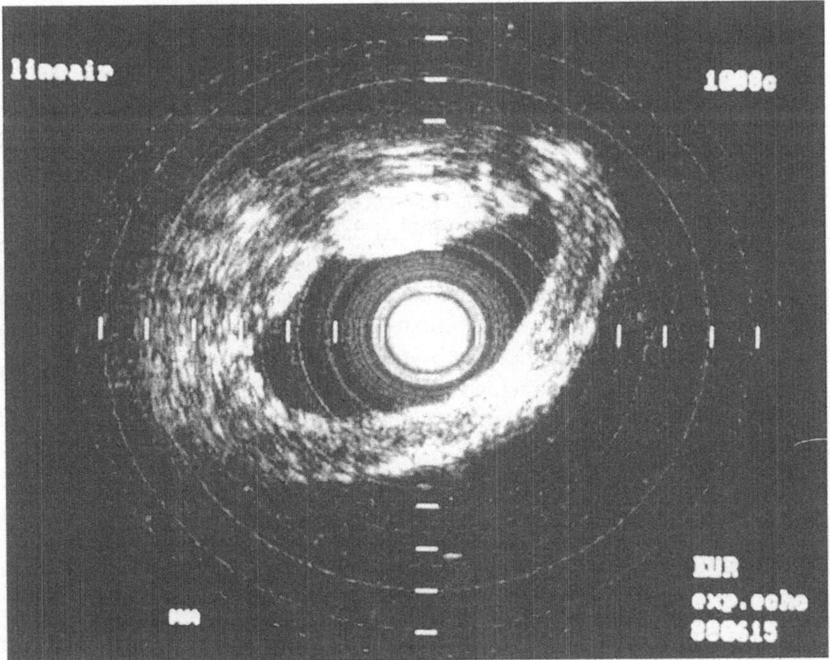

Abb. 5. Echographischer Querschnitt einer Arterie (in vitro erzielt). Der intravaskuläre Echokatheter arbeitet mit einer Frequenz von 30 MHz

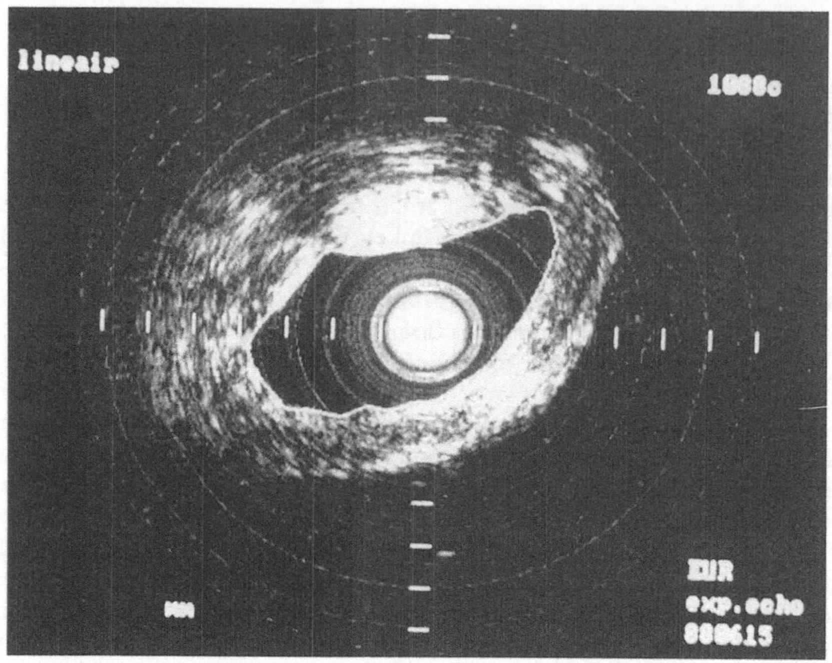

Abb. 6. Arterieller Querschnitt von Abb. 5 mit erhaltener Kontur nach der 2-Schritt-Methode der minimalen Kosten. (Aus Bom et al. [3])

Wegpunkten übereinstimmen (und deswegen zur gesuchten Kontur gehören sollen), werden verbunden, und eine Glättung wird durchgeführt. Das Resultat ist eine erste Approximation der luminalen Kontur. Der Vorgang wird wiederholt, wobei die erste Approximation als verbessertes Modell für eine zweite Iteraton dient. Bei dieser zweiten Iteration wird das Bild entlang dem neuen Modell wieder quer zur lokalen Richtung der ersten Kontur abgetastet, jetzt aber mit höheren Präzision in einer schmaleren Zone. Der *Minimumkostenkonturalgorithmus* wird wiederum ausgeführt, und es entsteht eine präzisere Kontur. Nach der ersten automatischen Konturnäherung bestehen noch deutliche Unterschiede zur korrekten Kontur. Diese Unterschiede werden wesentlich geringer, wenn der Algorithmus – wie oben beschrieben – wiederholt wird. Das Resultat ist in Abb. 6 zu sehen.

Zusammenfassung

Mit der Einführung von TEE oder intravaskulärer Bilddarstellung sind die Voraussetzungen für Monitoring verbessert worden. Im Vergleich zur präkordialen Echographie ist die Bildqualität wesentlich gestiegen, da störende und schwächende Strukturen fehlen. Es kann eine höhere Frequenz genutzt werden, wodurch das Auflösungsvermögen steigt. Weiterhin kann eine stabilere Position des Transducers erreicht werden. Beide Methoden liefern Querschnitte, die es ermöglichen, eine automatische Konturanalyse anzuwenden. Diese betreffen insbesondere die horizontalen Herzquerschnitte des linken Ventrikels, wie sie mit TEE erhalten werden, und Querschnitte von Arterien, die im Prinzip bereits ein kreisförmiges Bild liefern. Mit Hilfe qualitativer Beobachtungen wurde gezeigt, daß die regionale Wandbewegung ein guter Parameter für die regionale myokardiale Perfusion ist und deshalb sehr wichtig für ein Monitoring von Patienten mit Ischämierisiko sein wird. Eine wesentliche Indikation zur Verwendung transösophagealer Wandler wird in der Zukunft im perioperativen Bereich liegen.

Frühere Methoden einer automatischen Konturanalyse waren durchführbar, jedoch nicht praktikabel. Die neue automatische 2-Schritt-Methode der Minimumkostenkontur hat sich als erfolgreich erwiesen. Bisher wurden nur systolische und diastolische Bilder analysiert; der nächste Schritt wird sein, die Kontur über den gesamten kardialen Zyklus zu erhalten. Das wird weitere Möglichkeiten des Monitoring eröffnen.

Literatur

1. Bom N, Roelandt J (eds) (1989) Intravascular ultrasound. Kluwer, Dordrecht Boston London
2. Bom N, Lancée CT, Egmond FC van (1972) An ultrasonic intracardiac scanner. Ultrasonics 10:72–76
3. Bom N, Bosch JG, Reiber JHC, Gussenhoven WJ, Slager CJ, Brower RW (1991) Current intra-arterial ultrasound imaging systems and automatic contour detection. In: Reiber JHC, Serruys PW (eds) Quantitative coronary arteriography. Kluwer, Dordrecht Boston London, pp 199–210
4. Bosch JG, Reiber JHC, Burken G van, Gerbrands JJ, Gussenhoven WJ, Bom N, Roelandt JRTC (1989) Automated endocardial contour detection in short-axis 2-D echocardiograms: methodology and assessment of variability. In: Ripley KL (ed) Proceedings of the 15th International Conference of Computers in Cardiology, Washington/DC, Sep. 1988. IEEE Computer Society, Long Beach/CA, pp 137–140
5. Clements FM, de Bruijn NP (1987) Peroperative evaluation of regional wall motion by transesophageal two-dimensional echocardiography. Anest Analg 66:249–261
6. Daele MERM van, Sutherland GR, Mitchell MM, Fraser AG, Prakash O, Rulf EN, Roelandt JRTC (1990) Do changes in pulmonary capillary wedge pressure adequately reflect myocardial ischemia during anesthesia? Circulation 81:865–871
7. Grube E, Mathers F, Backs B, Luederitz B (1985) Automatische und halbautomatische Konturfindung des linken Ventrikels im zweidimensionalen Echokardiogramm. In-vitro Untersuchungen an formalinfixierten Schweineherzen. Z Kardiol 74:15–22
8. Smith JS, Cahalan MK, Benefiel DJ et al. (1985) Intraoperative detection of myocardial ischemia in high risk patients: electrocardiography versus two-dimensional transesophageal echocardiography. Circulation 72:1015–1021
9. Serruys PW, Meester BJ, De Feyter PJ (1991) Long term result of vascularization after angiopalsty: Should we randomize? In: Iliceto S, Rizzon P, Roelandt JRTC (eds) Ultrasound in coronary artery disease. Kluwer, Dordrecht Boston London, pp 311–321
10. Tennant R, Wiggers CJ (1935) The effect of coronary occlusion on myocardial contraction. Am J Physiol 112:351

11. Visser CA, Kan G, Lie KI, Becker AE, Durrer D (1982) Apex two-dimensional echocardiography: alternative appraoch to quantification of acute myocardial infarction. Br Heart J 47:461–467
12. Zeiher AM, Wollschlaeger H, Bonzel T, Kasper W, Just H (1987) Hierarchy of levels of ischemia-induced impairment in regional left ventricular systolic function in man. Circulation 76:768–776

Ejektionsfraktion des rechten Ventrikels (RVEF)
mittels Thermodilution:
Bestimmung und Beurteilung einer umstrittenen Variablen

R. Assmann, A. Versprille, K. J. Falke

Einleitung

Ein zuverlässiges Monitoring der Funktion des rechten Ventrikels (RV) könnte bei
der intensivmedizinischen Behandlung von Patienten mit schwerer pulmonalarterieller Hypertonie von Nutzen sein. Dies ist insbesondere anzunehmen, wenn bei solchen
Patienten ein akutes Lungenversagen („adult respiratory distress syndrome", ARDS)
vorliegt und eine maschinelle Beatmung durchgeführt werden muß [12, 15, 20, 25].
Dabei wird die RV-Funktion durch das Zusammentreffen mehrerer Faktoren
potentiell schwer beeinträchtigt. Solche Faktoren sind der durch den pulmonalen
Prozeß selbst bedingte Anstieg der RV-Nachlast, die bei der Beatmungstherapie eines
ARDS häufig erforderlichen hohen Atemwegsdrücke und die drohende Hypoxie bei
labilem, oft nur grenzwertigem pulmonalem Gasaustausch. Indikation und Kontrolle hämodynamisch wirksamer Maßnahmen erfordern demnach möglichst präzise
Informationen über die aktuelle RV-Funktion.

Anhand des etablierten Monitorings des intravaskulären pulmonalarteriellen und
zentralvenösen Druckes können über die RV-Funktion nur Vermutungen angestellt
werden. Vor allem während maschineller Beatmung wären transmurale Drücke für
die Beurteilung von RV-Füllung und -Auswurf von größerer Bedeutung [21, 22]. Es
ist jedoch schwierig, den dazu benötigten juxtakardialen Druck zuverlässig zu
messen [3, 14]. Eine invasive Messung dieses Druckes brächte vermutlich mehr
Sicherheit für die Diagnostik, gewiß aber eine zusätzliche Gefährdung für den
Patienten. Ein Ersatz durch die risikoärmere Messung des intraösophagealen
Druckes ist diagnostisch fragwürdig. Ein zuverlässiges und klinisch realisierbares
Monitoring transmuraler Drücke ist daher nicht in Sicht. Ergänzt man die
kontinuerliche Messung intravaskulärer Drücke um diskontinuierliche Bestimmungen des Herzminutenvolumens (HMV) mittels Thermodilution, dann können das
Schlagvolumen (RVSV) und der pulmonalvaskuläre Widerstand (PVR) berechnet
werden. Wesentliche Veränderungen der RV-Funktion im Trend lassen sich so
wenigstens global erfassen. Verbesserte Informationen erwartet man derzeit von der
zusätzlichen, direkten Bestimmung einer zweiten Volumenvariablen: der Ejektionsfraktion (RVEF), des Quotienten aus RVSV und enddiastolischem Volumen
(RVEDV).

Erscheint es bei einem Patienten erforderlich, die intravaskulären Drücke und das
HMV zu messen, liegt es nahe, den dazu benötigten Pulmonalarterienkatheter auch
für die Bestimmung der RVEF mit der modernen Thermodilutionstechnik zu nutzen.
Seit von einem schnell ansprechenden Thermistor registrierte Auswaschkurven mit

einem kommerziell verfügbaren Computer direkt ausgewertet werden können, ist
eine Bedingung für die klinische Realisierung dieses Monitoringkonzepts erfüllt. Wie
mit keiner anderen bekannten Methode können jetzt Zahlenwerte, die RV-Variablen
zugeordnet werden, direkt am Krankenbett, nahezu beliebig wiederholbar und
kostengünstig produziert werden – und das mit relativ geringem Aufwand nicht nur
an apparativer Technik, sondern auch an technischer und – möglicherweise –
interpretatorischer Kenntnis. Der letztgenannte „Vorteil" beinhaltet das Risiko
falscher Therapieentscheidungen. Nachfolgend werden einige Nachteile der Thermodilutionsmethode und Probleme der RVEF-Bewertung angesprochen.

Bestimmung der RVEF mittels Thermodilution

Beim Auswaschen eines Indikators aus einem Ventrikel nimmt die Indikatorkonzen-
tration im distalen Blutleiter mit jedem ausgeworfenen Schlagvolumen stufenweise
bis zu ihrem Ausgangswert ab. Man geht davon aus, daß sich in diesem Abschnitt der
Dilutionskurve die Ejektionsfraktion des Ventrikels über das Höhenverhältnis der
diastolisch auftretenden Konzentrationsstufen (Plateauanalyse) berechnen läßt [6].
Die mittels Thermodilution (TD) bestimmte RVEF korreliert bei nichtbeatmeten
Patienten gut mit RVEF-Werten, die man bei der Herzbinnenraumszintigraphie oder
der Kontrastangiokardiographie erhält. Die TD-Methode wird daher als für
klinische Bestimmungen der RVEF hinreichend valide betrachtet [5, 11, 29, 32, 34].

Theoretische Voraussetzungen für die Bestimmung des HMV mit der TD-Methode
sind:

- verlustfreie, vollständige Durchmischung des Indikators mit dem Blut [13],
- Ausschluß einer Blutregurgitation durch insuffiziente Klappen,
- konstanter Blutfluß während der Messung [4, 7, 23, 31].

Soll die RVEF bestimmt werden, dann ist zudem eine hinreichend schnelle und
vollständige Erfassung der Temperaturschritte in der Pulmonalarterie (PA) erforderlich. Durch die Montage eines Thermistors auf einen PA-Katheter wird jedoch die
Ansprechzeit des Thermistors verlängert, was zur Unterschätzung der „wirklichen"
RVEF führen kann [17].

Ejektionsfraktion und Füllungsfraktion

Der schrittweise Abfall der Temperaturdifferenz zwischen den Plateauwerten und
dem Basislinienwert in der PA bei 2 aufeinanderfolgenden Herzaktionen in der
Auswaschphase wird nicht vom Schlagvolumen (RVSV), sondern vom Füllungsvolumen (RVFV) bestimmt. Das RVFV wird dem endsystolischen Volumen (RVESV)
während der Diastole beigemischt und bildet mit diesem zusammen das enddiastolische Volumen (RVEDV). Dabei steigt die Bluttemperatur im RV an. Sie dürfte sich
während der folgenden Systole nicht verändern, so daß nun in der PA ein Anstieg der
Bluttemperatur auf das Niveau registriert wird, welches am Ende der vorausgegangenen Diastole im Ventrikel gegeben war. Während der nächsten Ventrikelfüllung wird

die RV-Bluttemperatur dann wieder auf ein neues enddiastolisches Niveau angehoben. Der schrittweise systolische Anstieg der Bluttemperatur in der PA reflektiert also den ebenfalls schrittweisen Anstieg der Bluttemperatur im RV während der Diastole. Im Gegensatz zum Bluttemperaturverlauf in der PA dürften aber die Temperaturplateaus im RV nicht während der Diastole, sondern während der Systole auftreten. Das Verhältnis zwischen endsystolischer und nächster enddiastolischer Temperaturdifferenz mit dem Basiswert der Bluttemperatur im RV kann als Ersatz für das Verhältnis zwischen RVESV und RVEDV betrachtet werden. Entsprechend läßt sich das Verhältnis zwischen RVFV und nächstem RVEDV ableiten und als Füllungsfraktion (RVFF) bezeichnen. Bei der Analyse des Temperaturverlaufs in der PA wird demnach die RVFF, nicht aber die RVEF geschätzt. Nur bei konstantem Blutfluß gilt:

RVFV = RVSV und RVFF = RVEF.

Eine wesentliche Voraussetzung für konstanten Blutfluß wäre konstanter Atemwegsdruck, d. h. völlige Apnoe während der Messung. Völlige Apnoe kann aber nur beim sedierten und relaxierten, kontrolliert beatmeten Patienten für kurze Phasen erreicht werden. Für die weitere Diskussion wird daher zur Abgrenzung von der „wirklichen" RVEF die mittels TD-Methode bestimmte RVEF gekennzeichnet: RVEF (TD).

Nachteile der Thermodilution bei inskonstantem Blutfluß

Die periodischen Schwankungen des Atemwegsdruckes während Spontanatmung, insbesondere aber während maschineller Beatmung, verursachen periodische Veränderungen der RV-Hämodynamik parallel zum respiratorischen Zyklus. Während maschineller Insufflation des Tidalvolumens nehmen der venöse Rückstrom und damit das RVFV ab, das RVSV wird entsprechend dem Abfall des RVEDV und dem Anstieg der RV-Nachlast reduziert. Bei der sich anschließenden Exspiration wird die RV-Hämodynamik in gegenläufigem Sinne beeinflußt. Unter derart inkonstanten Blutflußbedingungen wird der Nutzen einer Bestimmung der RVEF (TD) durch einige Nachteile der TD-Methode in Frage gestellt.

Würde man für die RVEF (TD) nur eine einzelne RVFF aus der TD-Kurve bestimmen, wäre dieser Wert zu ungenau und schlecht reproduzierbar. Daher berechnet man bei der sog. Plateauanalyse die RVEF (TD) als Mittelwert aus mehreren aufeinanderfolgenden Füllungsfraktionen. Das setzt voraus, daß das RVFV und das RVSV und folglich die RVFF während der Dauer der Messung konstant bleiben. Ändert sich aber während der Messung der Blutfluß durch den Ventrikel, kann sich jedes RVSV von dem vorausgegangenen RVFV, jede RVEF von der vorausgegangenen RVFF und jede RVFF bzw. RVEF von der vorausgegangenen RVFF bzw. RVEF unterscheiden. Dann wird die Genauigkeit der RVEF (TD) von der Ungenauigkeit aufeinanderfolgender Einzelbestimmungen sich tatsächlich ändernder Füllungsfraktionen abhängig. Außerdem wird während einer solchen Folge von Herzaktionen der Mittelwert der Füllungsfraktionen nicht notwendigerweise gleich groß sein wie der der Ejektionsfraktionen. Da es aber bei inkonstantem Blutfluß keine allgemein anwendbare Gleichung RVEF = k · RVFF geben kann, bleiben die Konsequenzen des für die Berechnung von RVEF (TD) vorgenommenen

Austausches der RVEF gegen die RVFF in jedem Einzelfall spekulativ. Bei der computerisierten Berechnung der RVEF (TD) mittels der sog. Exponentialkurven-analyse wird der Temperaturverlauf der Auswaschkurve zunächst durch die synchron mit den R-Zacken eines intrakardial abgeleiteten EKG gemessenen Temperaturwerte in der PA vorgegeben. Wie bei einer ideal durchgeführten Plateauanalyse sind das die Temperaturen, die jeweils unmittelbar vor Beginn einer schrittweisen Temperaturänderung bestehen. Dann paßt ein spezieller Algorithmus eine Exponentialkurve erster Ordnung an diese Temperaturwerte an. Mit Hilfe der Zeitkonstante des exponentiellen Kurvenabfalles und des R-Zackenabstandes wird RVEF (TD) berechnet [5, 33]. Auch bei diesem Verfahren wird – ebenso wie bei der konventionellen Plateauanalyse – RVEF gegen RVFF ausgetauscht. Darüber hinaus kann vermutet werden, daß die RVEF (TD) bei der Exponentialkurvenanalyse um so weniger genau ist, je stärker der tatsächliche Temperaturverlauf bei inkonstantem Blutfluß von dem einer Exponentialkurve abweicht.

Die Auswirkungen von inkonstantem Blutfluß auf die RVEF (TD) und das mittels des HMV und der RVEF (TD) berechnete RVEDV hängen von Ausmaß und Geschwindigkeit der Blutflußänderung ab. Das mit der TD-Methode bestimmte HMV wird während Beatmung analog dem Zyklus der RV-Funktion moduliert. Diese Modulation wird erkennbar, wenn man mit der Injektion des Kältebolus in unterschiedlichen Phasen des respiratorischen Zyklus beginnt. Die Wahrscheinlich-keit, das mittlere HMV während des respiratorischen Zyklus mit einzelnen Messungen oder mit Meßwiederholungen in immer derselben Zyklusphase zu treffen, ist gering [7, 8, 19, 26]. Entsprechendes gilt für die RVEF (TD) und das berechnete RVEDV. In Abb. 1 (obere Hälfte) sind die für die Bestimmung des HMV bzw. des RVSV und der RVEF (TD) maßgeblichen Zeitabschnitte einer TD-Kurve schematisch dargestellt. Das HMV und folglich das RVSV werden über nahezu die ganze Dauer der TD-Kurve bestimmt (Flächenintegral). Die RVEF (TD) wird aber nur in einem Kurvenabschnitt während des Wiederanstiegs der Bluttemperatur in der PA berechnet, also über weniger Herzaktionen hinweg als das HMV.

Daraus können 2 Schlußfolgerungen gezogen werden:

1) Die von Schlag zu Schlag mit dem respiratorischen Zyklus tatsächlich auftreten-den Veränderungen der RVEF werden durch die TD-Methode weniger geglättet als die Veränderungen des HMV. Die RVEF (TD) dürfte deshalb unter Beatmung generell stärker schwanken und schlechter reproduzierbar sein als das HMV.
2) Für die Berechnung des RVEDV werden 2 Variablen, RVSV und RVEF (TD), zueinander ins Verhältnis gesetzt, die während unterschiedlicher hämodynami-scher Bedingungen gemessen wurden. Beginnt man beispielsweise TD-Messungen immer zu demselben Zeitpunkt oder während eines stets gleich gewählten Zeitabschnittes im respiratorischen Zyklus, dann wird man RVEDV-Werte erhalten, die keine physiologische Bezugsgröße für RVEF (TD) darstellen können. Wählt man aber verschiedene Injektionszeitpunkte für eine Meßserie, kann man wenigstens noch auf einen statistischen Ausgleich der Fehler bei der Berechnung des RVEDV hoffen.

Abbildung 1 zeigt ferner eine schematische Projektion der für die Variablen maßgeblichen Abschnitte der TD-Kurve auf Atemwegsdruckkurven von unter-

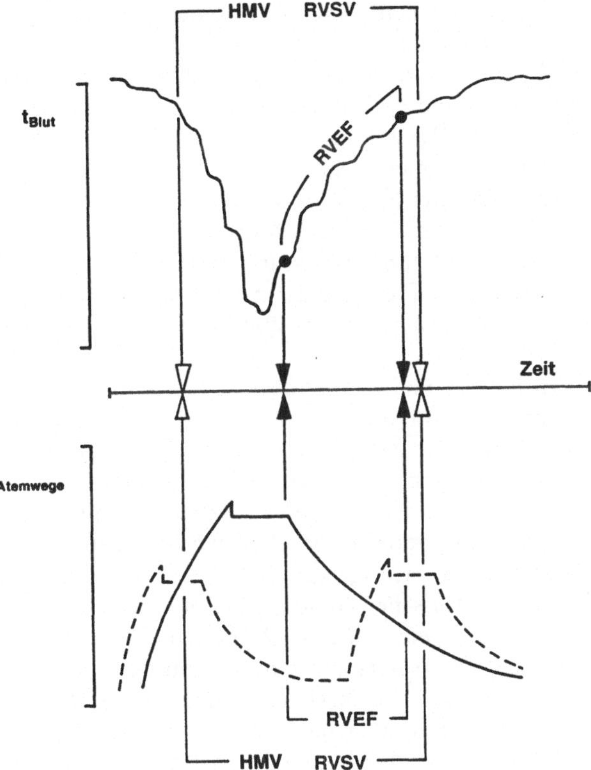

Abb. 1. Schematische Darstellung der Analyse des Herzminutenvolumens *(HMV)* bzw. des Schlagvolumens *(RVSV)* und der Ejektionsfraktion des rechten Ventrikels *[RVEF (TD)]* aus unterschiedlichen Abschnitten einer Thermodilutionskurve und Projektion dieser Abschnitte auf unterschiedlich lange Atemwegsdruckkurven (unterschiedliche Beatmungsfrequenzen). t_{Blut} Temperatur in der Pulmonalarterie, $p_{Atemwege}$ Atemwegsdruck. (Weitere Erläuterungen s. Text)

schiedlicher Dauer, d. h. bei unterschiedlichen Beatmungsfrequenzen. Es wird vorausgesetzt, daß sich der mittlere Blutfluß und folglich die Dauer der TD-Kurve bei einem Wechsel der Beatmungsfrequenz nicht wesentlich ändern. Mit steigender Beatmungsfrequenz wird nicht nur der respiratorische, sondern auch der dazugehörige hämodynamische Zyklus kürzer. Bleibt dabei aber die Dauer der TD-Kurve in etwa gleich, dann umfaßt diese einen relativ größeren Teil des hämodynamischen Zyklus bzw. mehrere solcher Zyklen. Für jede mittels TD bestimmte Variable sind dann bei unterschiedlichen Beatmungsfrequenzen unterschiedlich große Modulationen der Meßwerte und entsprechend unterschiedlich große Meßfehler zu erwarten. Bei den in der Beatmungstherapie üblicherweise niedrigen Beatmungsfrequenzen wird die Reproduzierbarkeit der RVEF (TD) also besonders schlecht sein.

Kompensationsmöglichkeiten

Während Beatmung dürfte die Beeinträchtigung der RVEF (TD)-Reproduzierbarkeit von noch weit größerer praktischer Bedeutung sein als die der RVEF (TD)-Validität. Könnte die Reproduzierbarkeit nicht durch geeignete Meßstrategien verbessert werden, dann wäre eine Anwendung der Methode in der klinischen Diagnostik sinnlos.

Um solche Kompensationsmöglichkeiten zu untersuchen, haben wir mit dem REF-1-Computer (Baxter, Edwards Laboratories, Santa Ana/CA) die RVEF (TD) bei Patienten bestimmt, die nach großen abdominalen Gefäßoperationen routinemäßig kontrolliert beatmet wurden [1, 2]. Es wurden jeweils 4 Injektionen von je 10 ml gekühlter physiologischer Kochsalzlösung bei 4 verschiedenen Zyklusphasen (0, 25, 50 und 75% der Dauer der Beatmungsdruckkurve) in 3 Serien mit verschiedenen Beatmungsfrequenzen (BF = 8, 16 und 24/min) automatisch ausgelöst (Phasen und Frequenzen in randomisierter Folge). Zusätzlich wurden RVEF (TD)-Werte während verlängerter exspiratorischer Pausen (Kurzzeitapnoe) bestimmt.

Mit steigender Beatmungsfrequenz und entsprechend reduziertem Tidalvolumen nahm die Amplitude der RVEF (TD)-Modulation ab. Dabei verbesserte sich die RVEF-Reproduzierbarkeit sowohl mit als auch ohne Berücksichtigung der Injektionsphase proportional auf unterschiedlichem Niveau (Abb. 2). Nicht-phasenselektierte Datenauswertung wurde dabei als Äquivalent zeitlich zufällig im respiratorischen Zyklus verteilter Injektionen betrachtet. Bereits bei BF = 16/min (phasenselektierte Auswertung) war die RVEF (TD)-Reproduzierbarkeit vergleichbar mit der bei exspiratorischer Apnoe, während dies ohne Phasenselektion auch bei BF = 24/min nicht erreicht wurde. Zwischen den 3 Beatmungsbedingungen gab es keine signifikanten Unterschiede bei der mittleren RVEF (TD).

Die Auswahl der besten Strategie für die Bestimmung der RVEF (TD) während Beatmung darf aber nicht nur von der Reproduzierbarkeit abhängen. Durch vorübergehende Erhöhung der Beatmungsfrequenz oder durch verlängerte exspira-

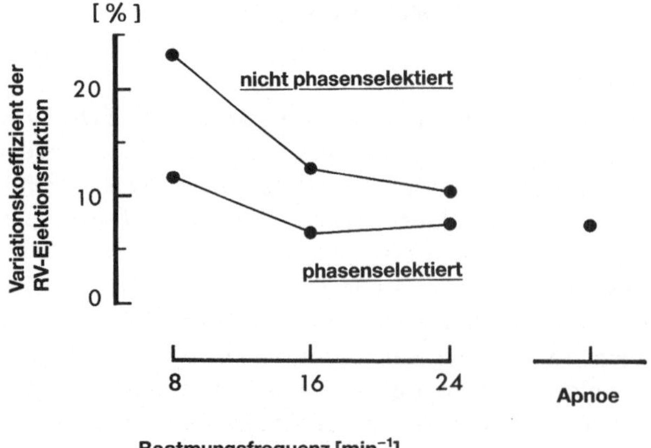

Abb. 2. Reproduzierbarkeit der Ejektionsfraktion des rechten Ventrikels mit der Thermodilutionsmethode [RVEF (TD); Meßfehler berechnet als Variationskoeffizient] für 3 Beatmungsfrequenzen (8, 16, 24 Hübe/min) und für Kurzzeitapnoe bei 6 Patienten; phasenselektierte vs. *nicht* phasenselektierte Datenauswertung von Messungen, die an 4 verschiedenen Zeitpunkten mit gleichem Phasenabstand im respiratorischen Zyklus begonnen wurden. (Weitere Erläuterungen s. Text). (Nach Assmann u. Falke [2])

torische Pausen könnte man die intrathorakalen Druckbedingungen für Verlaufsbeobachtungen der RVEF (TD) standardisieren. Veränderungen der Beatmung könnten jedoch relevante Veränderungen der „wirklichen" RVEF bewirken. Daß sich hierfür bei unseren Patienten kein Anhalt ergab, könnte daran gelegen haben, daß ihre Thorax- und Lungenmechanik zumindest nicht gravierend gestört war und deshalb normale Tidalvolumina bei relativ geringen Beatmungsdrücken umgesetzt werden konnten. Korrekter wäre es natürlich, die aktuellen Beatmungsbedingungen beizubehalten und die RVEF (TD), analog einer Empfehlung für das HMV [8], mit einem automatisch synchronisierten „Vier-Phasen-Set" zu bestimmen. Da ein hierfür erforderlicher Phasenselektor für klinische Routinemessungen kommerziell nicht verfügbar ist, könnte man versuchen, bei manueller Injektionstechnik verschiedene Zeitabschnitte des respiratorischen Zyklus visuell oder akustisch zu identifizieren, wie dies für das HMV vorgeschlagen wurde [27]. Wegen der großen Modulation der RVEF (TD)-Werte bei niedrigen Beatmungsfrequenzen ist ein solches Verfahren jedoch nicht zu empfehlen, ebensowenig wie Mehrfachbestimmungen in nur einem einzigen Zeitabschnitt [5, 33] des respiratorischen Zyklus. Denn damit wird man bei möglicherweise guter Reproduzierbarkeit die mittlere RVEF (TD) unter Beatmung sehr wahrscheinlich verfehlen und das enddiastolische Volumen nicht verläßlich berechnen können. Diese Fehler lassen sich bei zeitlich zufälliger Injektion [18, 28] theoretisch vermeiden, aber nur um den Preis einer hohen und damit für Verlaufsbeobachtungen unpraktischen Anzahl von Messungen. Nach unseren Daten wird mit dieser Strategie bei einer Beatmungsfrequenz von 8/min erst mit ca. 16 Messungen eine gleich gute Reproduzierbarkeit der RVEF (TD) erreicht wie mit einem „Vier-Phasen-Set".

Beurteilung der RVEF

Es gibt keine systematische Studie über den Referenzbereich der RVEF (TD) in einem großen, nichtselektierten Normalkollektiv. Das für eine solche Studie erforderliche Einführen von PA-Kathetern bei gesunden Menschen wäre ethisch nicht zu vertreten. Es ist daher unmöglich, die RVEF (TD) zwischen Patienten unter Bezugnahme auf einen Referenzwert plus–minus Standardabweichung zu vergleichen, der sich bei einer „normalen" RV-Funktion zu finden hat.

Außerdem ist die Ejektionsfraktion nur ein globaler Index der RV-Funktion. Ein mit welcher Methode auch immer bestimmter RVEF-Wert muß also im Zusammenhang mit seinen (patho)physiologischen Determinanten beurteilt werden. Diese Determinanten sind die Vorlast, die Nachlast und die Kontraktilität des Myokards. Es erscheint fraglich, ob es zuverlässige, diagnostisch eindeutige und zugleich am Patienten meßbare Parameter dieser Determinanten gibt und geben kann. Um dennoch Wertekonstellationen der RVEF mit klinisch etablierten Parametern ihrer Determinanten beschreiben zu können, müssen wir bei unserem derzeitigen Kenntnisstand auf so unpräzise Attribute wie „hoch", „durchschnittlich" oder „niedrig" zurückgreifen.

RVEF und RV-Vorlast

Als bester Parameter der RV-Vorlast gilt das RVEDV. Die Kenntnis von RVEDV zusätzlich zur RVEF könnte die Differentialdiagnose eines zu niedrigen HMV erleichtern. Dabei dürfte ein niedriges RVEDV bei niedriger oder durchschnittlicher RVEF einen Volumenmangel anzeigen. Die Konstellation von hohem RVEDV und niedriger RVEF spräche dagegen für niedrige Kontraktilität oder hohe RV-Nachlast [15, 16, 20]. Die Absicherung einer Differentialindikation für positive Inotropie, Vasodilatation oder – unter Beatmung – Senkung des Atemwegsdruckes würde dann aber die Beurteilung wenigstens einer weiteren Determinanten der RVEF voraussetzen.

Leider kann der Vorlastparameter RVEDV unter Beatmungsbedingungen mit keiner bisher bekannten Methode genau, gut reproduzierbar und – im Sinne eines Monitorings – beliebig wiederholbar gemessen werden. Ein Monitoring des RV-Füllungsdruckes bietet hier keinen zuverlässigen Ersatz, da der RV-Füllungsdruck in keiner für den einzelnen Patienten voraussagbaren mathematischen Beziehung zum RVEDV steht. Solange das Perikard der Ventrikelausdehnung kaum Widerstand entgegensetzt, geht eine Zunahme des RVEDV nur mit geringen Änderungen des RV-Füllungsdruckes einher. Das dürfte sich ändern, wenn das Perikard bei der Ventrikelfüllung gedehnt wird. Dann aber ist die Druck-Volumen-Beziehung im RV nicht mehr nur eine Ventrikel-, sondern auch eine Perikardfunktion. Ein weiterer Einwand gegen eine Nutzung des RV-Füllungsdruckes als Analogon des RVEDV ergibt sich daraus, daß große zyklische Atemwegsdruckschwankungen während maschineller Beatmung auch große zyklische Veränderungen der Druck-Volumen-Beziehung im RV bewirken [10, 16]. Hinzu kommt, daß in der Klinik gar nicht der RV-Füllungsdruck, sondern ersatzweise der intravaskuläre Druck im zentralen Venensystem (CVP) oder allenfalls im rechten Vorhof (RAP) gemessen wird. Als Nebenprodukt der computerisierten RVEF (TD)-Bestimmung kann nun das RVEDV scheinbar auf einfachste Weise errechnet werden:

$$\text{RVEDV} = (\text{HMV} : \text{Herzfrequenz}) : \text{RVEF (TD)}.$$

Dabei entscheiden die Meßfehler von 3 Variablen und besonders der Meßfehler der am wenigsten genau bestimmbaren, nämlich RVEF (TD), über die Qualität des Ergebnisses. Die Relevanz eines so errechneten RVEDV-Wertes wird weiter dadurch eingeschränkt, daß die Ausgangsvariablen HMV und RVEF (TD) aus unterschiedlich langen Abschnitten der Thermokurve analysiert werden (vgl. S. 58).

RVEF und RV-Nachlast

Pulmonalvaskuläre Obstruktion erhöht den pulmonalarteriellen Druck und damit die RV-Nachlast und – bei normalem intrathorakalem Druck – das RVEDV. In dieser Situation nimmt die RVEF kompensatorisch ab, so daß ein adäquates RVSV aufrechterhalten wird [25]. Positiver Atemwegsdruck behindert zusätzlich den venösen Rückstrom in den Thorax, wodurch das RVEDV abnimmt [9, 21, 22]. Eine bei steigender RV-Nachlast und abnehmendem RVEDV gleichwohl abfallende RVEF ergäbe dann ein zu niedriges HMV als Ausdruck einer nicht mehr balancierten hämodynamischen Regulation. In solchen Fällen könnte das HMV durch Expansion des Blutvolumens restituiert werden [21]. Eine RV-Dilatation mit kritischem Abfall von RVEF und HMV [15] dürfte unter Beatmung erst bei sehr hoher RV-Nachlast oder konsekutivem Pumpversagen auftreten. Eine Differenzierung zwischen inadäquater RV-Adaptation und kontraktiler RV-Dysfunktion wäre dann nur mittels eines Parameters der Kontraktilität möglich.

Die Beurteilung der RVEF in bezug auf die RV-Nachlast ist nicht minder problematisch als die in bezug auf die RV-Vorlast. Der theoretisch beste Parameter der RV-Nachlast wäre die systolische Ventrikelwandspannung, die nach dem La-Place-Gesetz als Funktion von Volumen und Druck im RV während der Systole beschrieben werden kann. Als Ersatz für die Ventrikelwandspannung wird in der Klinik üblichrweise der pulmonalvaskuläre Widerstand (PVR) berechnet – eine Variable von zweifelhafter physiologischer Relevanz [30]. Außerdem arbeitet der RV gegen Druck und nicht gegen vaskulären Strömungswiderstand, welcher also kein geeigneter Parameter der RV-Nachlast sein dürfte. Unterstellt man aber, daß die RV-Nachlast wenigstens näherungsweise durch den mittleren pulmonalarteriellen Druck erfaßt wird, dann kann angenommen werden, daß sich die RVEF umgekehrt zur RV-Nachlast verhält [16, 24, 25].

RVEF und RV-Kontraktilität

Eine primär kontraktile RV-Dysfunktion könnte vorliegen, wenn trotz niedriger RV-Nachlast das RVEDV erhöht, die RVEF aber so niedrig ist, daß das HMV dabei kritisch abfällt. Bei jeder mit Nachlasterhöhung verbundenen Konstellation jedoch wären Rückschlüsse auf die RV-Kontraktilität spekulativ. Selbst bei identischer Vor- und Nachlast, Systolendauer und Herzfrequenz könnte die RVEF nach unserem derzeitigen Kenntnisstand keine zuverlässige Diskriminante für unterschiedliche Kontraktilität zweier Ventrikel sein. Kontraktilität ist am intakten Herzen nicht meßbar, also gibt es dafür auch keine Normwerte. Darüber hinaus ist unbekannt, in welcher mathematischen Beziehung die RVEF zur RV-Kontraktilität steht.

Die Ejektionsfraktion eines pumpenden Ventrikels ist ein Analogon der Muskelverkürzung als Funktion der Muskelruhelänge vor Beginn der Kontraktion. Dabei wird Muskelverkürzung durch Schlagvolumen, Muskelruhelänge durch enddiastolisches Volumen ersetzt. Nimmt bei gleichbleibender Muskelruhelänge die absolute Verkürzung ab oder ist eine gleichbleibende Muskelverkürzung nur bei vergrößerter Muskelruhelänge möglich, dann kann dies Ausdruck einer verschlechterten Kontraktilität sein. Änderungen der Muskellänge stehen in einer linearen Beziehung zu Änderungen des Ventrikelradius. Änderungen des Ventrikelvolumens bedeuten Änderungen von Ventrikelradius und Muskellänge in der dritten Potenz. Die Änderung der Muskellänge in bezug auf die Ruhelänge kann als Kontraktionsfraktion bezeichnet werden. Abbildung 3 zeigt die Beziehung zwischen Ejektionsfraktion (EF) und Kontraktionsfraktion (CF) am Modell eines Ballons. Aus der Kurve ist ersichtlich, daß bei einem Ballon a) nur bis zu einem EF-Wert von etwa 0,5 eine annähernd lineare Beziehung zwischen EF und CF besteht und b) wegen der Steilheit der Kurve bis zu diesem Bereich die EF ein empfindlicheres Maß für Kontraktilität ist als die CF.

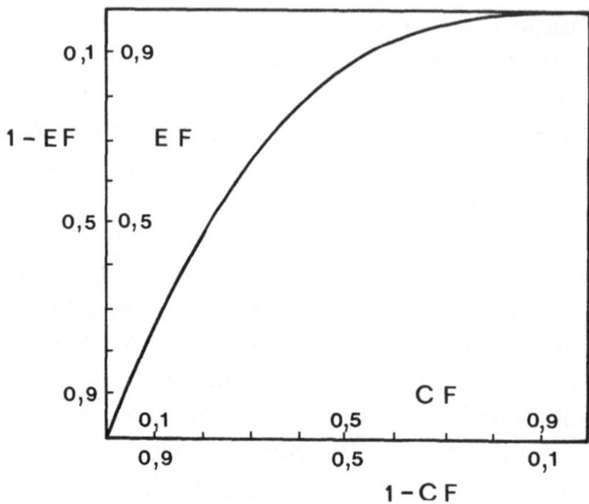

Abb. 3. Die Ejektionsfraktion *(EF)* als Funktion der Kontraktionsfraktion *(CF)*, dargestellt für einen Ventrikel mit einer geometrischen Form wie ein Ballon. Das Diagramm beruht auf folgenden Gleichungen:

$$EF = SV : EDV = (EDV - ESV) : EVD = 1 - (ESV : EDV)$$

$$1 - EF = ESV : EDV$$

$$CF = \Delta L : EDL = (EDL - ESL) : EDL = 1 - (ESL : EDL)$$

$$1 - CF = ESL : EDL$$

$$ESV = k \cdot (ESL)^3$$

$$EDV = k \cdot (EDL)^3$$

$$1 - EF = (ESL : EDL)^3$$

SV Schlagvolumen; *EDV* enddiastolisches Volumen; *ESV* endsystolisches Volumen; *ΔL* Muskelverkürzung infolge der Kontraktion; *EDL* enddiastolische Muskellänge; *ESL* endsystolische Muskellänge; *k* Korrekturfaktor

Eine ebenfalls nichtlineare Beziehung zwischen EF und CF könnte auch für den halbmondförmigen rechten Ventrikel gelten, wenn man sich ihn als Teil eines Ballons vorstellt. Dann würde die Kontraktilität nur bis zu einem unbekannten Wertebereich der RVEF von dieser annähernd proportional repräsentiert. Anhand des Ballonmodels kann außerdem angenommen werden, daß Änderungen der Ejektionsfraktion und damit auch der Kontraktilität eines Ventrikels durch planigraphisch berechnete Volumenänderungen empfindlicher erfaßt werden als durch Änderungen des Ventrikelumfangs oder -radius. Andererseits sind die letztgenannten Maße theoretisch zu bevorzugen, da der Radius in linearer Beziehung zum intraventrikulären Druck und zur Wandspannung steht.

Literatur

1. Assmann R, Falke KJ (1987) Cyclic modulation of right ventricular ejection fraction during controlled mechanical ventilation. Intensive Care Med 13:217
2. Assmann R, Falke KJ (1988) Pressure and volume assessment of right ventricular function during mechanical ventilation. Intensive Care Med 14:467
3. Craven HD, Wood LDH (1981) Extrapericardial and esophageal pressures with positive end-expiratory pressure in dogs. J Appl Physiol 51:798
4. Cropp JA, Burton AC (1966) Theoretical considerations and model experiments on the validity of indicator dilution methods for measurements of variable flow. Circ Res 18:26
5. Dhainaut JF, Brunet F, Monsallier JF et al. (1987) Bedside evaluation of right ventricular performance using a rapid computerized thermodilution method. Crit Care Med 15:148
6. Holt JP (1956) Estimation of residual volume of the ventricle of the dog's heart by two indicator dilution techniques. Circ Res 4:187
7. Jansen JRC, Schreuder JJ, Bogaard JM, Rooyen W van, Versprille A (1981) Thermodilution technique for measurement of cardiac output during artificial ventilation. J Appl Physiol 50:584
8. Jansen JRC, Versprille A (1986) Improvement of cardiac output estimation by the thermodilution method during mechanical ventilation. Intensive Care Med 12:71
9. Jardin F, Farcot JC, Gueret P, Prost JF, Ozier Y, Bourdarias JP (1984) Two-dimensional echocardiographic evaluation of left and right ventricular size and shape during continuous positive airway pressure breathing in normal subjects. J Appl Physiol 56:618
10. Jardin F, Gueret P, Dubourg O, Farcot JC, Margairaz A, Bourdarias JP (1985) Right ventricular volumes by thermodilution in the adult respiratory distress syndrome – a comparative study using two-dimensional echocardiography as a reference method. Chest 88:34
11. Kay HR, Afshari M, Barash P et al. (1983) Measurement of ejection fraction by thermal dilution techniques. J Surg Res 34:337
12. Laver MB, Strauss HW, Prohost GM (1979) Herbert Shubin memorial lecture – Right and left ventricular geometry; adjustments during acute respiratory failure. Crit Care Med 7:509
13. Levett JM, Replogle RL (1979) Thermodilution cardiac output: a critical analysis and review of the literature. J Surg Res 27:392
14. Marini JJ, O'Quin R, Culver BH, Butler J (1982) Estimation of transmural cardiac pressures during ventilation with PEEP. J Appl Physiol 53:384
15. Martin C, Saux P, Albanese J, Bonnery JJ, Gouin F (1987) Right ventricular function during positive end-expiratory pressure – Thermodilution evaluation and clinical application. Chest 92:999
16. Martyn JAJ, Snider MT, Farago LF, Burke JF (1981) Thermodilution right ventricular volume: a novel and better predictor of volume replacement in acute thermal injury. J Trauma 21:619
17. Maruschak GF, Schauble JF (1985) Limitations of thermodilution ejection fraction: Degradation of frequency response by catheter mounting of fast-response thermistors. Crit Care Med 13:679
18. Neidhart PP, Suter PM (1988) Changes of right ventricular function with positive end-expiratory pressure (PEEP) in man. Intensive Care Med 14:471
19. Okamoto K, Komatsu T, Kumar V, Sanchala V, Kubal K, Bhalodia R, Shibutani K (1986) Effects of intermittent positive-pressure ventilation on cardiac output measurements by thermodilution. Crit Care Med 14:977
20. Prewitt RM, Ghignone M (1983) Treatment of right ventricular dysfunction in acute respiratory failure. Crit Care Med 11:346

21. Qvist J, Pontoppidan H, Wilson RS, Lowenstein E, Laver MB (1975) Hemodynamic responses to mechanical ventilation with PEEP: the effect of hypervolemia. Anesthesiology 42:45
22. Santamore WP, Bove AA, Heckman JL (1984) Right and left ventricular pressure-volume-response to positive end-expiratory pressure. Am J Physiol 246:H114
23. Scheuer-Leser M, Morquet A, Reul H, Inrich W (1977) Some aspects of pulsation error in blood flow calculations by indicator dilution technique. Med Biol Eng Comput 15:118
24. Sibbald WJ, Driedger AA (1983) Right ventricular function in acute disease states: Pathophysiologic considerations. Crit Care Med 11:339
25. Sibbald WJ, Driedger AA, Cunningham DG, Cheung H (1986) Right and left ventricular performance in acute hypoxemic respiratory failure. Crit Care Med 14:852
26. Synder JV, Powner DJ (1982) Effects of mechanical ventilation on the measurement of cardiac output by thermodilution. Crit Care Med 10:677
27. Stevens JH, Raffin TA, Mihm FG, Rosenthal MH, Stetz CW (1985) Thermodilution cardiac output measurement – Effects of the respiratory cycle on its reproducibility. JAMA 253:2240
28. Teboul JL, Abrouk F, Lemaire F (1988) Right ventricular function in COPD patients during weaning from mechanical ventilation. Intensive Care Med 14:483
29. Urban P, Scheidegger D, Gabathuler J, Rütishauser W (1987) Thermodilution determination of right ventricular volume and ejection fraction: A comparison with biplane angiography. Crit Care Med 15:652
30. Versprille A (1984) Pulmonary vascular resistance – a meaningless variable. Intensive Care Med 10:51
31. Versprille A (1984) Thermodilution in mechanically ventilated patients. Intensive Care Med 10:213
32. Vincent JL, Thirion M, Brimioulle S, Lejeune P, Kahn RJ (1986) Thermodilution measurement of right ventricular ejection fraction with a modified pulmonary artery catheter. Intensive Care Med 12:33
33. Vincent JL, Reuse C (1988) Thermodilution for measurement of cardiac output during artificial ventilation. Intensive Care Med 14:253
34. Voelker W, Gruber HP, Ickrath O, Unterberg R, Karsch KR (1988) Determination of right ventricular ejection fraction by thermodilution technique – a comparison to biplane cineventriculography. Intensive Care Med 14:461

Wird der mittlere systemische Füllungsdruck eine klinische Bedeutung haben?

M. Hiesmayr, A. Versprille

Einleitung

Wenn eine neue Größe oder Meßmethode für die klinische Anwendung in Erwägung gezogen wird, sollten folgende Fragen geklärt sein:

a) Handelt es sich um eine physiologisch bedeutsame Größe?
b) Trennt sie normal und pathologisch?
c) Steht die erreichbare Genauigkeit der Messung in einem angessenen Verhältnis zur Größenordnung der zu erwartenden Veränderungen?
d) Bleibt während der notwendigen Dauer der Messung die messende Größe konstant?
e) Bei welchen Patienten und welchen Zuständen wäre diese Information ein deutlicher Gewinn?
f) Gibt es vergleichbare Methoden? Können andere Methoden dadurch ersetzt werden?

In dieser Betrachtung soll versucht werden, zu klären, ob der mittlere systemische Füllungsdruck (p_{sf}) für die klinische Arbeit bedeutsam werden kann.

Was ist der mittlere systemische Füllungsdruck (p_{sf})?

Der mittlere systemische Füllungsdruck (p_{sf}) ist ein Maß für die Straffheit der Gefäße um das vorhandene Blutvolumen. Somit ist er eine Größe, welche das vorhandene Blutvolumen und den gleichzeitig vorhandenen Gefäßraum in Beziehung zueinander bringt. Er muß als statischer Füllungsdruck des Gefäßsystems betrachtet werden. p_{sf} würde gleichzeitig in *allen* Gefäßen des großen Kreislaufs unmittelbar nach einem Kreislaufstillstand bestehen, wenn es möglich wäre, das Blutvolumen in kürzester Zeit so gleichmäßig zu verteilen, daß die Druckwerte gleichzeitig in allen Gefäßen gleich wären. Allerdings muß die Messung nach 6–8 s erfolgt sein, um den Einfluß der zirkulatorischen Gegenregulation auszuschließen [7]. Abbildung 1a zeigt den Verlauf des Druckgefälles im großen Kreislauf gleichzeitig mit jenem Anteil am systemischen Blutvolumen, der für den Aufbau des Drucks in den Gefäßen verantwortlich ist. Dieser Anteil des Blutvolumens wird als Spannvolumen Q_s bezeichnet. Abbildung 1b zeigt den Druckverlauf nach plötzlicher Unterbrechung der Pumpfunktion des Herzens. Es herrscht in allen Gefäßen der gleiche Druck (p_{sf}), nachdem das arterielle und kapilläre Blutvolumen teilweise in den venösen Teil umverteilt wurden.

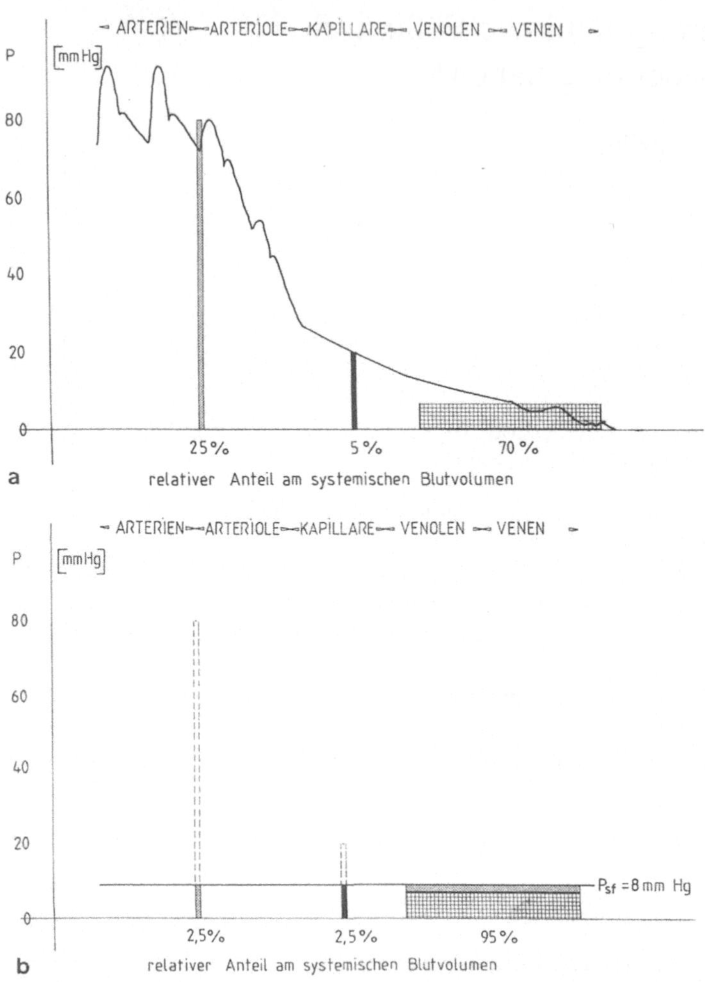

Abb. 1a, b. Druckverlauf und relativer Anteil am systemischen Spannvolumen Q_s im großen Kreislauf vor (a) und nach (b) Unterbrechung des Blutflusses

Die ersten Werte des mittleren systemischen Füllungsdrucks p_{sf} (7–10 mm Hg) wurden im Experiment mittels Rechtsherzbypass gewonnen [8]. Dabei wird der zentralvenöse Druck kurzfristig angehoben und die Veränderung des venösen Rückflusses gemessen. In denselben Experimenten wurden ähnliche Ergebnisse dadurch gewonnen, daß das Herz zum Flimmern gebracht wurde, wobei ein arteriovenöser Bypass den Druckausgleich zwischen Arterien und Venen beschleunigte. Bei gewissen Tieren war es auch möglich, auf den Bypass zu verzichten [6].

Die theoretische Definition des p_{sf} unter normalen Kreislaufverhältnissen lautet: p_{sf} ist der gewichtete Mittelwert aller Druckwerte im Gefäßsystem in Abhängigkeit vom regionalen Anteil am Blutvolumen und der dort bestehenden Compliance.

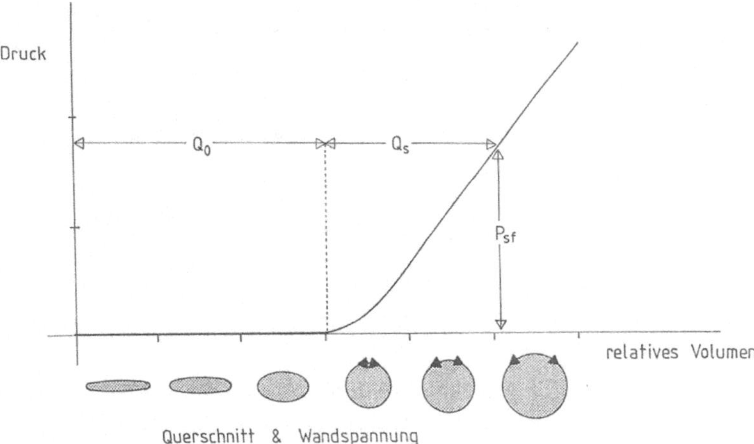

Abb. 2. Verhältnis des Flüssigkeitsvolumens in einem elastischen Gefäß zum aufgebauten Innendruck mit symbolischer Darstellung der Änderung der Form des Querschnittes und des Ausmaßes der Wandspannung. Q_v Füllvolumen,- Q_s Spannvolumen, p_{sf} mittlerer systemischer Füllungsdruck

p_{sf} und Blutvolumen Q

Das Blutvolumen Q_t in einem Gefäß besteht aus dem Füllvolumen Q_0 („unstressed volume") und dem Spannvolumen Q_s welches die Gefäßwände anspannt und einen Blutdruck aufbaut [19]. Solange in einen idealisierten Gefäß das Füllvolumen Q_0 nicht erreicht ist, besteht kein Druck. Sobald aber dieses Volumen durch das Spannvolumen Q_s überschritten wird, steigt der Druck abhängig von der Compliance des Gefäßes steil an (Abb. 2).

Das Spannvolumen Q_s des gesamten großen Kreislaufs beträgt beim gesunden Menschen in Ruhe 15–20 ml/kg KG. Das sind ca. 25% des Gesamtblutvolumens [20].

Zwischen dem Spannvolumen Q_s und dem Füllvolumen Q_0 besteht keine fixe Beziehung. Während sich das Spannvolumen unter verschiedenen Bedingungen nur geringfügig ändert, sind größere Veränderungen des Füllvolumens Q_0 möglich. Experimente an reflexlosen [24] oder wachen [28] Tieren unter dem Einfluß von vasoaktiven Substanzen suggerieren, daß sich das Verhältnis Spannvolumen Q_s zu Füllvolumen Q_0 von 1:1 bis 1:3 und mehr ändern kann. Die geringeren Veränderungen sind i. allg. beim Spannvolumen Q_s festzustellen. In Abb. 3 werden diese Beziehungen dargestellt. Bei Veränderungen vom totalen Blutvolumen Q_t auf $Q_{t(1)} = Q_{0(1)} + Q_{s(1)}$ bleibt die Compliance zumeist ziemlich konstant, so daß für den Aufbau desselben mittleren Füllungsdrucks p_{sf} das gleiche Spannvolumen $Q_{s(1)} \sim Q_s$ notwendig ist. Im klinischen Alltag wird eine Zunahme von Q_0 oft als „pooling" bezeichnet [13]. Die Regulationsmechanismen, welche Q_0 und Q_s an die Notwendigkeiten des Kreislaufs und an die Möglichkeiten, die das vorhandene Blutvolumen bietet, anpassen, sind beim Menschen bisher noch nicht geklärt worden. Obwohl p_{sf} in keiner direkten Beziehung zum Gesamtblutvolumen steht, ist er doch das beste Maß für die Beziehung zwischen dem Blutvolumen Q_t und dem Gefäßraum.

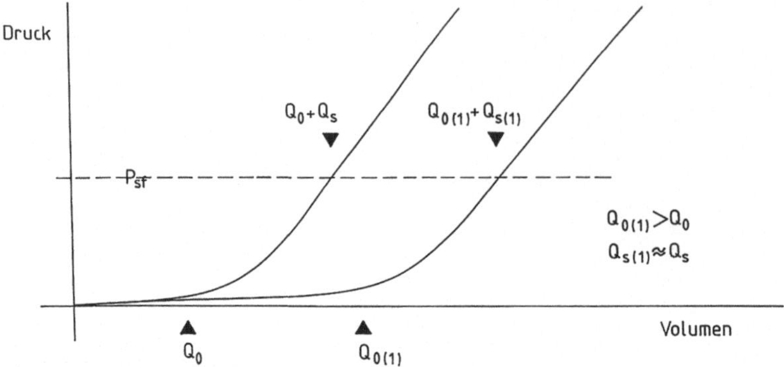

Abb. 3. Veränderung der Druck-Volumen-Beziehung in einem Gefäß bei Zunahme des Füllvolumens -„pooling" (Q_0 auf $Q_{0(1)}$). Das Spannvolumen (Q_s) bleibt nahezu unverändert ($Q_{s(1)}$)

p_{sf} und Herzzeitvolumen Q'_t

Der Widerstand in einem Gefäß setzt den Fluß Q' und das Druckgefälle über den betreffenden Gefäßabschnitt in Beziehung. Der Widerstand ist nur in einem idealisierten Gefäß berechenbar, wenn sowohl die Viskosität der durchströmenden Flüssigkeit als auch die exakten Werte für den Querschnitt bekannt sind. Sonst kann der Widerstand nur nach der Ohmschen Formel $= \Delta p/Q'$ abgeleitet werden. Diese Formel läßt sich auf jeden Gefäßbezirk anwenden, wenn der Druck am Beginn und am Ende ebenso wie der Blutfluß bekannt sind. Wenn p_{sf} und p_{ra} bekannt sind, kann der Widerstand R_{sf} für den venösen Rückfluß Q'_v berechnet werden:

$$R_{sf} = (p_{sf} - p_{ra})/Q'_v \tag{1}$$

R_{sf} ist der Widerstand zwischen den Stellen im venösen System, wo der venöse Druck dem mittleren systemischen Füllungsdruck p_{sf} gleich ist, und dem rechten Vorhof.

p_{sf} wurde als Füllungsdruck des Gefäßsystems definiert. Die Rolle bei der Regulation des HZV wird klarer, wenn man die Gl. 1 in der Form $Q'_v = (p_{sf} - p_{ra})/R_{sf}$ aufschreibt. Sie zeigt dann, daß bei konstantem p_{sf} und R_{sf} der Blutfluß Q'_v um so mehr abnimmt, je geringer die Differenz zwischen p_{sf} und p_{ra} ist. Diese Beziehung wird als venöse Rückflußkurve nach Guyton dargestellt (Abb. 4). Die Steilheit dieser Kurven entspricht $R_{sf} = \Delta Q'/(p_{sf} - p_{ra})$. Diese Kurven können nicht nur unterschiedlich steil, sondern auch parallel verschoben sein, wenn die venöse Kapazität mit mehr oder weniger Volumen aufgefüllt ist. Damit ist die Höhe von p_{ra} ausschlaggebend für den venösen Rückfluß bei gleichbleibendem p_{sf}. p_{ra} wirkt dadurch limitierend in Hinblick auf den venösen Rückfluß.

Auf das Herz wirkt sich p_{ra} anders aus. Bei Anstieg des transmuralen Druckes $p_{ra,tm}$ nimmt die Vordehnung des Herzens zu. Der Frank-Starling-Mechanismus beschreibt, daß damit ein größeres Schlagvolumen einhergeht. Diese Beziehung wird üblicherweise in Form des Frank-Starling-Diagramms dargestellt (Abb. 5). Die Steilheit dieser Kurven ist von der Kontraktilität des Herzens und vom arteriellen Druck (Nachlast) abhängig.

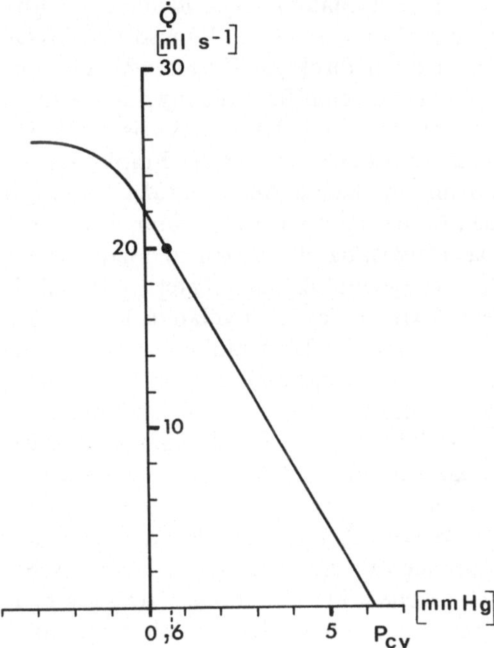

Abb. 4. Venöse Rückflußkurve nach Guyton. Zunahme des rechten Vorhofsdruckes (p_{ra}) bei Abnahme des Blutflusses (Q'): bei $Q'=0$ ist $p_{ra}=p_{sf}$

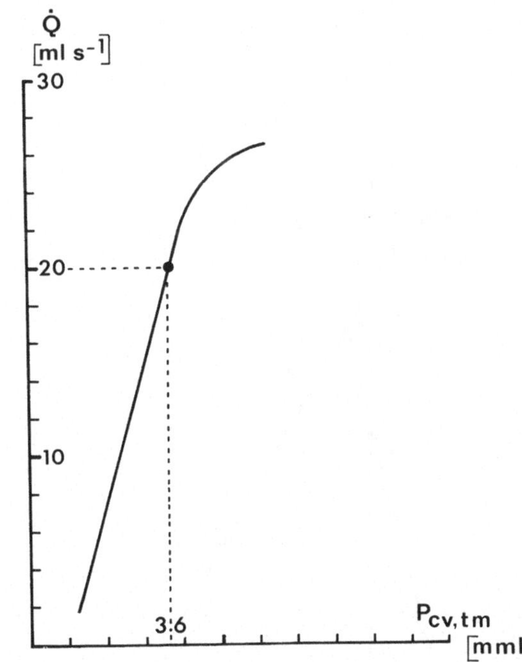

Abb. 5. Frank-Starling Diagramm: bei Zunahme des transmuralen Druckes im rechten Vorhof ($p_{ra,tm}$) Zunahme des Blutflusses (Q')

$p_{ra,tm}$ und $p_{la,tm}$ (transmuraler Druck des linken Vorhofs) sind besonders wichtig als Füllungsdrücke der beiden Herzkammern und damit für die Regulation des Herzzeitvolumens wie z. B. in Narkose oder im Schock [27]. Dabei spielen sie auch beim Aufrechterhalten eines identischen Auswurfs aus beiden Ventrikeln eine bedeutende Rolle [6]. Der Füllungsdruck des Herzens steht bei intakten Kreislaufreflexen nicht in direktem Zusammenhang zum Herzzeitvolumen, weil bei guter diastolischer Erschlaffung die myokardialen Muskelfasern schon im Ruhezustand nahezu ihre maximale Länge aufweisen [23, 1]. Nach erschöpfter Gegenregulation, wie z. B. im Schock, kommt der Frank-Starling-Mechanismus voll zum Tragen, so daß dann eine kleine Änderung des Füllungsdrucks im rechten Vorhof zu einer großen Änderung des Herzzeitvolumens führt [24].

Das Herz ist damit von einem adäquaten Füllungsdruck abhängig, aber diesem nicht uneingeschränkt ausgeliefert, wie z. B. bei der Hypervolämie [5, 15]. Beim anderen Extrem, der Hypovolämie, ist seine Leistung eher limitiert. Denn in dieser Situation kann das Herz nur soviel auswerfen, wie es zurückbekommt [2]. Damit muß im hämodynamischen Gleichgewicht das Herzzeitvolumen dem venösen Rückfluß gleich sein $Q'_v = Q'_t$ [9]. Wäre diese Bedingung nicht erfüllt, würde es in kürzester Zeit einen Stau in einem Gefäßbezirk geben.

Es können somit 2 Diagramme erstellt werden, welche den Blutfluß Q'_t einerseits mit p_{ra} und andererseits mit $p_{ra, tm}$ in Beziehung bringen. Es ist möglich, sie mit einer gemeinsamen x-Achse zu überlagern. Dazu muß die Beziehung zwischen p_{ra} und dem transmuralen Vorhofdruck $p_{ra, tm}$ bekannt sein. Diese ist durch den intrathorakalen Druck gegeben. Da eine direkte Messung beim Menschen nicht möglich ist, kann eine Schätzung anhand der Veränderungen des p_{ra} bei unterschiedlichen Beatmungsbedingungen vorgenommen werden [22]. Im Beispiel von Abb. 6 ist der Unterschied

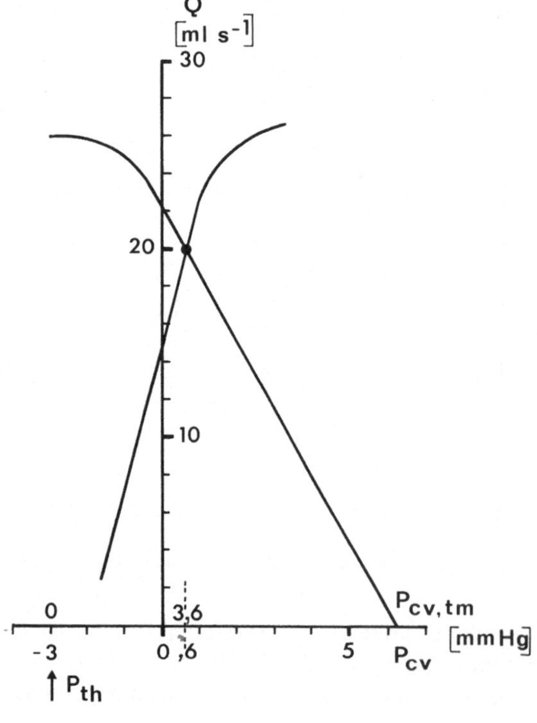

Abb. 6. Kombination aus venöser Rückflußkurve und Frank-Starling-Diagramm: Am Schnittpunkt besteht der Blutfluß Q'_t; hier ist das System in Gleichgewicht. Q' Blutfluß, p_{ra} Druck im rechten Vorhof, $p_{ra, tm}$ transmuraler Druck im rechten Vorhof, p_{it} intrathorakale Druck

zwischen p_{ra} und $p_{ra,tm}$ 3 mmHg. Dieser Wert ergibt sich aus dem intrathorakalen Druck von -3 mmHg. Aus Abb. 6 wird es klar, daß nur ein einziger Blutfluß Q'_t für eine bestimmte Kombination der venösen Rückflußkurve, die von p_{sf} und R_{sf} abhängt, und der Herzfunktionskurve, die von Kontraktilität und Nachlast abhängt, möglich ist. Es ist der Schnittpunkt der beiden Kurven. Der Schnittpunkt wird außerdem durch p_{it} bestimmt. Wenn der intrathorakale Druck p_{it} erhöht wird, wie z. B. durch die Insufflation bei künstlicher Beatmung, dann wird die Achse von $p_{ra,tm}$ gegen jene von p_{ra} nach rechts verschoben, und damit wird der Wert des Schnittpunkts, bezogen auf p_{ra}, erniedrigt (Abb. 6).

p_{sf} als charakteristischer Druckwert, der den gesamten Kreislauf beschreibt, und zusammen mit p_{ra} die treibende Kraft für den venösen Rückstrom darstellt, muß als physiologisch bedeutsamer Parameter der Kreislaufregulation beurteilt werden. Für sich allein betrachtet, ist er nur gering informativ. Er muß mit der zweiten entscheidenden Variablen, dem Widerstand für den venösen Rückfluß R_{sf} [25], gesehen und beurteilt werden.

Physiologische Werte von p_{sf}

Die bisherigen Meßmethoden lassen sich in 2 Gruppen einteilen: einerseits jene, wo die direkte Messung durch Druckausgleich zwischen dem arteriellen und venösen System mittels eines kurzfristigen Kreislaufstillstands (A) mit oder ohne Pumpe zur Beschleunigung des Druckausgleichs erreicht wird, andererseits jene extrapolierenden Methoden, welche die Modulation des Herzzeitvolumens verwenden, um auf den

Tabelle 1. Meßmethodik und Normalwerte *(SD* Standardabweichung)

Methode	Normalwert [mmHg]	Autor	Jahr
Meßmethode A			
Rechtsherzbypass	8,7 (SD 1,7)	Guyton et al. [8]	1957
Kammerflimmern/Pumpe	6,3	Guyton	1955
Kammerflimmern/Pumpe	7,0 (SD 2,0)	Prather [18]	1969
Pumpe/Plateau	10,7 (SD 2,6)	Drees u. Rothe [4]	1974
Pumpe/Reservoir	13,8 (SD 5,0)	Caldini et al. [3]	1974
Occluder (Pulmonalarterie)	7,6 (SD 0,7)	Samar u. Coleman [21]	1978
Occluder (Pulmonalarterie)	7,9 (SD 0,7)	Yamamoto et al. [28]	1980
Ballonoccluder (Pulmonalarterie)	6,4 (SD 1,0)	Trippodo [24]	1981
Meßmethode B			
Schlagvolumen/PCV	8,1 (SD 4,0)	Pinsky [17]	1984
Beatmungspause	10,5 (SD 2,3)	Versprille u. Jansen [26]	1985
dp/dt PCV	4,6	Ohishi et al. [16]	1986
Beatmungspause	8,2 (SD 2,1)	Hiesmayr et al. [12]	1988

Kreislaufstillstand zurückzuschließen (B) (Tabelle 1). In jenen Fällen, wo keine exakten Angaben über p_{sf} und die Standardabweichung vorlagen, wurden sie aus den präsentierten Rohdaten von uns errechnet.

Daraus läßt sich ein Normalwert um 8 mm Hg mit einer Standardabweichung von 1,5 mm Hg ableiten. Ebenso ist in einigen Experimenten die Veränderung bei Hypervolämie und Hypovolämie untersucht worden. Dabei wurde selten ein Reflexausgleich der Volumenänderungen erlaubt. Bei akuter Abnahme des Blutvolumens um 15%, was eine Reduktion von Q_s in der Größenordnung von 50% bedeutet, war p_{sf} auf 4–5 mm Hg abgefallen. Bei Zunahme des Blutvolumens in der gleichen Größenordnung lagen die Werte für p_{sf} zwischen 12 und 16 mm Hg mit großer Streuung. Da die Kompensationsmechanismen i. allg. ausgeschaltet waren, oder die Veränderungen in zu kurzer Zeit wieder rückgängig gemacht wurden, ist eine Aussage bezüglich der chronischen Anpassung nicht möglich. Diese Druckwerte müssen aber eher niedriger angesetzt werden, da insbesonders bei Hypervolämie reichlich Reserven bestehen.

Genauigkeit und Meßdauer

Die bisherigen Methoden ergaben breitgestreute Normalwerte, deren Unterschied nicht aus verschiedenen Annahmen des Nullpunkts erklärbar waren. Bis zum Beginn einer Reaktion der Gefäße auf Veränderungen des Kreislaufs, wie sie zwangsläufig bei einer Messung auftreten, müssen als untere Werte jene 6–8 s angenommen werden, die von Guyton angegeben wurden. Das gilt insbesonders für derart grobe Eingriffe in den Kreislauf, wie es z. B. Kammerflimmern mit Kreislaufstillstand darstellt. Wahrscheinlich kann die Meßdauer augedehnt werden, wenn eine Stimulation der Baroreceptoren vermieden wird.

Als Startpunkt für eine Simulation haben wir Werte angenommen, wie sie bei bisherigen Publikationen angegeben wurden (Tabelle 2). Es wurden die Werte nach akuter Hypo- bzw. Hypervolämie als jene Extremwerte, wie sie sich bei vorhandenen kompensatorische Reflexen ergeben würden, angenommen. Die Streuung wurde als proportional zu den Meßwerten festgelegt.

Tabelle 2. Ausgangswerte für die Fehleranalyse

Volumenstatus	p_{sf} [mm Hg]	SD [mm Hg]
Normovolämie	8	1,5
Hypovolämie	5	1
Hypervolämie	12	2

Trennung von physiologisch und pathologisch

Aus den kumulierten Häufigkeitsverteilungen kann folgendes abgelesen werden: Wenn man davon ausgeht, daß von den normovolämen Patienten nur je 10% im hohen und niedrigen Bereich liegen, ist die untere Grenze für Normovolämie 6,1 mmHg und die obere Grenze 9,9 mmHg (Abb. 7). Damit werden 14% der Patienten mit Hypovolämie und 17% mit Hypervolämie falsch klassifiziert (Abb. 7). Falls man davon ausgeht, daß eine Trefferquote (Sensivität) von 80% nicht genug ist, und man z. B. 95% richtig klassifizieren möchte, liegen die Grenzen bei 5,1 und 10,9 mmHg. Das führt dazu, daß 48% der Hypovolämien und 30% der Hypervolämien nicht richtig beurteilt werden (Tabelle 3). Das heißt, 39% aller pathologischen Situationen würden nicht richtig erkannt werden.

Alternativ könnte die Perspektive einer möglichst lückenlosen Erkennung der pathologischen Zustände mit einer Sensitivität von 95% gewählt werden. Dann würden 50% der Normalzustände falsch klassifiziert werden (Tabelle 4). In der Gegenüberstellung von Tabelle 3 und Tabelle 4 wird deutlich, daß die Leistung eines Tests sehr unterschiedlich ist, je nachdem ob als Ziel die richtige Erkennung des Normalzustands oder eines pathologischen Zustands gewählt wurde.

Diese Fehleranalyse zeigt, daß bezüglich Spezifität und Sensitivität die Erwartungen nicht zu hoch gesetzt werden können.

Als zusätzlicher Unsicherheitsfaktor ist die Festlegung des Nullpunkts anzusehen, weil der Absolutwert von p_{sf} nicht besonders groß ist verglichen mit dem Fehler, bezogen auf den Nullpunkt. Bei kritisch Kranken, deren Lage häufig geändert werden muß, ist ein Fehler von 2–3 mmHg bei der Festlegung des Nullpunkts sicher nicht auszuschließen.

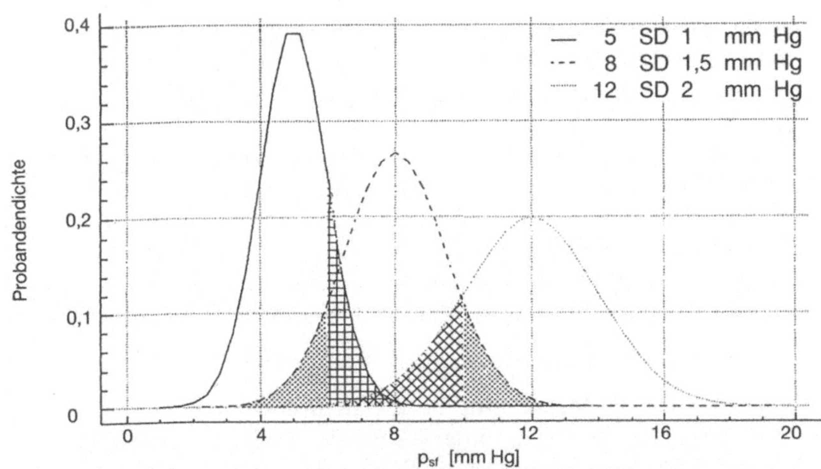

Abb. 7. Häufigskeitsverteilungen des mittleren systemischen Füllungsdruckes bei 3 Gruppen entsprechend Hypovolämie (———; p_{sf} = 5 mmHg, SD = 1), Normovolämie (– – –; p_{sf} = 8 mmHg, SD = 1,5) und Hypervolämie (·····; p_{sf} = 12 mmHg, SD = 2). Bei einer Sensitivität von 80% (falsch-negative Werte: *punktiert*) falsch als Normalwerte klassifizierte Hypovolämien bei p_{sf} > 6,1 mmHg (14%) und Hypervolämien bei p_{sf} < 9,9 mmHg (17%) *(schraffiert)*

Tabelle 3. Ziel: Erkennung des Normalzustandes

Sensitivität [%]	Grenzwert		Nicht erkannte		
	Unterer [mmHg]	Oberer [mmHg]	Hypovolämie [%]	Hypervolämie [%]	Gesamt [%]
80	6,1	9,9	14	15	14,5
90	5,5	10,5	30	22	26
95	5,1	10,9	48	30	39

Tabelle 4. Ziel: Erkennung der pathologischen Zustände

Sensitivität [%]	Grenzwert		Normovolämie falsch klassifiziert als		
	Unterer [mmHg]	Oberer [mmHg]	Hypovolämie [%]	Hypervolämie [%]	Gesamt [%]
80	5,8	10,3	7	7	14
90	6,3	9,4	13	17	30
95	6,6	8,7	18	32	50

Jedenfalls muß immer der Gradient für den venösen Rückfluß $p_{sf}-p_{ra}$ mitbeurteilt werden. Dieser Gradient erlaubt die Beurteilung der treibenden Kraft für den venösen Rückfluß Q'_v unabhängig von der Herzfunktion. Bei schlechter Herzfunktion steigt p_{ra}, was eine Bewertung von p_{sf} als Absolutwert nicht sinnvoll erscheinen läßt.

Daraus folgt, daß p_{sf} als isolierter Einzelwert keinen besonders hohen Informationswert haben würde. Eine kontinuierliche Messung würde Informationen mit größerer Sicherheit geben. Andererseits sind über die alternativen Methoden der Kreislaufmessung kaum derartige Analysen der Spezifität, Sensitivität und insbesonders der falsch-positiven und falsch-negativen Aussagen vorhanden und um so weniger vor der Einführung als klinische Routinemethode evaluiert worden.

Die Messung unterliegt noch anderen Bedingungen:

1) Je invasiver die Messung in die Zirkulation eingreift, um so schneller muß sie erfolgen. Eine Meßdauer unter 8 s wurde bisher als notwendig erachtet [18].
2) Nach Veränderungen des Blutvolumens dauern die Anpassungsmechanismen bis zu 5 min [4], bei Anwendung von Katecholaminen eher kürzere Zeit.

Welche Patienten lassen eine Informationsgewinn erhoffen?

Beim kritisch Kranken muß einerseits mit einem teilweisen oder vollkommenen Versagen der vaskulären Kompensationsmechanismen und andererseits mit einer Dysfunktion des Herzens als Pumpe gerechnet werden, wie z. B. im septischen Schock [11]. Dann wird der Füllungsdruck $p_{ra, tm}$ entscheidend für die Regulation des Herzzeitvolumens Q'_t [10]. Bei schlechter kardialer Funktion muß die Nachlast so gering wie möglich sein, um das Herz von Überdehnung zu schützen. Dabei kann Q'_t und damit der O_2-Transport kritisch abfallen.

Ist bei Patienten das zirkulierende Volumen unklar, der Blutfluß abnorm hoch oder niedrig, der Gefäßtonus labil oder bestehen generalisierte Ödeme, wäre eine zusätzliche Information, wie sie p_{sf} und R_{sf} darstellen, sehr nützlich.

Zusammenfassung

p_{sf} stellt eine wichtige und charakteristische Größe der Kreislaufregulation dar und erlaubt die Beurteilung, ob das Blutvolumen und der Gefäßtonus adäquat aufeinander abgestimmt sind. Der Druckgradient $p_{sf}-p_{ra}$ definiert zusammen mit dem systemischen Blutfluß den Widerstand für den venösen Rückfluß R_{sf}. Wenn der Blutfluß suffizient für die Versorgung der Gewebe ist, besteht eine ausgewogene Kreislaufregulation.

Obwohl es keine Variable gibt, die denselben theoretischen Informationsgehalt hat, fehlt jeglicher Methodenvergleich in Hinblick auf den praktischen Informationsgehalt.

Für die klinische Anwendung bestehen 2 Schwierigkeiten:

1) Es fehlen Erfahrungen beim intakten Tier über die Veränderungen von p_{sf} während eines pathologischen Zustandsbildes oder während der Anwendung therapeutischer Maßnahmen.
2) Es ist noch keine Methode routinemäßig beim Menschen angewendet worden.

Und so bestehen ebenso 2 Hoffnungen:

1) Es könnte nach Einführung von Methoden der kontinuierlichen Blutflußmessung auch p_{sf} kontinuierlich extrapoliert werden.
2) Die Information über die Autoregulation des Kreislaufs würde deutlich bereichert werden.

Literatur

1. Braunwald E, Ross J Jr (1979) Control of cardiac performance. In: Berne RM (ed) The heart. American Physiological Society, Bethesda/MD (Handbook of physiology, sect 2/1, p 537
2. Brecher GA (1956) Venous return. Grune, New York
3. Caldini P, Permutt S, Waddell JA, Riley RL (1974) Effect of epinephrine on pressure, flow and volume relationships in the systemic circulation of dogs. Circ Res 34:606–623
4. Drees JA, Rothe CF (1974) Reflex venoconstriction and capacity vessel pressure-volume relationships in dogs. Circ Res 34:360–373

5. Frye RL, Braunwald E (1960) Studies on Starling's law of the heart. I. The circulatory response to hypervolemia and its modification by ganglionic blockade. J Clin Invest 39:1043–1050

6. Goldblatt A, Harrison DC, Glick G, Braunwald E (1963) Studies on cardiac dimensions in intact, unanesthetized man. II. Effects of respiration. Circ Res 13:455–560

7. Greene JF (1975) Pressure-flow and volume flow relationships of the systemic circulation of the dog. Am J Physiol 229:761–769

8. Guyton AC, Lindsey AW, Abernathy B, Richardson T (1957) Venous return at various right atrial pressures and the normal venous return curve. Am J Physiol 189 3:609–615

9. Guyton AC (1963) Venous return. In: Hamilton WF (ed) Circulation. American Physiological Society, Washington (Handbook of physiology, sect 2/2, pp 1099–1133)

10. Guyton AC (1986) Cardiac output, venous return, and their regulation. In: Guyton AC (Hrsg) Textbook of medical physiology, 7th edn. Saunders, London, pp 272–286

11. Hess ML (1979) Concise review: subcellular function in the acutely failing myocardium. Circ Shock 6:119–136

12. Hiesmayr M, Versprille A, Jansen JRC, Hoorn E (1989) Systemischer Füllungsdruck und venöser Rückfluß unter Endotoxininfusion beim Schwein. Beitr Anästh Intensivmed 30:347–350

13. Kuida HRP (1961) Species differences in effect of gram negative endotoxin on circulation. Am J Physiol 200:1197–1202

14. Landis E, Hortenstein JC (1950) Functional significance of venous blood pressure. Physiol Rev 30:1–32

15. Lochner W, Schoedel W (1952) Die Bedeutung der depressorischen Kreislaufreflexe für die Steuerung des Herzzeitvolumens. Pfluegers Arch 225:333–338

16. Ohishi K, Muteki T, Nishina H, Inoue B, Tobata H (1987) Computer method for the measurement of systemic pressure in the state of cardiac functioning during surgery. Circ Control 8:S 228–S 229

17. Pinsky M (1984) Instantaneous venous return curves in an intact canine preparation. J Appl Physiol 56:756–771

18. Prather JW, Taylor AE, Guyton AC (1969) Effect of blood volume, mean circulatory filling pressure and stress relaxation on cardiac output. Am J Physiol 216:467–472

19. Rothe CF (1982) Venous system: physiology of the capacitance vessels. In: Shepherd Jr, Abbond FM (eds) Circulation. Am Physiol Soc, Bethesda/MD (Handbook of physiology, vol 3, pp 397–452)

20. Rothe CF (1982) Venous system: physiology of the capacitance vessels. In: Shepherd Jr, Abbond FM (eds) Circulation. Am Physiol Soc, Bethesda/MD (Handbook of physiology, vol 3, p 403)

21. Samar RE, Coleman TG (1978) Measurement of mean circulatory filling pressure and vascular capacitance in the rat. Am J Physiol 234:H94–H100

22. Schreuder JJ, Jansen JRC, Bogaard JM, Versprille A (1982) Hemodynamic effects of positive endexpiratory pressure applied as a ramp. J Appl Physiol 535:1239–1247

23. Stead EA, Warren JV (1947) Cardiac output in man. Arch Int Med 80:237–248

24. Trippodo NC (1981) Total circulatory capacity in the rat. Effects of epinephrine and vasopressin on compliance and unstressed volume. Circ Res 49:923–931

25. Versprille A (1988) Physiological meaning of intravascular pressure. In: Vincent J (ed) Update in intensive care and emergency medicine, vol 5. Springer, Berlin Heidelberg New York Tokyo, pp 369–385

26. Versprille A, Jansen JRC (1985) Mean systemic filling pressure as a characteristic pressure for venous return. Pflügers Arch 405:226–233

27. Wiggers CJ, Katz IN (1922) The contour of the ventricular volume curves under different conditions. Am J Physiol 58:439–475

28. Yamamoto J, Trippodo NC, Ishise S, Frohlich E (1980) Total vascular pressure-volume relationship in the conscious rat. Am J Physiol 238:H823–H828

Monitoring der Pulmonalzirkulation

A. Versprille, J. R. C. Jansen, J. J. Schreuder

Einleitung

Dieser Beitrag ist Meßgrößen des Lungenkreislaufs und ihrer physiologischen Bedeutung gewidmet. Im Pulmonalkreislauf geht es bei kontinuierlichem oder intermittierendem Monitoring um 3 Größen: *Druck, Herzzeitvolumen (HZV) und Strömungswiderstand.*

Weitere Spezialmessungen, die nur an Universitätskrankenhäusern möglich sind, werden nicht beschrieben. Man darf sich fragen, ob Spezialmessungen zum Monitoring im engeren Sinn gehören.

Der *Druck* im Pulmonalkreislauf ist eine direkt gemessene Größe (Definition dazu s. Beitrag Versprille u. Baum, s. S. 1–5).

Das *HZV* ist eine abgeleitete Größe und wird aus der Bluttemperatur, dem Volumen und der Temperatur des in den rechten Vorhof eingespritzten Kältebolus und der daraus folgenden Änderung der Bluttemperatur in der Pulmonalarterie berechnet. Die Bestimmung des HZV beruht damit auf 4 Meßwerten: einer Menge, zwei Temperaturen und einer Temperaturänderung während der Zeit. Die Verrechnung erfolgt nach der Stewart-Hamilton-Formel, die von einem theoretischen Modell abgeleitet wurde.

Der *Strömungswiderstand* der Pulmonalgefäße, der aus dem Druckgefälle im Lungenkreislauf und aus dem HZV berechnet wird, ist eine noch weiter abgeleitete Variable als das HZV. Am Ende dieses Beitrags werden wir erklären, daß unter Beatmungsumständen der berechnete Strömungswiderstand i. allg. ohne Relevanz ist.

Drücke im Pulmonalkreislauf

Zur Beurteilung des Lungenkreislaufs werden derzeit 2 Drücke routinemäßig gemessen:

- der *pulmonalarterielle Druck* (p_{pa}) und
- der *pulmonalarterielle Verschlußdruck* oder „wedge pressure" (p_{pw}).

Eine 3. Größe ist *der pulmonalkapillare Druck* (p_{pc}). Dieser kapillare Druck gehört noch nicht zum routinemäßigen Monitoring. Wahrscheinlich wird er ein wichtige Größe für die Kliniker werden. Die Nachteile des langen Swan-Ganz-Katheters für die Registrierung der dynamischen Druckänderungen während jedes Herzschlags wurden hinreichend untersucht und beschrieben [6, 14, 21] und daher in diesem Beitrag nicht abgehandelt.

Pulmonalarterieller Druck

Physiologische Bedeutung. Die physiologische Bedeutung des pulmonalarteriellen Drucks ist die Aufrechterhaltung der Blutströmung durch die Pulmonalgefäße. Der Widerstand, der dieser Strömung entgegenwirkt, ergibt sich aus der Blutviskosität und der Wandreibung. Der Strömungswiderstand ist größer, wenn die Gefäße enger sind. Der Informationsgehalt des pulmonalarteriellen Drucks ergibt sich aus seiner Beziehung zum Blutfluß und zum Strömungswiderstand, d. h. einerseits zum HZV und andererseits zur Vasokonstriktion und Vasodilatation. Ohne gleichzeitiges Monitoring des HZV kann eine Änderung des pulmonalarteriellen Drucks nicht sicher beurteilt werden.

Außer seiner physiologischen Bedeutung als Antriebskraft für den pulmonalen Blutfluß beeinflußt der pulmonalarterielle Druck die Funktion des rechten Ventrikels. Der pulmonalarterielle Druck ist die Belastung, die die rechte Herzkammer während der Systole überwinden muß. Diese Belastung hat an sich kein physiologisches Ziel. Sie ist die Folge des für die Blutströmung benötigten Druckgefälles.

Die Belastung des Ventrikels während des Auswurfs ist in der angelsächsischen Literatur „afterload" genannt worden, deutsch „Nachlast". Die Nachlast während des Auswurfs ist nicht konstant, weil der arterielle Druck in der 1. Phase des Auswurfs ansteigt und in der 2. Phase wieder abnimmt. Die Nachlast ist also eine komplexe Variable. Darum wird meist der Mittelwert des pulmonalarteriellen Drucks als Nachlast verwendet. Eine solche Vereinfachung wird auch oft bei der Berechnung der Herzarbeit gemacht, wenn man das Produkt aus Schlagvolumen und Mittelwert des arteriellen Drucks berechnet.

Hypoxische Vasokonstriktion. Physiologische Zustände, bei denen sich der p_{pa} ändert, sind Veränderungen im HZV und/oder im Gefäßwiderstand.

Eine Erniedrigung der O_2-Konzentration in den Alveolen hat eine lokale Vasokonstriktion zur Folge [4]. Diese hypoxische Vasokonstriktion ist sinnvoll für die Anpassung der Alveolardurchblutung an die Alveolarventilation [3, 9]. Wenn die Ventilation in einem Gebiet der Lungen vermindert ist, entsteht bei normaler Durchblutung eine Abnahme der alveolaren O_2-Spannung. Durch die Vasokonstriktion wird die Blutströmung vermindert und an die Ventilation angepaßt zugunsten der Gebiete mit normaler O_2-Konzentration. Daher ist die hypoxische Vasokonstriktion ein wichtiger physiologischer Mechanismus zur Normalisierung der Ventilations-Perfusions-Verhältnisse V'/Q'. Diese Regulation hat aber auch ihre Schattenseiten. Wenn die alveolare O_2-Spannung beim Aufenthalt im Hochgebirge stark vermindert ist, kann es zur Vasokonstriktion im Lungenkreislauf kommen. Die sich daraus ergebende pulmonale Hypertension kann mit einem Lungenödem einhergehen [10]. Auch beim Emphysem, wenn die V'/Q'-Verhältnisse gestört sind und daraus in umfangreichen Alveolargebieten eine Hypoxie resultiert, kommt es zu einer Vasokonstriktion und damit einer pulmonalen Hypertension [6].

Künstliche Beatmung. Bei künstlicher Beatmung wird der p_{pa} einerseits zyklisch bei jedem Atemzug und andererseits ständig durch die Erhöhung des positiven endexspiratorischen Drucks (PEEP) verändert. Die 1. Änderung muß von Herzschlag zu Herzschlag erfaßt werden [24], für die 2. Änderung kann der Mittelwert über einen ventilatorischen Zyklus herangezogen werden. Für die Beurteilung der Änderungen im pulmonalarteriellen Druck ist der transmurale Wert ($p_{pa,tm}$) bedeutsamer als jener Wert, der gegen den atmosphärischen Druck gemessen wird (p_{pa}). Dieser beinhaltet auch die Änderungen des intrathorakalen Drucks (p_{it}), wodurch hämodynamische Effekte weniger genau zu beurteilen sind. Leider fehlt uns meist der exakte Wert von p_{it}. Die Änderungen von p_{cv}, nicht die Druckniveaus an sich, sind ein zuverlässiger Ersatz für die Änderungen im intrathorakalen Druck [18] bei Anwendung eines PEEP. Wird die Änderung von $p_{pa,tm}$ aus der Änderung von $p_{pa} - p_{cv}$ (dem zentralvenösen Druck) errechnet, dann kann man aus einem Teil der Literatur [13, 16, 17, 19, 26] folgern, daß $p_{pa,tm}$ mit Erhöhung des PEEP zunimmt. Die Ergebnisse Hobelmans [7] zeigten keine Erhöhung des von uns so berechneten $p_{pa,tm}$, wenn der PEEP von 0 auf 10 und 20 mm Hg erhöht wurde. Prewitt u. Wood [15] berichteten über eine kleine Abnahme. Schreuder et al. [18] beobachteten ein geringe Abnahme von $p_{pa,tm}$ mit kontinuierlicher Erhöhung des PEEP von 0 auf 10–12 cm H_2O (Abb. 1). Bei höheren PEEP-Werten nahm $p_{pa,tm}$ zu. Leider wurden in Hinblick auf den $p_{pa,tm}$ die Untersuchungen nur bis zu einem PEEP von 15 cm H_2O durchgeführt. Allerdings wurde der gesamte Bereich des PEEP von 0 bis 15 cm H_2O kontinuierlich für die Beurteilung des $p_{pa,tm}$ erfaßt.

Wenn mit einem endexspiratorischen Druck von Null (ZEEP) bei normalem Lungenkreislauf beatmet wird, erniedrigt sich $p_{pa,tm}$ während der Insufflation und normalisiert sich wieder in der Exspiration. Wird der ZEEP erhöht auf einem PEEP von 6 cm H_2O, dann schlägt die inspiratorische Abnahme des $p_{pa,tm}$ in eine Zunahme um. Später wurde dieser Wert auf ca. 8 cm H_2O korrigiert, um der geänderten Beziehung zwischen p_{cv} und p_{it} bei der inspiratorischen Druckspitze Rechnung zu tragen [24].

Wir erklären die Abnahme des $p_{pa,tm}$ während der Insufflation bei niedrigen PEEP-Werten mit einer Abnahme des Schlagvolumens. Die Zunahme des $p_{pa,tm}$ während der Insufflation bei höherem PEEP wurde mit einer progressiven Kompression der Lungengefäße während der Insufflation erklärt. Offensichtlich ist der Effekt der Kompression auf den $p_{pa,tm}$ größer als der Effekt der Verminderung des Schlagvolumens.

PEEP-Effekte und Lungencompliance. Wenn die Lungen eine niedrige Compliance haben, ist das Lungenvolumen bei einem gewissen PEEP kleiner, weil die Dehnbarkeit der Lungen geringer ist. Dadurch ist der intrathorakale Druck auch niedriger als normal. Wenn der PEEP dann erhöht wird, nimmt das Lungenvolumen und deshalb das intrathorakale Volumen nur relativ wenig zu. Dadurch nimmt auch der intrathorakale Druck nur wenig zu, weil dieser Druck während der Beatmung von den elastischen Gegenkräften der Thoraxwand abhängig ist [23]. Damit ist der PEEP-Effekt auf den pulmonalarteriellen Druck vielleicht vom Zustand der Lungen abhängig, und man kann kaum eine Erhöhung des $p_{pa,tm}$ bei einem höheren PEEP erwarten, wie Hobelman et al. [7] bei ihren Patienten beobachteten.

Diese Erwägungen sind eine Warnung davor, leichtfertig über Änderungen des pulmonalarteriellen Drucks zu urteilen, wenn sich die Bedingungen der Beatmung geändert haben.

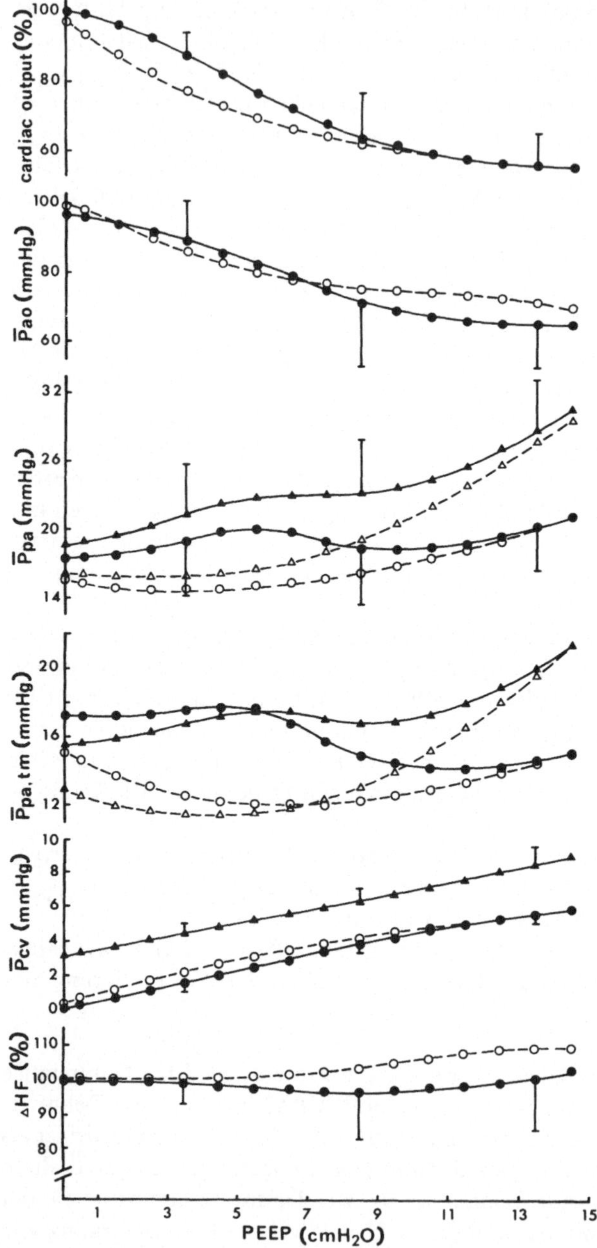

Abb. 1. Hämodynamische Ergebnisse während der Anwendung eines kontinuierlich steigenden PEEP in 22,5 min zu einem Druck von 15 cm H_2O. Der *PEEP* ist *horizontal* aufgetragen. *Vertikal* stehen die Mittelwerte des *„cardiac output"*, des Aortendrucks (p_{ao}) und der Herzfrequenz (ΔHF), bezogen auf einen ventilatorischen Zyklus. Die Mittelwerte des Pulmonaldrucks (p_{pa}), des transmuralen Pulmonaldrucks $(p_{pa,\,tm})$ und des zentralvenösen Drucks (p_{cv}) am endexpiratorischen Teil des Zyklus ($\bullet$, $\circ$) und an der Spitze der Insufflation ($\blacktriangle$, $\triangle$) sind bezogen auf einen Herzzyklus. Die gestreiften Linien sind die Ergebnisse während der Verminderung des PEEP mit derselben Geschwindigkeit. (Aus [18])

Pulmonalkapillarer Verschlußdruck

Der 2. routinemäßig bestimmte Druck ist der Verschlußdruck. Dieser wird inter-mittierend bestimmt. Der Mittelwert des Verschlußdrucks ist ein ziemlich verläßlicher Ersatz für den pulmonalvenösen Druck, obwohl sein Wert um einige cm H_2O höher ist [6].

Dieser Druck wird allerdings fälschlich als Füllungsdruck des linken Ventrikels interpretiert. Von einem theoretischen Gesichtspunkt aus ist dies falsch, weil nur ein transmuraler Druck als Füllungsdruck betrachtet werden kann. Der transmurale Druck ist die Differenz zwischen dem intravasalen und dem intrathorakalen Druck. Während maschineller Beatmung ist der intrathorakale Druck erhöht, und auch der Verschlußdruck wird erhöht. Diese Erhöhung hat weder mit einem höheren Füllungsdruck noch mit einer größeren Belastung des linken Ventrikels etwas zu tun. Aber weil der intrathorakale Druck oft nicht bekannt ist, kann eine solche Zunahme leicht falsch interpretiert werden als eine schlechtere Herzfunktion oder als eine höhere Belastung des linken Ventrikels. Beurteilt man eine Änderung des Verschluß-drucks, dann muß man sich zunächst vergewissern, ob es sich dabei um eine Änderung des intrathorakalen Druckes handeln kann.

Ein 2. Wert, der den Wert des Verschlußdrucks beeinflußt, ist die Höhe des Nullniveaus, worauf der Druckwandler abgeglichen ist. Je höher das Nullniveau liegt, um so niedriger sind die Blutdrücke. Für das Monitoring von Drücken bei einem Patienten, bei dem man die Werte nur miteinander vergleicht, macht das nicht viel aus. Aber das Vergleichen der Meßwerte mit einem Normalwert erfordert ein eindeutig definiertes Nullniveau. Auch für den Vergleich von Pa-tienten in einer wissenschaftlichen Untersuchung ist es notwendig, das Nullni-veau immer an derselben Höhe in bezug auf das Herz festzulegen. Man muß bedenken, daß Unterschiede im Druck von nur wenigen cm H_2O relativ große Änderungen im Verschlußdruck zur Folge haben, weil dieser Druck in derselben Größenordnung wie der Fehler liegt. Wenn sich bei demselben Nullniveau und während nicht geänderter Beatmungsbedingungen – d.h. auch bei unverän-dertem intrathorakalem Druck – der Verschlußdruck erhöht, darf man auf eine Erhöhung des Füllungsdrucks schließen. Dann besteht ein Hinweis auf eine Verschlechterung der Herzkontraktilität oder auf eine größere Belastung des linken Ventrikels bei erhöhtem Afterload (Aortendruck) oder Preload (venösem Rückfluß bzw. HZV).

Pulmonalkapillarer Druck

Der Wert des pulmonalkapillaren Drucks würde uns wichtige Informationen zur Beurteilung des Flüssigkeitsaustausches zwischen den Kapillaren und dem Intersti-tium der Alveolen geben können [1]. Der kapillare Druck hat einen direkten Einfluß auf die interstitielle Flüssigkeit. Aber er ist nicht der einzige Druck, der diesen Flüssigkeitsaustausch bestimmt. Der osmotische Druck des Blutes und 2 Variablen, die nicht bestimmt werden können, der interstitielle Druck und der osmotische Druck der Gewebeflüssigkeit, haben einen direkten Einfluß. Bis jetzt können wir nur den osmotischen Druck des Blutes messen.

Das Monitoring des pulmonalkapillaren Drucks könnte daher eine weitgehende klinische Bedeutung bekommen. Diese Bedeutung ist bislang noch ungeklärt. Zu ihrer Klärung sind klinische Untersuchungen notwendig, aber dafür braucht man verläßliche (routinemäßig noch nicht mögliche) Bestimmungen des Kapillardrucks.

Eine zweite wichtige Bedeutung der Kenntnisse über den Kapillardruck ist die Aufteilung des Druckgefälles im Lungenkreislauf in einen arteriellen und einen venösen Anteil. Die Bedingung zu dieser Aufteilung ist, daß die Gefäße kontinuierlich offen sind und wie sog. Poiseuille-Strömungswiderstände funktionieren. Dann gilt das Ohmsche Gesetz: Es besagt für die Hämodynamik, daß ein Druckgefälle in einem Kreislauf das Produkt von Stromstärke und Strömungswiderstand ist: $\Delta p = Q' \cdot R$. Das Druckgefälle ist Strömung mal Widerstand.

In den Lungen gibt es Gebiete, in denen die Gefäße nicht in ihrem gesamten Verlauf offen, sondern partiell geschlossen sind [25]. Das ist sicher der Fall während der Beatmung, wenn der Alveolardruck erhöht ist. Es besteht kein Zweifel, daß das Volumen der Gefäße bei erhöhtem Alveolardruck vermindert ist [24]. Diese partiell geschlossenen Gefäße werden vom Alveolardruck bzw. vom interstitiellen Druck zusammengedrückt und lassen Blut nur dann durchfließen, wenn der arterielle Druck größer ist als der interstitielle Druck. In diesen Gefäßen ist der Kapillardruck dem interstitiellen Druck ungefähr gleich. Diese Gefäße nennt man Starling-Widerstände (s. S. 89).

Eine gute Analogie ist der Wasserfall, wobei das Wasserniveau der Randhöhe gleich ist. Aber die Strömung über den Rand eines Wasserfalls ist unabhängig von der Höhe des Wasserspiegels hinter dem Rand. Auch der venöse Druck hinter einem Starling-Widerstand beeinflußt die Strömung durch das Gefäß nicht.

Wenn man den richtigen Wert des mittleren kapillaren Drucks kennt, ebenso wie jenen des Starling-Widerstandes, dann kann man den arteriellen Strömungswiderstand jedenfalls berechnen, und diese Berechnung wäre ein großer Fortschritt für die Beurteilung der Effekte vasoaktiver Substanzen.

Bestimmung des pulmonalkapillaren Drucks. Die Berechnung des Kapillardrucks nach Gaar [5] ist wohlbekannt: Der Kapillardruck ergibt sich aus dem venösen Druck plus 40% der Druckdifferenz zwischen arteriellem und venösem Druck. Diese Berechnung hat ihre Gültigkeit nur für isolierte normale Lungen. Für die Berechnung bei Lungenkranken ist diese Methode nicht untersucht worden. Die Gruppe von Taylor versuchte eine andere Methode [8, 20], deren Prinzip in Abb. 2 schematisch dargestellt ist. Am Beginn der Kurve ist der pulmonalarterielle Druck normal. Dann wird der Ballon des Pulmonaliskatheters aufgeblasen und der dahinterliegende Teil der pulmonalen Zirkulation verschlossen. Nach dem Verschluß der Pulmonalgefäße gibt es eine Druckabnahme in 2 Phasen. In der 1. Phase ist diese Abnahme schnell, weil sich die arteriellen Gefäße hinter dem Pulmonaliskatheter schnell entleeren. Die 2. Phase ist langsamer und würde exponentiell abfallen, weil sie der Entleerung der kapillaren Kapazität entspricht. Diese exponentielle Druckabnahme nähert sich schließlich dem Verschlußdruck. Wenn man die exponentielle Phase zurück extrapoliert bis zum Verschlußmoment, dann findet man den pulmonalkapillaren Druck.

Collee et al. [2] führten kürzlich eine Forschungsarbeit mit der Anwendung dieser Methode bei Patienten durch. In Abb. 3 sieht man 2 verschiedene pulmonalarterielle

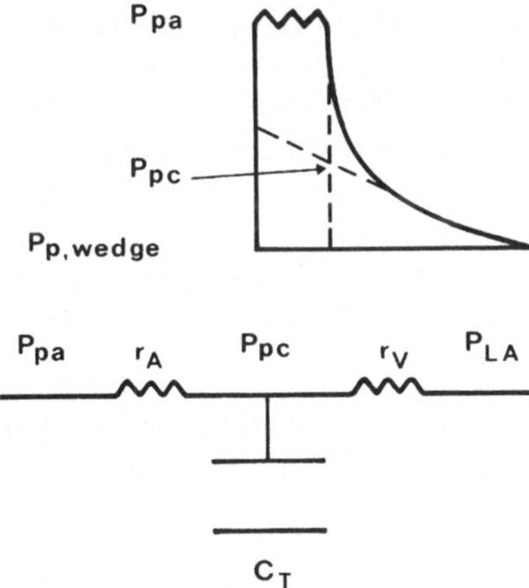

Abb. 2. Theoretisches Modell der Bestimmung des pulmonalkapillaren Drucks *(p_pc)*. Im *oberen Teil* ist die Druckveränderung gegeben, wenn plötzlich der Ballon des Swan-Ganz-Katheters aufgeblasen wird. *Im unteren Teil* wird das damit übereinstimmende Widerstand-Kapazität-Modell gezeigt. Wenn die Strömung bei r_A, dem arteriellen Strömungswiderstand, plötzlich unterbrochen wird, entleert sich die Kapillarkapazität *(C_T)* über den venösen Strömungswiderstand r_V. Diese Entleerung verläuft exponentiell und wird bis zum Verschlußmoment zurückextrapoliert *(schräge Strichlinie)*. Dieser Verschlußmoment ist mit der *vertikalen Strichlinie* angegeben. Der Schnittpunkt ist der pulmonalkapillare Druck *(p_pc)*. (Aus [20])

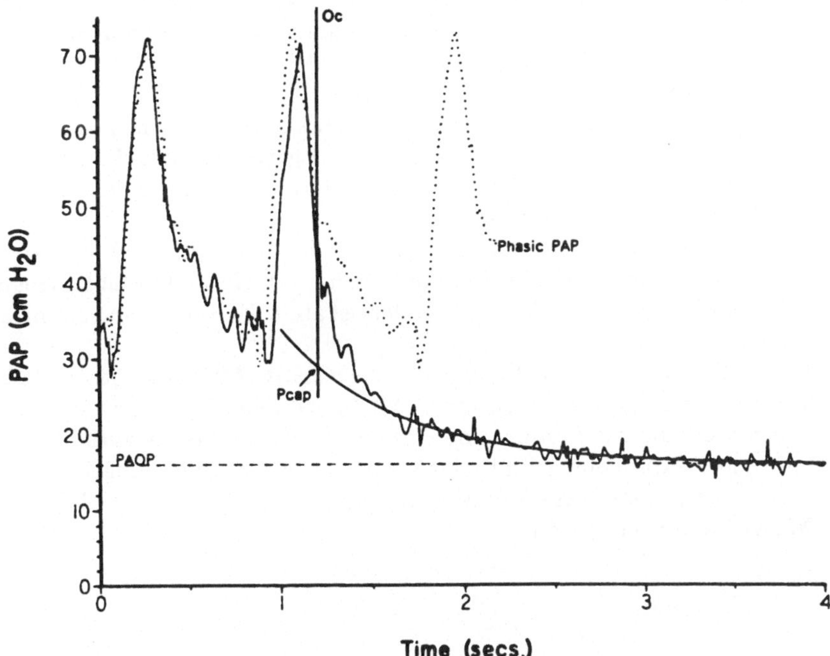

Abb. 3. Bestimmung des pulmonalkapillaren Drucks *(p_cap)* bei einem Patienten (*PAP* pulmonalarterieller Druck, *Oc* Verschlußmoment, *Phasic PAP* Pulskurve des pulmonalarteriellen Drucks, *PAP:* Druckwelle des p_{pa}, *PAOP* pulmonal kapillarer Verschlußdruck, p_{pw}). (Aus [2])

Druckkurven. Die punktierte Kurve ist eine Kontrollkurve, die kurze Zeit vor dem Verschluß registriert worden ist. Die kontinuierliche Kurve ist die Druckkurve während des Verschlusses des Pulmonaliskatheters. Die 2 Kurven sind übereinandergelegt worden zur Bestimmung des Verschlußmoments. Dort wo die kontinuierliche Kurve von der punktierten Kurve abweicht, hat man das Verschlußmoment angenommen, und der letzte Teil der Kurve ist dann bis zu diesem Zeitpunkt extrapoliert worden. Diese Methode verdient eine genaue Betrachtung, ihre Verläßlichkeit ist noch genauer zu prüfen.

Kritische Betrachtung des pulmonalkapillaren Drucks. Bei der Bestimmung des pulmonalkapillaren Drucks aus der Verschlußdruckkurve gibt es aber noch einige Probleme:

1) Wir haben keinen „golden standard" zum Vergleich der Ergebnisse, d. h. keine direkt gemessenen Werte des Kapillardrucks.
2) Es ist zweifelhaft, welchen Kapillardruck man bestimmt; es kann der Druck am Anfang der Kapillare sein oder am Ende oder irgendwo dazwischen.
3) Es ist nur berichtet, aber nicht gezeigt worden, daß die Kurve in der 2. Phase exponentiell abfällt. Dieses Extrapolierungsmodell ist also nicht sehr fest begründet.
4) Der extrapolierte Wert des Kapillardrucks erfordert eine genaue Bestimmung des Verschlußmoments. Verschiedene Umstände haben einen negativen Einfluß auf diese Genauigkeit:
   - Die Füllung des Ballons benötigt Zeit. Während der Füllung des Ballons und der Verengung des Strömungsquerschnitts ist der Einstrom in das Gefäßgebiet hinter dem Katheter schon vermindert, und die Entleerung hat schon begonnen.
   - Druckschwingungen in der arteriellen Druckkurve machen es schwierig, die Kontrollkurve und die Verschlußkurve genau aufeinanderzulegen.
   - Wenn der intrathorakale Druck sich ändert, ist der Vergleich zwischen beiden Kurven noch schwieriger.
   - Der Verschlußzeitpunkt ist bis jetzt nicht eindeutig definiert worden. Es ist also möglich, daß der bestimmte Wert vom Herzzyklus abhängig ist und daß das Ergebnis einer Messung anders ist als in der Systole und als in der Diastole.

Unsere Kritik bedeutet nicht, daß wir eine negative Meinung über die Publikationen äußern wollen, ganz im Gegenteil. Wir haben den Anfang der Entwicklung einer neuen Methode zur Bestimmung einer potentiell wichtigen Variablen gezeigt. Wir haben uns verpflichtet gefühlt, dazu einige kritische Bemerkungen zu machen. Man sollte – wenn man diese Methode anwenden möchte – mit der Interpretation der Meßgröße vorsichtig sein.

Herzzeitvolumen

Das Herzzeitvolumen (HZV) ist nicht nur eine Variable zur Beurteilung des pulmonalarteriellen Drucks. Der Wert des HZV ist auch wichtig für die Bestimmung des totalen O_2-Transports zu den Geweben und für die Beurteilung der Herzfunktion.

Thermodilution unter Beatmungsbedingungen

Im allgemeinen ist die Ficksche Methode nicht populär, weil das HZV mit vielen Variablen aus der O_2-Massenbalance berechnet werden muß (s. Beitrag Versprille u. Baum). Deswegen erfreut sich die Thermodilutionsmethode an den Intensivstationen großer Beliebtheit, weil sie schnell ist und man kaum etwas zu berechnen braucht. Die Zahlen kommen automatisch aus einem Computer; die Kosten sind niedrig, sobald sich die Geräte amortisiert haben.

Wir werden hier unsere Ergebnisse bei beatmeten Patienten präsentieren [27][1]. Vorher haben wir ähnliche Untersuchungen an Schweinen durchgeführt [11, 12]. Wir haben untersucht, inwiefern die Einzelwerte des HZV mit Thermodilution während Beatmung von dem Fickschen Referenzwert abweichen. Aber die theoretischen Voraussetzungen für die Anwendung der Formel von Stewart-Hamilton zur Berechnung des HZV sind unter Beatmungsbedingungen nicht gültig. Das Stewart-Hamilton-Modell ist nur für stationäre Strömung gültig. Die Blutströmung ändert sich jedoch periodisch mit dem Ventilationszyklus. Wenn man trotzdem die Stewart-Hamilton-Formel anwendet, darf man Abweichungen von dem Referenzwert erwarten.

Wir beobachteten im Tierexperiment eine Streuung von Werten zwischen 130% und 60% des Mittelwerts. Es wurden 50 Werte bestimmt, jeder mit einer Differenz im ventilatorischen Zyklus von 2% der Zykluszeit. Diese Ergebnisse zeigten, daß man während der Beatmung und bei konstanten hämodynamischen Zuständen HZV-Werte findet, die um 100% voneinander abweichen.

Patientenergebnisse

Bei 9 Patienten wurde jeweils 2mal eine Serie von 12 Thermodilutionsmessungen durchgeführt. Die 12 Einzelwerte waren gleichmäßig über den ventilatorischen Zyklus verteilt. Von allen Werten ist die Größe der Abweichung vom Mittelwert in Prozenten berechnet worden. Daraus haben wir berechnet, welcher Anteil der Einzelwerte um weniger als 10% vom Mittelwert der 12 Bestimmungen abwich. Von allen Einzelwerten wichen 65% weniger als 10% vom Mittelwert ab (Abb. 4). Man hat also eine Chance von 35% für einen Fehler $> 10\%$.

Wenn wir 6mal 2 Punkte systematisch selektierten, d. h. im gleichen Abstand voneinander im Beatmungszyklus, und daraus einen Mittelwert berechneten, dann hatten 13% der Werte noch eine Abweichung von mehr als 10%. Wurde die gleiche Methode auf 3 Werte angewandt, dann hatten nur noch 2% der Werte eine größere Abweichung als 10%; bei 4 Werten waren alle Durchschnittswerte $< 10\%$ vom Mittelwert abweichend.

---

[1] Diese Publikation ist Ende 1990 erschienen, nachdem dieses Kapitel geschrieben war.

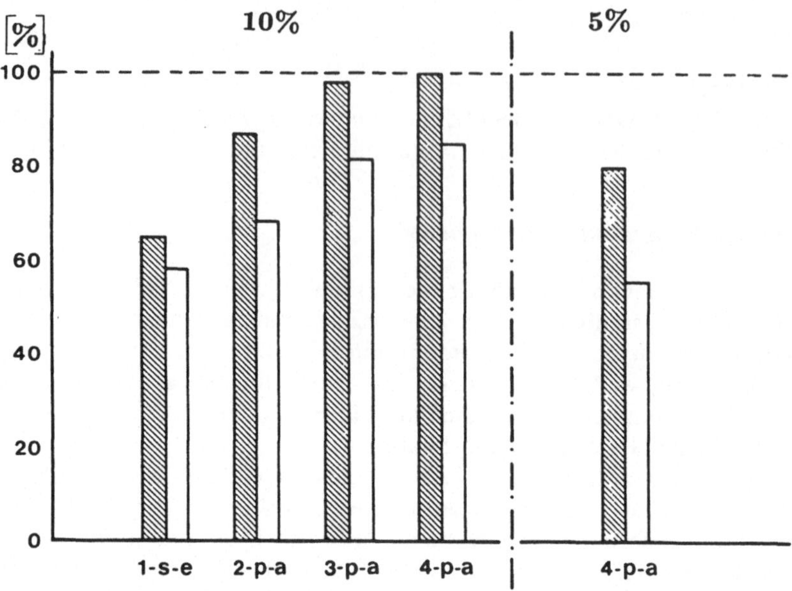

Abb. 4. Prozentsätze der Mittelwerte, die weniger als 10% bzw. 5% vom mittleren Bezugswert verschieden sind. Die *schraffierten* Säulen zeigen die systematischen Ergebnisse, die *offenen Säulen* repräsentieren die zufälligen Ergebnisse *(1-s-e* Einzelwerte, *2-p-a, 3-p-a, 4-p-a* Mittelwerte jener 2, 3 und 4 Einzelwerte)

Bei der zufälligen Auswahl war das Ergebnis auf jeden Fall schlechter. Wenn man 4 Werte zufällig im ventilatorischen Zyklus bestimmt, dann weichen noch 15% der Werte um mehr als 10% vom Mittelwert ab.

Wenn man eine noch größere Genauigkeit fordert, z. B. 5% als maximale Abweichung, dann genügen sogar 4 systematisch in dem ventilatorischen Zyklus bestimmte Werte nicht. 17% der Werte wichen um mehr als 5% ab. Bei den zufällig über den Zyklus verteilten Werten wichen 44% der Mittelwerte aus 4 Messungen um mehr als 5% ab.

Für das Monitoring des HZV genügt meist eine Genauigkeit von 10%. Diese Genauigkeit ist sicher erreichbar, wenn man 4 Werte bestimmt, die gleichmäßig über den ventilatorischen Zyklus verteilt sind. Aber auch mit 3 Werten wird man schon sehr verläßlich arbeiten können.

Strömungswiderstand

Häufig wird in klinischen Vorträgen und leider auch in Publikationen der pulmonal-arterielle Druck und der Verschlußdruck für die Berechnung des Strömungswiderstands im Lungenkreislauf verwendet.

Im Abschnitt über den pulmonalkapillaren Druck haben wir schon beschrieben, daß die pulmonale Zirkulation bei künstlicher Beatmung 2 Arten von Strömungswiderständen hat: den Poiseuille- und den Starling-Widerstand.

Poiseuille-Widerstand

Die Gefäße mit Poiseuille-Widerständen sind die kontinuierlich-offenen Gefäße mit einer laminaren Blutströmung und einer beinahe konstanten Viskosität. Für diese Gefäße gilt das Ohmsche Gesetz: $\Delta p = Q' \cdot R$. Der Strömungswiderstand im Lungenkreislauf wird also berechnet, indem man die Differenz zwischen dem pulmonalarteriellen Druck und dem Verschlußdruck durch die Stromstärke teilt. Wenn alle Gefäße Poiseuille-Widerstände wären, wäre diese Berechnung richtig. Wenn aber im Lungenkreislauf Gefäße wie Starling-Widerstände funktionieren, dann ist das Berechnungsmodell falsch [22]!

Starling-Widerstand

Abbildung 5a zeigt ein Modell des Starling-Widerstands [22]. In einer abgeschlossenen Kunststoffkammer befindet sich ein Gummischlauch mit einer dünnen Wand. Durch diesen Schlauch strömt eine Flüssigkeit, z. B. Wasser. Wenn der Druck im Schlauch größer ist als in der Kammer, dann wird der Schlauch weit geöffnet, und das Wasser strömt durch. Damit sinkt der Druck im Schlauch bis zum Wert in der Kammer. Wenn von links eine kontinuierliche Wasserströmung kommt, dann stabilisiert sich der Druck auf den Wert außerhalb des Schlauches. Dieser Starling-Widerstand wird als Wasserfallmodell bezeichnet (Abb. 5b). Wie bei einem

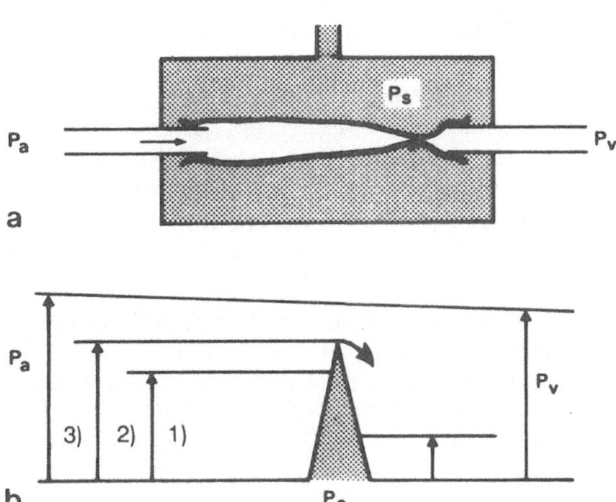

Abb. 5. a Starling-Widerstand, **b** Wasserfallmodell. p_a arterieller Druck, Druck vor dem Schlauch **(a)** bzw. Höhe des Wassers vor dem Wasserfallrand **(b)**; p_s Druck rund um den Schlauch bzw. Höhe des Wasserfallrandes; p_v venöser Druck, Druck hinter dem Schlauch bzw. Niveau des Wassers hinter dem Fall). Drei Situationen sind gegeben: 1) keine Strömung, weil der arterielle Druck (p_a) zu niedrig ist, 2) Wasserfallströmung und 3) Strömung, wenn das Wasserniveau (der Druck) hinter dem Wasserfall (p_v) höher ist als der Rand (p_s). Diese Situation stimmt mit dem Poiseuille-Widerstand überein

Wasserfall, ist der Druck direkt vor dem Starling-Widerstand oder die Höhe des Wassers vor dem Rand unabhängig von der Wassermenge, die über den Rand fließt, und unabhängig von der Wasserhöhe hinter dem Rand. Analog dazu hat auch der Druck vor dem Starling-Widerstand und die Strömung durch diesen Widerstand nichts zu tun mit dem Druck hinter dem Widerstand, h. h. mit dem venösen Druck, solange dieser niedriger ist als der Druck im Starling-Widerstand. Übersteigt p_v den interstitiellen Druck im Lungengewebe (p_c), dann wird der Starling-Widerstand zu einem Poiseulle-Widerstand.

„Bedeutungslose Berechnung" des pulmonalen Widerstands

Weil der Druck hinter dem Starling-Widerstand nichts zu tun hat mit der Strömung durch den Widerstand, ist es nicht erlaubt, aus der Druckdifferenz zwischen der Pulmonalarterie und den Venen den Strömungswiderstand zu berechnen, denn dann würde man bedeutungslose Zahlen bekommen.

Ein Zahlenbeispiel ist in Tabelle 1 dargestellt. In Spalte 1 wurden die Ausgangswerte genommen. Die oberen 4 Werte sind gemessene Werte; die 2 Widerstände sind berechnet worden. Der Strömungswiderstand im Lungenkreislauf wurde berechnet aus der Differenz zwischen p_{pa} und dem Verschlußdruck p_{pw}, geteilt durch die Stromstärke Q'_p. In diesem Beispiel beträgt der Kapillardruck konstant 12 mm Hg.

In Spalte 2 ist die Strömung auf 180 ml/s verdoppelt worden. Dann wird selbstverständlich auch der linken Ventrikel mehr belastet, und der Verschlußdruck nimmt ein wenig zu. Man würde erwarten, daß der Kapillardruck zunimmt, aber er erhöht sich nicht, weil die Kapillaren wie Starling-Widerstände funktionieren und primär vom interstitiellen Druck abhängig sind. Eine doppelte Strömung verdoppelt die Druckdifferenz zwischen der Arterie und den Kapillaren, wenn der arterielle Strömungswiderstand (R_{pa}) konstant ist. Der berechnete Wert des Pulmonalströmungswiderstands gibt keine Auskunft über die Änderungen in den arteriellen Gefäßen. In Spalte 3 wurde eine isolierte Vasokonstriktion der arteriellen Gefäße

Tabelle 1. Beispiele für eine „bedeutungslose Berechnung" des pulmonalen Widerstands. (Näheres s. Text) (p_{pa} pulmonalarterieller Druck, p_{pw} pulmonalarterieller Verschlußdruck („wedge pressure"), Q'_p HZV, p_{pa} pulmonalkapillarer Druck, R_p pulmonaler Strömungswiderstand, r_{pa} Strömungswiderstand des pulmonalarteriellen Systems)

Variable		1	2	3
p_{pa}	[mm Hg]	18	24	24
p_{pw}	mm Hg	4,5	6	4,5
Q'_p	[ml/s]	90	180	90
p_{pc}	[mm Hg]	12	12	12
R_p	[mm Hg · s/ml]	0,15	0,10	0,22
R_{pa}	[mm Hg · s/ml]	0,066	0,066	0,133

angenommen. Dann wird ein erhöhter pulmonaler Strömungswiderstand berechnet der ungefähr anderthalb mal größer ist als der Ausgangswert, obwohl der arterielle Gefäßwiderstand verdoppelt wurde.

Diese Beispiele machen deutlich, daß man unter Beatmungsbedingungen, wenn viele Kapillaren zusammengedrückt werden, den pulmonalen Strömungswiderstand nicht berechnen soll, weil man hierbei falsche Werte bekommt.

Literatur

1. Blake LH (1978) Mathematical modelling of steady state fluid and protein exchange in Lung. In: Staub NC (ed) Lung water and solute exchange. Dekker, New York Basel, pp 99–128
2. Collee GG, Lynch KE, Mill RD, Hill RD, Zapol WR (1987) Bedside measurement of pulmonary capillary pressure in patients with acute respiratory failure. Anesthesiology 66:614–620
3. Dirken MNJ, Heemstra H (1948) The adaptation of the lung circulation to the ventilation. Q J Exp Physiol 12:213–226
4. Euler UA von, Liljestrand G (1946) Observations on the pulmonary arterial blood pressure in the cat. Acta Physiol Scand 12:301
5. Gaar KA, Taylor AE, Owens LJ, Guyton AC (1967) Pulmonary capillary pressure and filtration coefficient in the isolated perfused lung. Am J Physiol 213:910–914
6. Harris P, Heath D (1986) The human pulmonary circulation, 3rd edn. Churchill Livingstone, Edinburgh London Melbourne New York, pp 78–93, 522–544
7. Hobelmann CF Jr, Smith DE, Virgilio RW, Shapiro AR, Peters RM (1975) Hemodynamic alterations with positive endexpiratory pressure: the contribution of the pulmonary vasculature. J Trauma 15:951–985
8. Holloway H, Perry M, Downey J, Parker J, Taylor A (1983) Estimation of effective pulmonary capillary pressure in intact lung. J Appl Physiol 54:846–851
9. Hughes JBM, Grant BJB, Jones HA, Davies EE (1975) Oxygen tension and their regulation of pulmonary blood flow. Prog Respir Res 9:88–91
10. Hultgren HN (1978) High altitude pulmonary edema. In: Staub NC (ed) Lung water and solute exchange. Dekker, New York Basel, pp 437–469
11. Jansen JRC, Schreuder JJ, Bogaard JM, Rooyen W van, Versprille A (1981) Thermodilution technique for measurement of cardiac output during artificial ventilation. J Appl Physiol 51:584–591
12. Jansen JRC, Versprille A (1986) Improvement of cardiac output estimation by the thermodilution method during mechanical ventilation. Intensive Care Med 12:71–79
13. Lenfant C, Howell BJ (1960) Cardiovascular adjustments in dogs during continuous pressure breathing. J Appl Physiol 15:425–428
14. Lenz K (1985) Gerätesysteme zur Kreislaufüberwachung an Intensivstationen. In: Deutsch E, Kleinberger G, Lenz K, Ritz R, Schuster HP (Hrsg) Die Hämodynamik kritisch kranker Patienten. Schattauer, Stuttgart, S 79–88
15. Prewitt RM, Wood LDH (1979) Effect of positive end-expiratory pressure on ventricular function in dogs. Am J Physiol 236:H534–544
16. Scharf SM, Caldini P, Ingram RH Jr (1977) Cardiovascular effects of increasing airway pressure in the dog. Am J Physiol 232:H35–H43
17. Scharf SM, Ingram RH Jr (1977) Effects of decreasing lung compliance with oleic acid on the cardiovascular response to PEEP. Am J Physiol 233:H635–641
18. Schreuder JJ, Jansen JRC, Bogaard JM, Versprille A (1982) Hemodynamic effects of PEEP applied as a ramp. J Appl Physiol 53:1239–1247

19. Sykes MK, Adams AP, Finley WEI, McCormick PW, Economides A (1970) The effect of variations in end-expiratory inflation pressure on cardio-respiratory function of normo-, hypo- and hypervolaemic dogs. Br J Anaesth 42:669–677

20. Taylor AE, Cope DK, Allison RC, Barman SA, Barnard JW (1988) Capillary pressure measurements in human lungs. (Proceedings of the 3rd International Conference on the Adult Respiratory Distress Syndrome. The Maurine Rapin Memorial Conference, Chateau de Seillac)

21. Tillman W (1985) Technische Grundlagen der invasiven Blutdruckmessung. In: Deutsch E, Kleinberger G, Lenz K, Ritz R, Schuster HP (Hrsg) Die Hämodynamik kritisch kranker Patienten. Schattauer, Stuttgart, S 48–70

22. Versprille A (1984) Pulmonary vascular resistance. A meaningless variable. Intensive Care Med 10:51–53

23. Versprille A (1990) The pulmonary circulation during mechanical ventilation. Acta Anaesthesiol Scand 34:Suppl. 94:51–62

24. Versprille A, Jansen JRC, Frietman RC, Hulsmann AR, Klauw MV van der (1990) Negative effect of insufflation on cardiac output and pulmonary blood volume. Acta Anaesthesiol Scand 34:607–615

25. West JB, Dollery CT, Naimark A (1964) Distribution of blood flow in isolated lung: relation to alveolar and vascular pressures. J Appl Physiol 19:713–724

26. Zarins CK, Virgilio RW, Smith DE, Peters RM (1977) The effect of vascular volume on positive end-expiratory pressure-induced cardiac output depression and wedge-left atrial pressure discrepancy. J Surg Res 23:348–360

27. Jansen JRC, Schreuder JJ, Settels JJ, Kloek JJ, Versprille A (1990). An adequate strategy for the thermodilution technique in patients during mechanical ventilation. Intensive Care Med 16:422–425

Lungenmechanik

H. Burchardi

Einleitung

Unter apparativer Beatmung wird die ventilatorische Pumpfunktion vorübergehend übernommen; sie sollte daher aufmerksam überwacht werden. Überwachungsverfahren können eingesetzt werden zur Kontrolle des Verlaufs (z. B. Ausmaß der Lungenschädigung, Ermüdungszustand der Atemmuskulatur) sowie zur Unterstützung von Therapieentscheidungen (z. B. Beginn des Weaning).

In der Intersivmedizin ist heute aufwendiges, auch invasives Monitoring für die Überwachung der Hämodynamik geradezu selbstverständlich geworden. Für die Überwachung und Kontrolle der Lungenfunktion unter Beatmungstherapie sind aufwendigere Verfahren bislang jedoch noch keineswegs üblich. Dabei bieten sich heute eine Reihe von (meist sogar nichtinvasiven) Verfahren an [27], die aufschlußreiche diagnostische Parameter zur Überwachung liefern. Die modernen, computergesteuerten Respiratoren unterstützen und vereinfachen diese Verfahren manchmal erheblich.

Resistance

Die Resistance (Widerstand, R) ist definiert als Druckdifferenz (Δp) pro Flow ($\dot{V}$):

$$R = \frac{\Delta p}{\dot{V}} .$$

Unter intensivmedizinischen Bedingungen wird als Atemwiderstand i. allg. der nichtelastische Widerstand des gesamten Lungen-Thorax-Systems (R_{tot}) gemessen. Er umfaßt nicht nur den Widerstand in den Atemwegen (R_{aw}), sondern auch die Widerstände des Lungengewebes (R_{ti}) und der Thoraxwand (R_w):

$$R_{tot} = R_{aw} + R_{ti} + R_w$$

Er beschreibt damit die flußabhängigen, nichtelastischen Eigenschaften des gesamten Systems. Dies erscheint sinnvoll, denn klinisch wichtig sind nicht nur die reinen Gasströmungswiderstände, sondern auch nichtelastische Phänomene durch zeitverschobene Entleerung bei ungleichmäßiger ventilatorischer Gasverteilung.

Die Resistance läßt sich mit unterschiedlichen Methoden bestimmen:
Am bekanntesten sind die „Elastancesubstraktionsmethode" und die „Verschluß-
oder Interruptormethode", die beide auf Neergaard u. Wirz [28] zurückgehen.

Elastancesubtraktionsmethode

Die „Elastancesubtraktionsmethode" läßt sich gut bei kontrollierter Beatmung
anwenden; sie erfordert allerdings die völlige Ausschaltung der Muskelaktivität (d. h.
tiefe Sedierung, gelegentlich sogar Muskelrelaxation).
Das Verfahren ist prinzipiell einfach [7]:
Der vom Respirator (inspiratorisch) aufgebaute Differenzdruck (Δp_{aw}) wird
benötigt, um sowohl die elastischen (Compliance) als auch die nichtelastischen
Widerstände (Resistance) im Lunge-Thorax-System zu überwinden:

$$\Delta p_{aw} = \Delta V \cdot 1/C_{tot} + \dot{V} \cdot R_{tot}.$$

Wird nun der elastische Druckanteil ($= \Delta V \cdot 1/C_{tot}$) abgezogen, so verbleibt der
dynamische Anteil als treibende Druckdifferenz (also $\dot{V} \cdot R_{tot}$) für alle nichtelastischen Widerstände.
Die Resistance läßt sich so aus der Beatmungsdruckkurve leicht ermitteln
(Abb. 1).

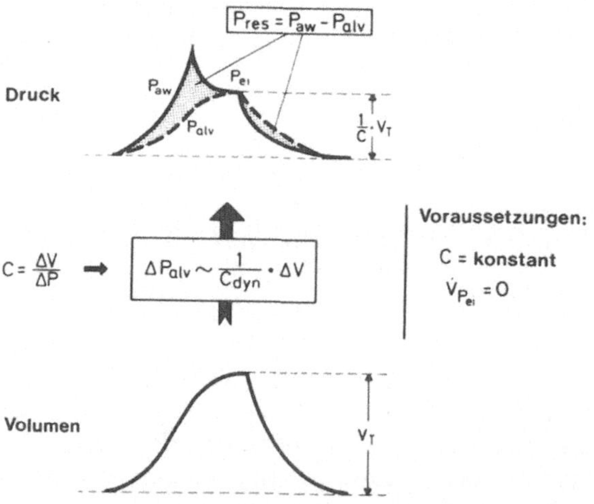

Abb. 1. Bestimmung der Gesamtresistance des Atemsystems unter kontrollierter Beatmung
(Elastancesubtraktionsmethode): Die dynamische transbronchiale Druckdifferenz *(p_{res})* zu
Überwindung der nichtelastischen Widerstände ergibt sich durch Subtraktion des elastischen
Druckanteils *(p_{alv})*. Dieser errechnet sich aus dem Quotienten des momentanen Volumenan-
teils, dividiert durch die Compliance *(C_{dyn})*, die über den gesamten Atemzyklus als konstant
angenommen wird *(C_{dyn}* = Hubvolumen *V_T*: endinspiratorische Druckdifferenz *Δp_{ei})*. Die
Compliance wird jedoch nur annähernd korrekt ermittelt, wenn ein endinspiratorisches
Druckplateau besteht (Flow *V̇p_{ei}* = 0)

Der elastische Druckanteil (hier p_{alv}) ergibt sich aus dem Quotienten $\Delta V : C$.

Die Differenz dieses Druckanteils vom Munddruck ergibt die treibende Druckdifferenz für alle nichtelastischen Widerstände (p_{res}).

Im allgemeinen wird die dynamische Compliance aus dem inspiratorischen Plateaudruck ermittelt; dabei wird vorausgesetzt, daß die Compliance innerhalb des Atemzyklus konstant bleibt, was in der Regel wohl auch angenommen werden kann.

Durch computerunterstützte, fortlaufende Errechnung der dynamischen Druckdifferenz (p_{res}) über den gesamten Atemzyklus lassen sich auch die aus der Lungenfunktion bekannten Druck-Flow-Diagramme erstellen. Die Steigung ergibt dann das Ausmaß der Gesamtresistance [7].

Polynomberechnung

Anstatt bei der Bestimmung der Resistance von 2 definierten Punkten (Beginn der Inspiration/Ende des Druckplateaus) auszugehen, kann der Resistanceanteil auch mathematisch mit der Berechnung des Polynoms ermittelt werden:

$$\Delta p_{aw} = (\Delta V \cdot 1/C_{tot}) + (\dot{V} \cdot R_{tot}) + (\dot{V}^2 \cdot R_{tot}) + (\ddot{V} \cdot I).$$

Dieses Verfahren, das durch Computerunterstützung heute nicht schwierig ist, ergibt nach Sullivan et al. [34] nur dann zuverlässige Ergebnisse, wenn die Anteile für Turbulenz (also $\dot{V}^2 R_{tot}$) und Inertance (L, also $\ddot{V} \cdot I$) in die Berechnung miteingehen. Für die Bestimmung der Compliance scheint dieser Anteil jedoch nicht maßgebend zu sein [6].

Die zuverlässige Messung der Resistance erfordert eine relativ hohe Meßgenauigkeit. Die Meßgrößen (Flow und Differenzdruck) sollten direkt am Tubus abgenommen werden, um Einflüsse von apparativen Widerständen (Schlauchsystem, Verdampfer etc.) auszuschalten.

Darüber hinaus muß der nicht unerhebliche Widerstand des Endotrachealtubus gemessen und berücksichtigt werden. Er ist nicht selten größer als der eigentlich zu messende pulmonale Widerstand.

Verschlußmethode

Bei der „Verschlußmethode" [3] wird der Atemweg (Tubus) in- oder exspiratorisch kurzfristig okkludiert (Abb. 2). Der sofortige Abfall des Atemwegsdrucks ($p_{max} - p_1$) ergibt wiederum die treibende Druckdifferenz (p_{res}) für die dynamischen, nichtelastischen Widerstände. Die Resistance (R_{min}), die sich aus dieser Druckdifferenz errechnet, ist niedriger als die nach der Elastancesubtraktionsmethode berechnete. Nach Untersuchungen von Rossi et al. [31] spiegelt sie den Strömungswiderstand in den zentralen Atemwegen wider. Danach fällt der Druck dann noch weiter ab; dieses Phänomen entsteht vermutlich durch ventilatorische Umverteilung („Pendelluft") und durch die besonderen viskoelastischen Eigenschaften des respiratorischen System (sog. „stress relaxation"). Die Druckdifferenz ($p_{max} - p_2$), die sich am Ende der Okklusionsphase errechnet, ergibt einen höheren Widerstand (R_{max}),

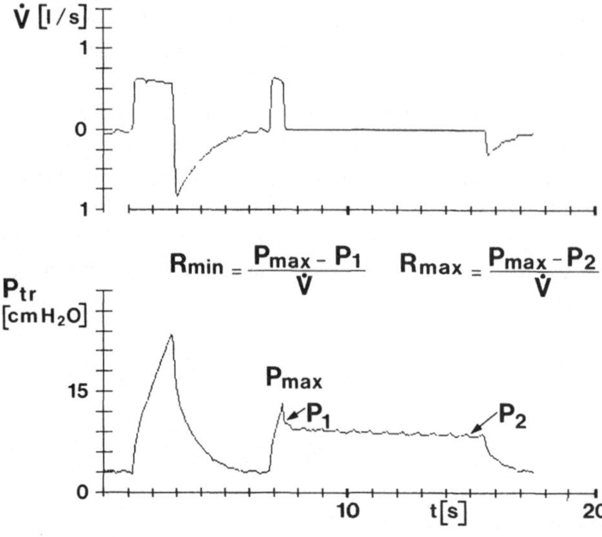

Abb. 2. Bestimmung der Gesamtresistance des Atemsystems nach der Verschlußmethode: Nach kurzfristiger Okklusion der Atemwege (hier inspiratorisch) fällt der Atemwegsdruck rasch von p_{max} auf p_1 ab; der nachfolgende Druckabfall ergibt p_2. Mit dem Flow $(\dot{V})$ unmittelbar vor Verschluß errechnen sich daraus 2 unterschiedliche Resistancewerte (R_{min} und R_{max}; näheres s. Text)

der somit ventilatorische Umverteilungsphänomene in der Lungenperipherie miteinschließt.

Bei Patienten mit chronisch-obstruktiven Atemwegserkrankungen lassen sich größere Unterschiede zwischen R_{max} und R_{min} nachweisen, die vermutlich als Ausdruck peripherer ventilatorischer Verteilungsstörungen anzusehen sind.

Die Messung der Resistance ist in der Intensivmedizin nicht verbreitet. Es ist allgemeine Überzeugung, daß im Rahmen des üblichen Lungenversagens im wesentlichen die Compliance verändert ist, obschon auch beim ARDS Anstiege der Resistance beobachtet werden [27]. Bei schwerem obstruktivem Lungenversagen (z. B. Status asthmaticus, COPD-Dekompensation) könnte die Überwachung der Resistance sicher für die Verlaufskontrolle wichtig sein. Da jedoch die Messungen stets nur bei kontrollierter Beatmung (meist sogar unter Muskelrelaxation) durchgeführt werden können, bleibt die Anwendung insgesamt begrenzt.

Statische Compliance

Die Compliance hat in der Intensivmedizin einen wesentlich größeren Stellenwert. In der Regel wird darunter jedoch die dynamische Compliance verstanden, die für eine quantifizierende Aussage wenig geeignet ist. Nur die effektive Compliance, die aus der Druckdifferenz am Ende einer inspiratorischen Pause gemessen wird, erfüllt einigermaßen statische Voraussetzungen; dennoch ist die normale Pause für den erforderlichen völligen Strömungsstillstand meist zu kurz.

Korrekter ist die Messung der Compliance unter wirklich statischen Bedingungen, die nur bei einer Okklusionsdauer von mindestens 4–5 s erreicht werden.

Die Messung dieser statischen Compliance und die Auswertung von Druck-Volumen-Diagrammen unter statischen Bedingungen bieten Entscheidungshilfen zur Beatmungstherapie und diagnostische Möglichkeiten zur Verlaufskontrolle.

Auch hierbei wird i. allg. die Compliance des gesamten Lungen-Thorax-Systems abgeleitet. Um die Lungencompliance selektiv zu berechnen, wäre die Messung des Ösophagusdrucks als Analog des Alveolardrucks erforderlich. Dieser ist jedoch beim Liegenden nur fraglich repräsentativ und bei Intensivpatienten außerdem durch Herzschlagamplituden stark „verrauscht". Auch die Messung des zentralvenösen Drucks bietet als Alternative keine Vorteile [18, 21]. Bei Intensivpatienten wird der Thoraxwandanteil der Gesamtcompliance ohnehin meist konstant bleiben; Änderungen des Abdominalanteils sind jedoch zu berücksichtigen.

Die statische Compliance des Lunge-Thorax-System ($C_{rs,st}$) wird nach folgender Formel bestimmt:

$$C_{rs,st} = \frac{\text{Volumenanteil (inspiratorisch/exspiratorisch)}}{\text{Druckdifferenz (Verschluß-bzw. Plateaudruck)} - \text{PEEP}}$$

Dabei müssen statische Bedingungen vorliegen, d. h. die Gasströmung muß im gesamten System zum Stillstand gekommen sein.

Aus Druck-Volumen-Diagrammen, die unter quasistatischen Bedingungen erstellt wurden, können eine Reihe aufschlußreicher Parameter abgeleitet werden:

- *statische Compliance,* aus der Steigung sowohl der inspiratorischen als auch der exspiratorischen Druck Volumen-Kurve [4, 12, 19, 23, 24];
- *„inflection point",* aus der Form der inspiratorischen Druck-Volumen-Kurve [9, 17, 20];
- *Hysterese,* aus der Fläche zwischen der inspiratorischen und der exspiratorischen Druck-Volumen-Kurve [5, 17, 26].

Insbesondere die statische Compliance hat in den letzten Jahren in der Intensivmedizin praktische Bedeutung erlangt. So mißt z. B. die Gruppe um Gattinoni [13] die statische Compliance, um ein wichtiges Entscheidungskriterium in der Behandlung des schweren Lungenversagens zu bekommen.

Die Messung der Compliance unter statischen Bedingungen ist nur bei vollständiger Muskelrelaxation (oder zumindest tiefer Sedierung) sinnvoll. Insofern wird dieser Parameter in der Regel nur bei Patienten mit schwerer Ateminsuffizienz gemessen werden; da dieser Parameter jedoch ein recht aufschlußreiches Maß für den Schweregrad der atemmechanischen Beeinträchtigung (und damit für das Ausmaß der Lungenschädigung) ist, kann es u. U. sinnvoll sein, den Patienten für diese Untersuchung kurzfristig zu relaxieren.

Verschiedene Verfahren sind für die Messung empfohlen worden:
- schrittweise Inflation und Deflation in Volumenstufen mittels einer großen Spritze [13, 23],
- langsame kontinuierliche Inflation und Deflation mit niedrigem konstanten Flow (1,7 l/min) [24].

Alle diese Verfahren gehen von der Annahe aus, daß die induzierte Volumenänderung (z. B. das Spritzenvolumen) real der Volumenänderung in der Lunge entspricht; diese Annahme ist jedoch nicht korrekt. In einer sorgfältigen Untersuchung zu diesem Problem fanden Gattinoni et al. [12] erhebliche Abweichungen der Meßergebnisse, wenn einige physikalische und physiologische Bedingungen nicht beachtet werden:

Zunächst müssen natürlich die physikalischen Gasbedingungen berücksichtigt werden; d. h. das applizierte Spritzenvolumen (trockenes Gas unter Umgebungstemperatur) muß auf Körperbedingungen (BTPS, d. h. feuchtes Gas, Körpertemperatur) umgerechnet werden. Dieser Einfluß allein vergrößert das Volumen um etwa 11,6 % [12], d. h. er vergrößert die gemessene Compliance. Er gilt grundsätzlich für alle derartigen Messungen und ist relativ einfach zu berücksichtigen.

Weitaus komplizierter ist aber die Berücksichtigung der Einflüsse des pulmonalen Gasaustausches während des Meßvorgangs. Dieser ist abhängig von dem pathophysiologischen Zustand des Patienten und damit sehr variabel und weitaus schwieriger zu erfassen.

Der Einfluß hängt im wesentlichen damit zusammen, daß der gesamte Meßvorgang eine längere Zeit in Anspruch nimmt. Je nach Verfahren kann er bis zu 90 s dauern. Während dieser Zeit geht die O_2-Aufnahme in der Lunge fortlaufend weiter; das bedeutet, daß das tatsächliche Lungenvolumen um diesen Betrag vermindert wird. Diese Volumenreduktion ist keinesfalls zu vernachlässigen:

In einer eigenen Untersuchung [35] wurden als Volumendefizit durch O_2-Aufnahme, je nach der metabolischen Situation des Patienten, bis zu 474 ml (im Mittel 314 ± 67 ml) berechnet.

Anders als die bei dem Meßvorgang kontinuierlich anhaltende O_2-Aufnahme aus dem Lungenvolumen, wird CO_2 nur begrenzt dem Lungenvolumen hinzugefügt. Analog der CO_2-Kinetik Apnoe äquilibriert sich die alveoläre CO_2-Konzentration rasch und paßt sich dem gemischtvenösen an. Wegen des großen Verteilungsraums im Gesamtorganismus steigt der gemischtvenöse $p_v CO_2$ in der Apnoe jedoch nur langsam (etwa 1–2 mm Hg/min) an. So ist die entgegengerichtete Volumenverschiebung durch CO_2-Übertritt aus dem Blut in die Alveole wesentlich kleiner (im Mittel 97 ± 14 ml) [35].

Insgesamt beeinflussen also die Gasaustauschphänomene die Meßergebnisse erheblich; die exspiratorisch gemessene statische Compliance wurde dadurch im Mittel um 26 % vermindert.

Dies ist um so kritischer, als es erheblichen methodischen Aufwand kostet, um insbesondere die Gasaustauscheinflüsse zu kompensieren. Hierfür muß der aktuelle Metabolismus gemessen werden, entweder nach dem Fickschen Prinzip (Herzzeitvolumen, gemischtvenöse und arterielle Gasvolumina) oder mit entsprechenden nichtinvasiven Verfahren aus den Atemgasen.

Dieser methodische Fehlereinfluß scheint auch (zumindest zum großen Teil) für ein Phänomen verantwortlich zu sein, das bisher von einigen Untersuchern als besonderer diagnostischer Hinweis gedeutet wurde.

Bei dem Spritzenmanöver mit Inflation und anschließender Deflation kann gelegentlich das inspiratorisch applizierte Volumen nicht wieder vollständig zurückgewonnen werden; es verbleibt scheinbar ein gewisses Restvolumen („unrecovered volume") in der Lunge zurück. Gattinoni et al. [12] konnten nachweisen, daß dieses scheinbare Restvolumen sich zum großen Teil durch die Einflüsse des Gasaustausches und der physikalischen Gasbedingungen erklären läßt.

Dementsprechend ist möglicherweise auch das Phänomen der sog. „Hysterese", also der Verschiebung der deflatorischen Druck-Volumen-Kurve von der inflatorischen Kurve, ein z. T. nur methodischer Artefakt.

Einzelschrittverfahren

Der Einfluß der Volumenveränderung auf die Bestimmung der statischen Compliance läßt sich praktisch völlig vermeiden, wenn der eigentliche Meßvorgang nur kurze Zeit (d. h. wenige Sekunden) in Anspruch nimmt. Wir haben ein automatisches PC-gesteuertes Verfahren entwickelt, das von einem anderen Konzept ausgeht [35]. Die verschiedenen Volumenstufen entstehen hierbei nicht aufeinanderfolgend in einen einzigen Ablauf, sondern werden einzeln in den normalen Beatmungszyklus interponiert (Abb. 3). Für jede einzelne Volumenstufe wird die Beatmung inspiratorisch oder exspiratorisch durch Okklusion über ein computergesteuertes pneumatisches Ventil kurzzeitig (5 s) unterbrochen. Vor jeder Okklusion wird der Patient mit 5 Atemzügen normal beatmet.

Dieses Verfahren bietet 2 Vorteile:

1) Innerhalb der kurzen Verschlußzeit von 5 s ist der Fehlereinfluß durch den pulmonalen Gasaustausch praktisch nicht wirksam.
2) Jede Meßstufe basiert auf den aktuellen Beatmungsbedingungen (aktuelles FRC, unveränderter Beatmungszyklus), jeder Meßpunkt für die statische Mechanik geht also von der gleichen Ausgangslage des Lungen-Thorax-Systems aus.

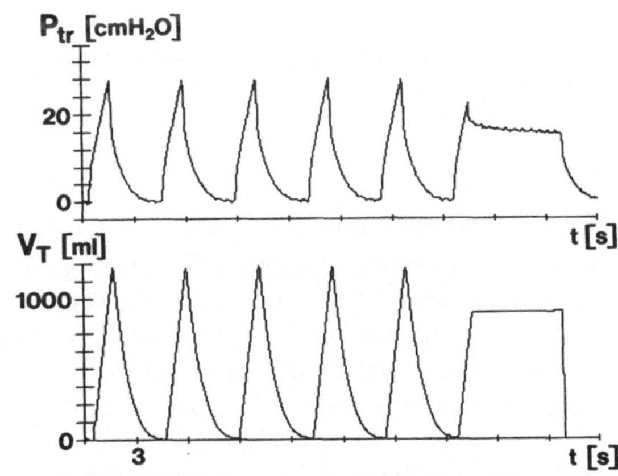

Abb. 3. Bestimmung der statischen Compliance unter kontrollierter Beatmung nach der Einzelschrittmethode. Nach einer Anzahl normaler Beatmungszyklen wird der Atemweg inspiratorisch (wie hier) oder exspiratorisch kurzfristig (5 s) verschlossen. Der Munddruck *(p_{tr})* sinkt während dieser Zeit noch etwas weiter ab; die Druckdifferenz (gegen PEEP) am Ende dieser statischen Phase ergibt mit dem Volumen *(V_T)* bei Verschlußbeginn die statische Compliance. Aus einer Reihe von solchen in- und exspiratorischen Verschlußmanövern läßt sich eine statische Druck-Volumen-Kurve erstellen (s. Abb. 4)

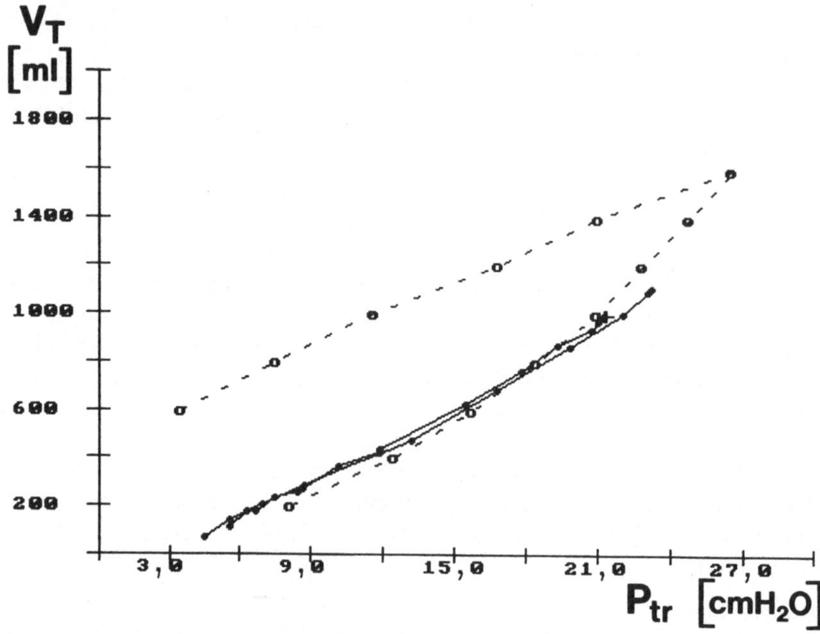

Abb. 4. Bestimmung der statischen Druck-Volumen-Kurven mit 2 unterschiedlichen Verfahren: 1) Spritzenverfahren: kontinuierliche stufenweise Inflation und Deflation *(gestrichelte Linie);* das Meßstufenvolumen wurde weder für die Gasbedingungen noch für den Gasaustauscheffekt korrigiert. 2) Automatisches Einzelschrittverfahren *(durchgezogene Linie):* Hier wurde das Meßstufenvolumen auf Körperbedingungen (BTPS) umgerechnet; der Gasaustauscheffekt kann unberücksichtigt bleiben. Inspiratorisch stimmen beide Verfahren hier noch gut überein; beim Spritzenverfahren kompensiert der Fehler der unberücksichtigten Gasbedingungen den Fehler des unberücksichtigten Gasaustausches. In der Deflationsphase des Spritzenverfahrens wird jedoch der Meßfehler erheblich. Die Hysterese ist ausgeprägt; am Ende fehlt ein Volumen von etwa 600 ml („unrecovered volume")

Eigene Untersuchungen in unserer Intensivstation bei beatmeten Patienten mit Ateminsuffizienz bestätigen die Bedeutung dieser Fehlereinflüsse (Abb. 4).

Bei statischen Druck-Volumen-Kurven mit unserer Einzelschrittmethode (also ohne Gasaustauscheinflüsse) ist eine Hysterese nicht mehr nachweisbar. Bei der herkömmlichen Spritzenmethode jedoch sind sowohl die Hysterese als auch das verlorenen Restvolumen sehr ausgeprägt.

Dies schließt zwar grundsätzlich nicht aus, daß eine „statische" Hysterese bei sehr extremen ventilatorischen Verteilungsstörungen dennoch gelegentlich auftreten könnte, jedoch möchten wir die klinische Relevanz dieses Phänomens zunächst in Frage stellen.

Weitere Untersuchungen, die die Fehlereinflüsse des Verfahrens sehr genau berücksichtigen, scheinen hier angebracht.

„Inflection point"

Zu Beginn der Druck-Volumen-Kurve, bei noch niedrigem Lungenvolumen, fällt bei Patienten mit ventilatorischen Verteilungsstörungen gelegentlich eine deutlich flachere Steigung auf. Erst nach einem sog. „inflection point" gewinnt die Kurve ihre aktuelle, compliancebedingte Steigung. Die Ursache dieses flacheren Anfangsteils der Druck-Volumen-Kurve könnte durch Alveolarkollaps unterhalb des „closing volume" zustande kommen [9, 20].

Lemaire et al. [22] konnten nachweisen, daß eine Steigerung des externen PEEP über das Niveau des „inflection point" hinaus offenbar kollabierte Alveolarbereiche eröffnet, da sich die Oxygenierung danach wesentlich verbesserte.

Matamis et al. [26] zeigten, daß die Form der statisch gemessenen (1,7-l-Spritze) inspiratorischen Druck-Volumen-Kurven gut die Verlaufsstadien eines ARDS charakterisieren. Während bei normaler Lungenfunktion und unauffälligem Röntgenbefund die Compliance normal bleibt und weder Hysterese noch „inflection point" nachweisbar sind, werden im Frühstadium des ARDS mit alveolären Verschattungen im Röntgenbild trotz normaler Compliance bereits Hysterese und „inflection point" sichtbar. Diese verstärken sich im weiteren Verlauf des ARDS, und die Compliance sinkt. Im ARDS-Spätstadium der Fibrose ist die Compliance extrem erniedrigt, Hysterese und „inflection point" sind dagegen nicht mehr nachweisbar, da keine weiteren Alveolen zu rekrutieren sind. Bei der Bewertung dieser Ergebnisse ist allerdings die obengenannte Problematik der Hysterese-Bildung zu berücksichtigen! Wird die Compliance nicht statisch, sondern aus der dynamischen Druck-Volumen-Kurve als sog. *effektive Compliance* bestimmt, so ist das korrekte Ausgangsniveau für die Druckdifferenz wichtig. Für die Berechnung der statischen wie der effektiven Compliance ist natürlich die Druckdifferenz zwischen Plateaudruck und PEEP maßgebend. Dies ist unproblematisch, solange es sich um einen externen, am Respirator eingestellten und direkt meßbaren PEEP handelt. Wird er nicht berücksichtigt, so wird die Compliance falsch zu niedrig ermittelt.

„Intrinsic PEEP"

Bei Berechnung der effektiven Compliance muß neben einem externen PEEP auch ein evtl. vorliegender „intrinsic PEEP" berücksichtigt werden. Dieser „intrinsic PEEP" (oder „Auto-PEEP" [29]) ist jedoch nicht direkt ablesbar und wird in der Regel übersehen.

Dabei ist er unter kontrollierter Beatmung nach dem Verfahren von Rossi et al. [32] relativ einfach abzuschätzen:

Werden Trachealdruck und Flow simultan registriert, so fällt bei Patienten mit „intrinsic PEEP" auf, daß im Moment des Inspirationsbeginns der Trachealdruck bereits über den eingestellten PEEP angestiegen ist (Abb. 5). Mit diesem initialen Druckanstieg über das eigentliche exspiratorische Druckniveau hinaus muß der „intrinsic PEEP" obstruktiver Lungenbezirke überwunden werden, damit die inspiratorische Gasströmung überhaupt einsetzen kann.

Bei Berücksichtigung eines vorhandenen „intrinsic PEEP" ist die korrekte Compliance deutlich größer.

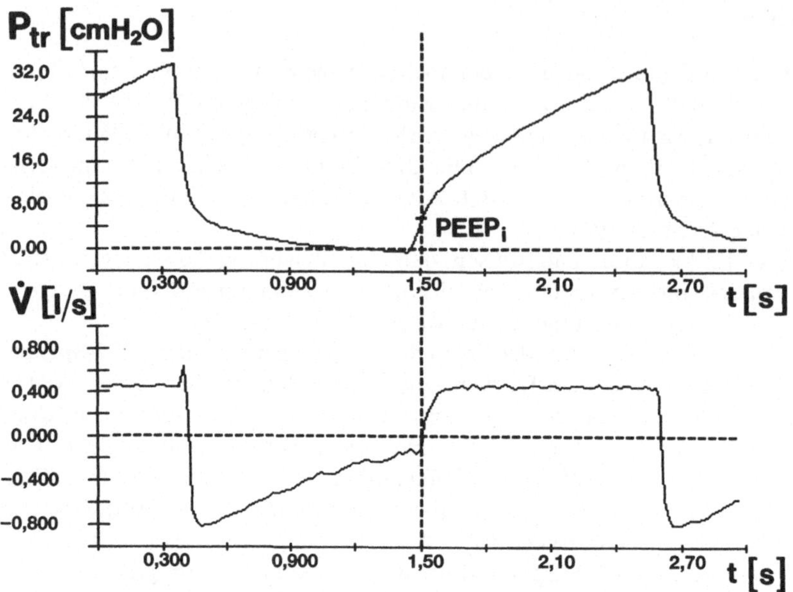

Abb. 5. Nachweis des „intrinsic PEEP" *(PEEP$_i$)*. Bei simultaner Aufzeichnung von Trachealdruck *(p$_{Tr}$)* und Flow *(V̇)* entspricht der Druckanteil bei Beginn der inspiratorischen Gasströmung dem PEEP$_i$

Messungen von Rossi et al. [32] haben gezeigt, daß bei vielen ateminsuffizienten Patienten in der Intensivmedizin (insbesondere Patienten mit chronisch-obstruktiver Lungenerkrankung) mit einem „intrinsic PEEP" in nennenswerter Höhe (d. h. auch über 10 cm H$_2$O) gerechnet werden muß. Liegt dieser „intrinsic PEEP" über dem eingestellten externen PEEP-Niveau, so muß ersterer als Ausgangswert der Druckdifferenz für die Berechnung der Compliance herangezogen werden. Dies wird in der Regel nicht berücksichtigt; daraus resultiert eine erhebliche Unterschätzung der effektiven Compliance (Fehler bis zu 48%).

Keines der im Respirator inkorporierten automatischen Programme zur Berechnung der Compliance berücksichtigt den Einfluß eines evtl. vorhandenen „intrinsic PEEP"; in solchen Fälle ergeben sich erhebliche Fehlberechnungen.

Für den Kliniker hat die Berücksichtigung des „intrinsic PEEP" u. U. erhebliche Bedeutung. Der „intrinsic PEEP" is natürlich von der Dauer der Exspiration abhängig. Sein Einfluß muß daher insbesondere bei „inversed ratio ventilation" (IRV) berücksichtigt werden; hier ist er zur Eröffnung regionaler Alveolarbezirke (sog. „individual PEEP") sogar erwünscht. Doch auch unter Spontanatmung wird der „intrinsic PEEP" wirksam, und dann hat er nachteilige Folgen: Da die Atemmuskulatur vor jeder Inspiration zunächst den „intrinsic PEEP" überwinden muß, erhöht sich dadurch die Atemarbeit. Bei „Weaningversuchen" mit beschleunigter Spontanatmung kann diese zusätzliche Belastung den Erfolg beeinträchtigen.

Atemarbeit

Es gibt kaum klinische Studien, die sich im Bereich der Intensivmedizin konkret mit der Messung der Atemarbeit befassen. Das mag an den meßtechnischen Problemen liegen; wesentlicher erscheint allerdings, daß selten klinische Konsequenzen aus den Meßergebnissen abgeleitet werden können. Unter kontrollierter Beatmung wird die Atemarbeit vom Respirator geleistet, bei Mischformen der Beatmung, etwa IMV oder CPAP-Atmung am Respirator, kann allerdings die zusätzliche Atemarbeit durch Demandventile bedeutsam werden [11]. Unter der früher häufig eingesetzten assistierten Beatmung (AMV) kann bei unsensibler Triggereinstellung die Atemarbeit für den Patienten erheblich ansteigen [25].

Unter Spontanatmung (besonders beim Weaning nach respiratorischer Insuffizienz) bekommt die erhöhte Atemarbeit große Bedeutung: Sie kann Ursache der frühzeitigen Ermüdung der Atemmuskulatur („respiratory muscle fatigue") sein und damit den Erfolg des Weaning in Frage stellen. Allerdings ist die Fähigkeit, erhöhte Atemarbeit zu bewältigen, abhängig von der individuellen und aktuellen Kraft der Atemmuskulatur. Daher nutzt eine Quantifizierung der Atemarbeit für diese Frage wenig; wesentlich aussagekräftiger ist der Nachweis einer aktuellen Überlastung der Atemmuskulatur, für den bessere Verfahren zu Verfügung stehen.

„Respiratory Muscle Fatique"

Trotz der zentralen Rolle des respiratorischen Pumpversagens in der Intensivmedizin hat die Problematik der Ermüdung der Atemmuskulatur („respiratory muscle fatigue") nur zögernd Interesse gefunden. Dabei gibt es heute eine Reihe von Verfahren, die auch für intensivmedizinische Probleme zu nutzen sind (Übersicht s. bei 10]). Allerdings unterliegen alle Verfahren, die unabhängig von der Mitarbeit des Patienten durchführbar sind, verschiedenen methodischen und physiologischen Einschränkungen.

Munddruckanalysen. Unter Spontanatmung wird die Kontraktion der Atemmuskulatur als negativer Druck auf die Lungen übertragen und bewirkt damit die ventilatorische Pumpfunktion. Wird die Ventilation durch Verschluß der Atemwege unterbunden, so wird dieser Druck durch die gesamte Lunge übertragen und kann als Munddruck gemessen werden. Bei spontanatmenden Patienten lassen sich daher mit Analysen des Munddrucks unter kurzfristiger Okklusion während der Inspiration aufschlußreiche Meßgrößen zum Atemantrieb bestimmen. Dies ist auch während kurzfristiger Entwöhnungsphasen möglich.

Die maximale inspiratorische Kraft, die von der Atemmuskulatur aufgebracht werden kann, ist mit dem *maximalen inspiratorischen Druck (p$_{imax}$)* meßbar. Allerdings muß hierbei das aktuelle Lungenvolumen mitberücksichtigt werden, da die Effektivität der Kraftübertragung von der Zwerchfellkonfiguration abhängt. Außerdem erfordert diese Untersuchung eine gute Mitarbeit des Patienten, die selbst bei kooperativen Intensivpatienten selten erwartet werden kann. So ist dieser Parameter für die intensivmedizinische Überwachung nicht nutzbar.

Der *Mundokklusionsdruck nach 100 ms (sog. $p_{0,1}$)* könnte dagegen auch in der Intensivmedizin ein aufschlußreicher Überwachungsparameter werden:

Die Methode geht auf Whitelaw et al. [36] zurück; sie konnten 1975 nachweisen, daß bei Atemwegsokklusion der Munddruck innerhalb der ersten 100 ms nach Beginn der Inspiration ein direktes Maß für die aktuelle inspiratorische Kraftentwicklung ist, der nicht durch andere physiologische Kompensationsreaktionen auf den Verschluß (z. B. verstärker Antrieb oder Atemstillstand) beeinträchtigt wird. So ist $p_{0,1}$ ein Maß für den aktuellen neuromuskulären Atemantrieb.

Das Verfahren ist einfach: Der Patient atmet spontan über ein Nichtrückatmungsventil (z. B. Rudolph-Ventil). Mit Beginn der Inspiration wird der Atemweg kurzfristig (für etwa 150 ms) durch ein steuerbares (pneumatisches oder elektromagnetisches) Ventil verschlossen. Dabei wird der Munddruck (gegen den Umgebungsdruck) direkt am Tubus bzw. am Mundstück gemessen und 100 ms nach Beginn der Inspiration abgelesen.

Das Verfahren belastet den Patienten nicht; in der Regel nimmt er das kurze Inspirationsmanöver nicht wahr.

Bei lungengesunden Menschen unter normalen Bedingungen liegt der Mundokklusionsdruck ($p_{0,1}$) bei etwa 3 —4 cm H_2O; bei hohem Ventilationsbedarf kann er kurzfristig deutlich über 10 cm H_2O gesteigert werden.

Patienten mit chronisch-obstruktiver Lungenerkrankung (COPD) atmen aufgrund ihrer beeinträchtigten Atemmechnik ständig unter erhöhter Atemarbeit. Bei drohender respiratorischer Dekompensation muß der neuromuskuläre Atemantrieb erheblich gesteigert werden, um noch eine ausreichende Ventilation aufrechtzuerhalten. So werden bei COPD-Patienten in dieser Phase sehr hohe Mundokklusionsdrücke ($p_{0,1}$ von ca. 8 cm H_2O) gemessen [8]; dies würde bei lungengesunden Personen einer Ventilation von 50–70 l/min entsprechen [36]. Die COPD-Patienten atmen in dieser Situation also unter äußerster Arbeitsbelastung; hinzu kommt, daß das Zwerchfell wegen der Lungenüberblähung abgeflacht ist und somit unökonomisch arbeiten muß. Unter diesen Bedingungen droht die Ermüdung der Atemmuskulatur („respiratory muscle fatique") und damit der Zusammenbruch der Ventilationsfunktion (Globalinsuffizienz).

So läßt sich mit Hilfe des $p_{0,1}$ das Ausmaß des aktuell erforderlichen Atemantriebs messen und die Bedrohung einer Ermüdung der Atemmuskulatur abschätzen. Dies kann auch bei intensivmedizinischen Problemen wichtige Aussagen bringen.

Sassoon et al. [33] untersuchten 12 COPD-Patienten, die wegen akuter pulmonaler Dekompensation apparativ beatmet (IMV, PEEP) werden mußten. Das Entwöhnnen vom Respirator wurde nach standardisierten Kriterien (stabile klinische Besserung, maximaler Inspirationsdruck < -20 cm H_2O, Vitalkapazität > 10 ml/kg KG) begonnen. Mit Beginn der Entwöhnung wurde der $p_{0,1}$ bestimmt. Obwohl alle Patienten nach den klinischen und laborchemischen Kriterien für eine Entwöhnung bereit erschienen, konnte mit der Bestimmung des $p_{0,1}$ der Erfolg oder Mißerfolg der Entwöhnung in allen Fällen sicher prognostiziert werden. Bei allen 7 Patienten mit einen $p_{0,1} < 6$ cm H_2O war das Weaning und die Extubation erfolgreich; dagegen mußten alle 5 Patienten mit einem $p_{0,1} > 6$ cm H_2O nach spätestens 24 h erneut intubiert und beatmet werden (4 dieser Patienten starben später). Nach dieser Untersuchung erscheint also der $p_{0,1}$ als ein guter Prädiktor, um die oftmals schwierige Entscheidung des Weaningzeitpunkts bei beatmeten COPD-Patienten genauer abzuschätzen.

Ähnliches ergibt eine Untersuchung von Aubier [1]: Er untersuchte 16 beatmete COPD-Patienten und verfolgte den Verlauf des $p_{0,1}$ vom Beginn der Beatmung an. Zu Beginn der Dekompensationsphase lagen die $p_{0,1}$-Werte bei allen Patienten hoch (6–8 cm H_2O). Im Verlauf der Behandlung sanken bei 11 Patienten die $p_{0,1}$-Werte fortlaufend bis auf Werte um 4 cm H_2O ab; diese konnten alle erfolgreich entwöhnt und extubiert werden. Bei den übrigen 5 Patienten blieb während der gesamten Beatmungsphase der $p_{0,1}$ unverändert hoch; obwohl sich der klinische Zustand auch bei diesen Patienten deutlich gebessert hatte, mußten sie nach der Extubation alle spätestens nach 48 h reintubiert werden.

Auch bei Patienten, die aus anderen Gründen als der Dekompensation einer COPD langzeitbeatmet werden mußten, ließ sich der Erfolg der Entwöhnung mit dem $p_{0,1}$ zuverlässig voraussagen [15].

Es bleibt allerdings zu berücksichtigen, daß der $p_{0,1}$ nur dann wesentlich erhöht sein kann, wenn die muskuläre Kraft hierfür noch ausreicht. Bei hochgradiger Schwäche der Atemmuskulatur (z. B. Muskelatrophie, Marasmus) muß bereits bei niedrigeren $p_{0,1}$-Werten mit einer muskulären Erschöpfung gerechnet werden. Hier wäre es wichtig, abzuschätzen, welcher $p_{0,1}$ maximal ($p_{0,1\,max}$) aufgebracht werden kann [8]. Da der maximale Atemantrieb bei nicht kooperativen Intensivpatienten meist nicht zu ermitteln ist, haben Holle et al. [16] einen analogen $p_{0,1\,max}$ unter CO_2-Belastung gemessen.

So könnte der $p_{0,1}$ ein aufschlußreicher, leicht bestimmbarer Parameter sein, mit dem der Erfolg einer Entwöhnung aus Langzeitbeatmung abgeschätzt werden kann; auf jeden Fall ist er wesentlich aussagekräftiger als alle anderen bisherigen klinischen und laborchemischen Kriterien.

Als Maß für die „Pumpfunktion" des Zwerchfells – und damit indirekt als Maß des Atemantriebs – kann auch die transdiaphragmale Druckdifferenz (gemessen über Ballonsonden als Differenzdruck zwischen Magen und Ösophagus) herangezogen werden. Für die Prognose des Weanings scheint dieses Verfahren allerdings weniger gut geeignet zu sein als die Mundverschlußmethode [30]. Bei der Interpretation muß (ähnlich wie beim maximalen inspiratorischen Verschlußdruck) auch hier das Lungenvolumen berücksichtigt werden, wodurch der Meßvorgang komplizierter wird.

Wie bei der Mundverschlußdruckmethode ist es bei unkooperativen Intensivpatienten auch hiermit schwierig, die individuell maximal aufwenbare Kraft zu bestimmen. Aubier et al. [2] haben diese Willküranstrengung durch beidseitige Phrenikusstimulation ersetzt und konnten damit die individuelle Grenze zur Muskelermüdung bestimmen. Obwohl diese Methode den Patienten offenbar nur gering belastet, wird sie doch bei Intensivpatienten nicht als Routinebestimmungen eingesetzt werden können.

Die Ermüdung der Zerchfellmuskulatur kann sehr subtil mit Hilfe der *Elektromyographie (EMG)* nachgewiesen werden [14]. Hierbei wird die elektrische Aktivität des Zwerchfells über eine Ösophagussonde abgeleitet; durch Frequenzfilter wird das EMG-Frequenzspektrum in 2 Komponenten (25–45 Hz und 150–350 Hz) aufgeteilt und das Verhältnis der integrierten Signale beider Komponenten zueinander (sog. H/L-Verhältnis) bestimmt. Bei drohender Ermüdung der Muskulatur kommt es rasch zu einem Abfall des H/L-Verhältnisses, noch bevor die Ermüdung klinisch manifest wird. Werden bei COPD-Patienten in der Entwöhnungsphase EMG und $p_{0,1}$ gleichzeitig bestimmt, so fällt auf, daß selbst bei hochgradiger Muskelschwäche (rascher Abfall des H/L-Verhältnisses im EMG) zu Beginn der Entwöhnung noch hohe $p_{0,1}$-Werte erreicht werden können [1]. Die Analyse des EMG-Frequenzspektrums bietet aufschlußreiche Einblicke in die Physiologie der Atemmuskulatur; das Verfahren wird jedoch vorerst eher wissenschaftlichen Fragestellungen vorbehalten bleiben.

Schlußfolgerung

Neue Untersuchungen ergeben, daß spezielle Meßverfahren zur Atemmechanik und zum Atemantrieb durchaus wichtige Informationen bei der Überwachung beatmeter Patienten geben können. So kann die statische Compliance eine wertvolle Hilfe bei der Beatmungsindikation und bei der Verlaufskontrolle der pulmonalen Insuffizienz bieten. Allerdings sind dabei die Einflüsse der physikalischen Gasbedingungen und des pulmonalen Gasaustausches zu berücksichtigen, da sonst mit erheblichen Fehlern gerechnet werden muß. Durch Veränderung der Methodik kann dieser Fehlereinfluß ausgeschaltet werden. Die Messung des neuromuskulären Atemantriebes mit Hilfe der Verschlußdruckmethode (sog. $p_{0,1}$) scheint bei der Indikation zur Entwöhnung von der Beatmung wichtige Informationen zu liefern, zumindest in der Behandlung chronisch-obstruktiver Atemwegserkrankungen. Er erscheint lohnenswert, den Einsatz dieser (praktisch nichtinvasiven) Verfahren für die Intensivmedizin zu überprüfen, zumal solche Methoden durch die modernen, computergestützten Respiratoren unterstützt würden.

Literatur

1. Aubier M (1987) Role of respiratory muscles in weaning. In: Vincent JL (ed) Update in intensive care and emergency medicine, vol 3: Update 1987. Springer, Berlin Heidelberg New York Tokyo, pp 240–249
2. Aubiert M, Murciano D, Lecocguic Y, Viires N, Pariente R (1985) Bilateral phrenic stimulation: a simple technique to assess diaphragmatic fatigue in humans. J Appl Physiol 58:58–64
3. Bates JHT, Rossi A, Milic-Emili J (1985) Analysis of the behavior of the respiratory system with constant inspiratory flow. J Appl Physiol 58:1840–1848
4. Benito S, Lemaire F, Mankikian B, Harf A (1985) Total respiratory compliance as a function of lung volume in patients with mechanical ventilation. Intensive Care Med 11:76–79
5. Benito S, Mancebo J (1988) Thoraco-pulmonary pressure/volume relationship during mechanical ventilation. In: Vincent JL (ed) Update in intensive care and emergency medicine, vol 5: Update 1988. Springer, Berlin Heidelberg New York Tokyo, pp 744–752
6. Brunner JX, Langenstein H, Wolff G (1985) A simple method for estimating compliance. Crit Care Med 13:675–678
7. Burchardi H, Schellstede A, Faltenbacher B, Stelzner J (1976) Analysis of respiratory resistance during artificial ventilation by means of pressure vs. flow diagrams. In: Ulmer

WT (Hrsg) Atmungsregulation. Bochum Verhandlungen der Gesellschaft für Lungen-und Atmungsforschung, Bd 6, S 74–87)

8. Criee CP (1988) Analysis of inspiratory mouth pressures. Prax Klin Pneumol 42:820–826

9. Demedts M, Clement J, Stanescu DC, Woestijne KP van de (1975) Inflection point on transpulmonary pressure-volume curves and closing volume. J Appl Physiol 38:228–235

10. Dureuil B, Aubier M (1988) Assessment of diaphragmatic function in the intensive care unit. Intensive Care Med 14:83–85

11. Falke KJ, Samodelov LF (1986) Inspiratory work of breathing with CPAP-systems. In: Vincent JL (ed) Update in intensive care and emergency medicine vol 1. Berlin Heidelberg New York Tokyo, pp 96–100

12. Gattinoni L, Mascheroni D, Basilico E, Foti G, Pesenti A, Avalli L (1987) Volume/pressure curve of total respiratory system in paralysed patients: artefacts and correction factors. Intensive Care Med 13:19–25

13. Gattinoni L, Pesenti A, Mascheroni D et al. (1984) The role of static lung compliance in the management of severe ARDS unresponsive to conventional treatment. Intensive Care Med 10:121–126

14. Gross D, Grassino A, Ross WRD, Macklem PT (1979) Electromyogram pattern of diaphragmatic fatigue. J Appl Physiol 46:1–7

15. Herrera M, Blasco J, Venegas J, Barba R, Doblas A, Marquez E (1985) Mouth occlusion pressure (p0.1) in acute respiratory failure. Intensive Care Med 11:134–139

16. Holle RHO, Montgomery AB, Schoene RB, Rindfleisch S, Pierson DJ, Hudson LD (1983) High central respiratory drives in patients who fail ventilator weaning. Am Rev Respir Dis 127:88

17. Holzapfel L, Robert D, Perrin F, Blanc PL, Palmier B, Guerin C (1983) Static pressure-volume curves and effects of positive end-expiratory pressure on gas exchange in adult respiratory distress syndrome. Crit Care Med 11:591–597

18. Hylkema BS, Barkmeijer-Degenhart P, Mark TW van der, Peset R, Sluiter HJ (1983) Central venous vs. esophageal pressure changes for calculation of lung compliance during mechanical ventilation. Crit Care Med 11:271–:275

19. Hylkema BS, Barkmeyer-Degenhart P, Grevink RG, Mark TW van der, Peset R, Sluiter HJ (1985) Lung mechanical profiles in acute respiratory failure: Diagnostic and prognostic value of compliance at different tidal volumes. Crit Care Med 13:637–640

20. Ingram RH, O'Cain C, Fridy WW (1974) Simultaneous quasi static lung pressure-volume curves and „closing volume" measurements. J Appl Physiol 36:135–141

21. Jardin F, Genevray B, Brun-Ney D, Bourdarias J-P (1985) Influence of lung and chest wall compliances on transmission of airway pressure to the pleural space in critically ill patients. Chest 88:653–658

22. Lemaire F, Harf A, Simmonneau G, Matamis D, Rivara D, Atlan G (1981) Echanges gaseux, courbe statique pression-volume et ventilation en pression positive de fin d'exspiration. Ann Anesth Fr 22:435–441

23. Mancebo J, Calaf N, Benito S (1985) Pulmonary compliance measurement in acute respiratory failure. Crit Care Med 13:589–591

24. Mankikian B, Lemaire F, Benito S, Brun-Buisson C, Harf A, Maillot JP (1983) A new device for measurement of pulmonary pressure-volume curves in patients on mechanical ventilation. Crit Care Med 11:897–901

25. Marini JJ, Capps JS, Culver BH (1985) The inspiratory work of breathing during assisted mechanical ventilation. Chest 87:612–618

26. Matamis D, Lemaire F, Harf A, Brun-Buisson C, Ansquer JC, Atlan G (1984) Total respiratory pressure-volume curves in the adult respiratory distress syndrome. Chest 86:58–66

27. Milic-Emili J, Rossi A (1989) Respiratory mechanics in ICU patients. In: Stanley TH, Sperry RJ (eds) Anesthesia and the lung. Kluwer, Dordrecht, pp 253–260
28. Neergaard K von, Wirz K (1927) Die Messung der Strömungswiderstände in den Atemwegen des Menschen, insbesondere bei Asthma und Emphysem. Z Klin Med 105:51–82
29. Pepe PE, Marini JJ (1982) Occult positive end-expiratory pressure in mechanically ventilated patients with airflow obstruction. Am Rev Respir Dis 126:166–170
30. Pourriat JL, Lamberto C, Hoang PH, Fournier JL, Vasseur B (1986) Diaphragmatic fatigue and breathing pattern during weaning from mechanical ventilation in COPD patients. Chest 90:703-707
31. Rossi A, Gottfried SB, Higgs BD, Zocchi L, Grassino A, Milic-Emili J (1985) Respiratory mechanics in mechanically ventilated patients with respiratory failure. J Appl Physiol 58:1849–1858
32. Rossi A, Gottfried B, Zocchi L et al. (1985) Measurement of static compliance of the total respiratory system in patients with acute respiratory failure during mechanical ventilation. The effect of intrinsic positive end-expiratory pressure. Am Rev Respir Dis 131:672–677
33. Sassoon CSH Te TT, Mahutte CK, Light RV (1987) Airway occlusion pressure. An important indicator for successful weaning in patients with chronic obstructive pulmonary disease. Am Rev Respir Dis 135:107–113
34. Sullivan M, Paliotta J, Saklad M (1976) Endotracheal tube as a factor in measurement of respiratory mechanics. J Appl Physiol 41:590–592
35. Sydow M, Burchardi H, Zinserling J, Ische H, Crozier TA, Weyland W (1991) Improved determination of static compliance by automated single volume steps in ventilated patients. Intensive Care Med 17:108–114
36. Whitelaw WA, Derenne J-P, Milic-Emili J (1975) Occlusion pressure as a measure of respiratory center output in conscius man. Respir Physiol 23:181–199

Monitoring der O_2-Versorgung und des O_2-Verbrauchs

H. Neuhof

Einleitung

Eine der wichtigsten Funktionen des Kreislaufs ist die Versorgung der Organe mit dem für ihren Stoffwechsel erforderlichen Sauerstoff. Die hämodynamischen Bedingungen, unter denen die benötigte O_2-Menge in die Gewebe transportiert wird, sind dabei nur von sekundärer Bedeutung. Solange kritische Grenzwerte nicht unterschritten werden, erlauben Blutdruck und Herzzeitvolumen, zweifellos wichtige Meßgrößen des Kreislaufs, keine sicheren Rückschlüsse auf den Funktionszustand und damit auf die Effizienz der letztlich für den Gasaustausch verantwortlichen Mikrozirkulation. Physiologische Meßwerte dieser Variablen sind keine Garantie für eine normale Kapillarperfursion. Die Überwachung der Makrozirkulation hinsichtlich des O_2-Transports bleibt uneingeschränkt trotzdem eine wertvolle intensivmedizinische Maßnahme, um die Grundvoraussetzungen für den Gasaustausch in der Mikrozirkulation zu wahren. Zur Beurteilung der Effizienz der Gewebeperfusion und damit der O_2-Versorgung der Zellen sind darüber hinaus jedoch zusätzlich metabolische und funktionelle Parameter erforderlich, nicht zuletzt auch zur Vermeidung einer auf die Makrozirkulation ausgerichteten „Therapiekosmetik".

Variablen des O_2-Transports in der Makrozirkulation

Die Variablen und errechneten Größen des O_2-Transports und O_2-Verbrauchs sind:

O_2-Konzentration im Blut: $C_aO_2 = (Hb \cdot 1,39 \cdot S_aO_2) + (p_aO_2 \cdot 0,003)\ [ml/100\ ml]$;

O_2-Verbrauch und O_2-Aufnahme: $\dot{V}O_2 = \dot{Q} \cdot D_{av}O_2\ [ml/min;\ ml/m^2/min]$;

O_2-Angebot: $DO_2 = \dot{Q} \cdot C_aO_2\ [ml/min;\ ml/m^2/min]$;

O_2-Extraktionsrate: $ERO_2 = \dfrac{\dot{V}O_2}{DO_2} = \dfrac{D_{av}O_2}{C_aO_2}$;

$$DO_2 = \frac{\dot{V}O_2}{ERO_2}$$

O_2-Angebot

Das totale O_2-Angebot (D O_2; „oxygen delivery") an die Gewebe ist das Produkt aus der arteriellen O_2-Konzentration ($C_a\,O_2$) und dem Herzzeitvolumen ($\dot{Q}'$; Abb. 1). Als kritische Grenze für das O_2-Angebot, bei dessen Unterschreitung sich eine Laktatazidose ausbildet und mit einer sehr hohen Letalität zu rechnen ist, wird für kritisch kranke Patienten ein Wert von 8 ml/kg KG · min (entsprechend ca. 300 ml/m² · min) angegeben [14]. Nach eigenen Untersuchungen liegt der Grenzbereich, unterhalb dessen es zum Schock kommt, für Patienten mit frischem Herzinfarkt zwischen 300 und 600 ml/m² · min und für Patienten mit Sepsis zwischen 400 und 800 ml/m² · min (Abb. 2). Bei Patienten mit ARDS fand sich unterhalb eines O_2-Angebots von 21 ml/ kg KG · min eine lineare Korrelation zum O_2-Verbrauch [7].

Im physiologischen Regelbereich sind Herzzeitvolumen und O_2-Angebot eng mit dem O_2-Bedarf und O_2-Verbrauch gekoppelt, da der Organismus die O_2-Extraktionsfraktion und damit die arteriovenöse O_2-Gehaltsdifferenz ($D_{av}\,O_2$: 3,5–5,5 Vol.%) in engen Grenzen konstant hält.

Beim Abfall des Herzzeitvolumens und O_2-Angebots (z. B. im hypodynamen Schock) erfolgt über einen begrenzten Bereich kompensatorisch eine vermehrte O_2-Extraktion, bevor die O_2-Versorgung der Gewebe unzureichend wird und sich dadurch der O_2-Verbrauch limitiert. Beim hyperdynamen septischen Schock ist hingegen die O_2-Extraktion gestört und der O_2-Verbrauch vermindert trotz eines „normalen" oft erhöhten Herzzeitvolumens und O_2-Angebots. Obgleich sich bei Betrachtung einer Vielzahl von Meßwerten vieler Patienten auch unter Einbeziehung

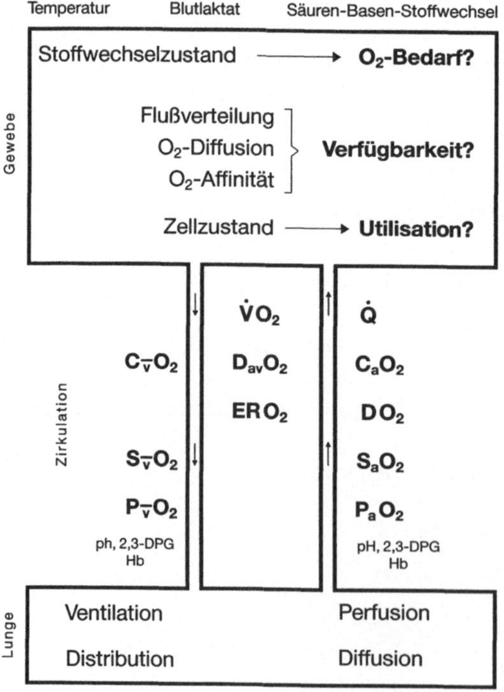

Abb. 1. Schematische Darstellung der den O_2-Transport und O_2-Verbrauch in das Gewebe determinierenden und limitierenden Faktoren

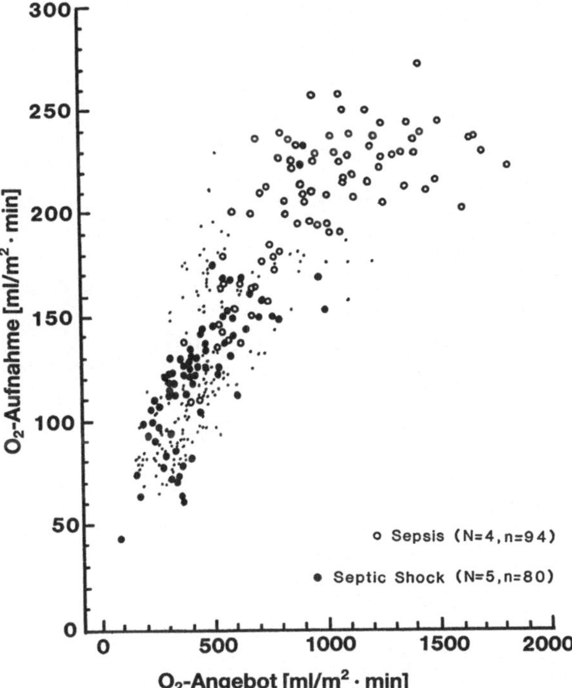

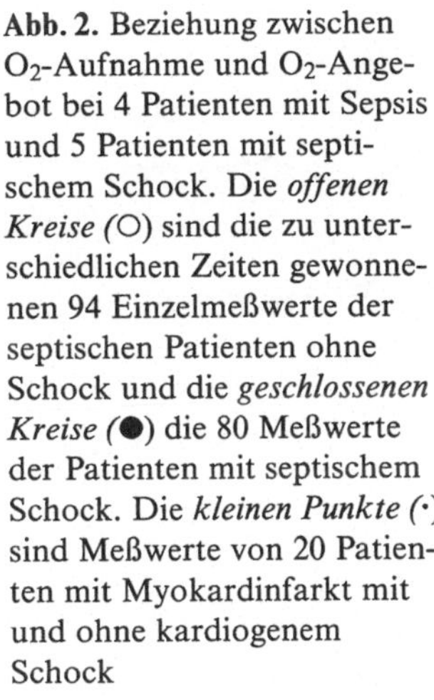

Abb. 2. Beziehung zwischen O_2-Aufnahme und O_2-Angebot bei 4 Patienten mit Sepsis und 5 Patienten mit septischem Schock. Die *offenen Kreise* (O) sind die zu unterschiedlichen Zeiten gewonnenen 94 Einzelmeßwerte der septischen Patienten ohne Schock und die *geschlossenen Kreise* (●) die 80 Meßwerte der Patienten mit septischem Schock. Die *kleinen Punkte* (·) sind Meßwerte von 20 Patienten mit Myokardinfarkt mit und ohne kardiogenem Schock

hypo- und hyperdynamer Schocksituationen statistisch eine Korrelation zwischen O_2-Aufnahme bzw. O_2-Verbrauch einerseits und Herzzeitvolumen bzw. O_2-Angebot andererseits nachweisen läßt, gilt diese Beziehung nicht verallgemeinernd für die Akutsituation des individuellen Schockpatienten. Die Kenntnis dieses Sachverhalts ist wichtig, um der Gefahr einer sich zur Zeit anbahnenden „therapeutischen Kosmetik des O_2-Angebots" zu entgehen.

Mit der Erhöhung des O_2-Angebots ist bei hypodynamen Schockformen im Zustand des manifesten Schocks auch eine Zunahme des aeroben Stoffwechsels (Zunahme von O_2-Aufnahme und O_2-Verbrauch verbunden [6, 8, 11]. Beim hyperdynamen septischen Schock liegt hingegen die Ursache des trotz hohen O_2-Angebots verminderten O_2-Verbrauchs im funktionellen Verhalten der Mikrozirkulation (vermehrte a.v.-Shuntperfusion) und im Zellstoffwechsel (gestörte O_2-Verwertbarkeit) begründet. Wenn bei einigen Patienten mit septischem Schock unter Therapiemaßnahmen eine Zunahme des Herzzeitvolumens, des O_2-Angebots und des O_2-Verbrauchs beobachtet werden konnte [2, 3, 6], so ist die Ursache der Verbesserung des oxidativen Stoffwechsels in einer Verbesserung der Mikrozirkulation mit Verbesserung der peripheren Verteilung und Verfügbarkeit von Sauerstoff zu sehen und nicht in der Vergrößerung eines zuvor unzureichenden Angebots durch die Makrozirkulation. Die Steigerung des Herzzeitvolumens und O_2-Angebots hat ohne die gleichzeitige Verbesserung des peripheren Gasaustauschs bei Sepsis und septischem Shock per se keine Zunahme des O_2-Verbrauchs zur Folge, wie eigene Untersuchungen mit Kortikosteroiden (Abb. 3) oder Untersuchungen anderer Autoren mit anderen Therapiemaßnahmen zeigen [1]. Bei der Beurteilung von

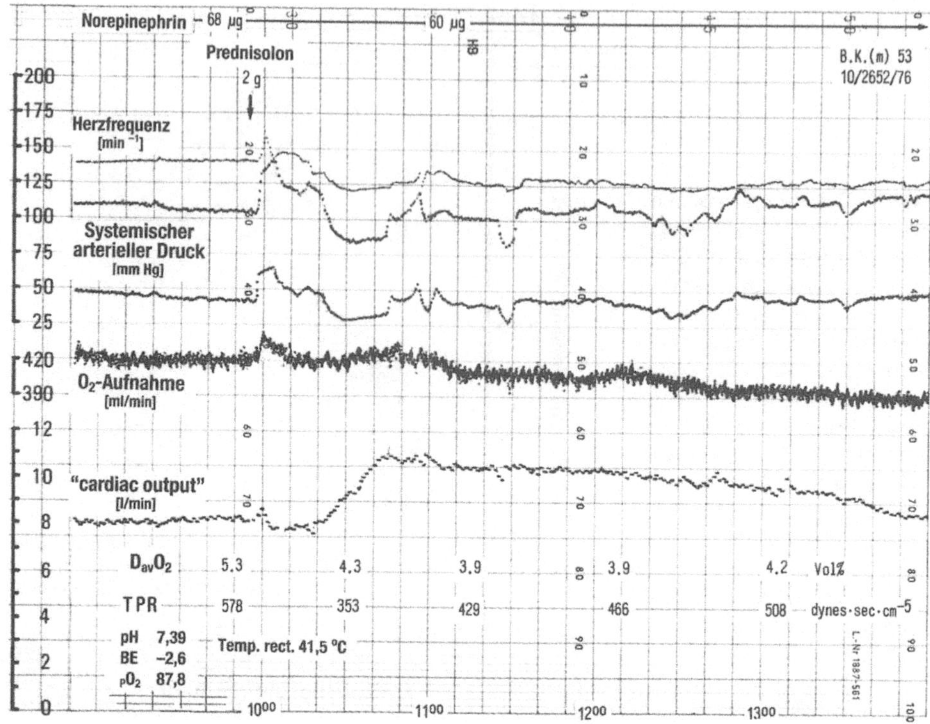

Abb. 3. Kontinuierliches Monitoring der O_2-Aufnahme und anderer Variablen bei einem septischen Patienten. Die Applikation von Prednisolon ist gefolgt von einem beachtlichen Anstieg des Herzzeitvolumens („cardiac output") und damit des O_2-Angebotes. Die O_2-Aufnahme wird dadurch jedoch nicht verbessert, denn gleichzeitig verschlechtert sich die O_2-Extraktion, wie die Abnahme der $D_{av}O_2$ anzeigt

Therapieeffekten muß auch berücksichtigt werden, daß in der Regel mit der Steigerung des O_2-Angebots über die Zunahme des Herzzeitvolumens auch eine Zunahme der Herzarbeit verbunden ist. In diesen Fällen kann die Zunahme der totalen O_2-Aufnahme wegen des kardialen O_2-Mehrverbrauchs eine allgemeine Verbesserung des oxidativen Stoffwechsels vortäuschen.

Das O_2-Angebot bietet als Überwachungsmeßgröße bei Schockpatienten und kreislaufgefährdeten Patienten in der Regel keinen informativen Vorteil gegenüber dem Herzzeitvolumen hinsichtlich der abzuleitenden therapeutischen Konsequenzen. Unter den Bedingungen der Hämodilution kann jedoch die O_2-Transportkapazität leicht in kritische Bereiche abfallen, was sich durch Berechnung des O_2-Angebots quantifizieren läßt. Beim Patienten mit uneingeschränkter Kreislauffunktion ist bei einem O_2-Angebot unterhalb von $400 \ ml/m^2 \cdot min$ mit einer Gewebehypoxie zu rechnen, bei Patienten mit Herzinsuffizienz oder Schock bereits bei wesentlich höherem Angebot.

Hämoglobinkonzentration, O$_2$-Sättigung und O$_2$-Partialdruck

Hämoglobinkonzentration (Hb), O$_2$-Sättigung des Hämoglobins (SO$_2$) und O$_2$-Partialdruck (pO$_2$), die als Variablen des O$_2$-Gehalts im Blut der Errechnung des O$_2$-Angebotes zugrunde liegen, geben per se wichtige Hinweise auf die Bedingungen und Grundvoraussetzungen für den peripheren Gasaustausch. Sie machen für die klinische Praxis die Berechnung des O$_2$-Angebotes (DO$_2$) überflüssig, wenn auf die Wahrung überkritischer Werte bei diesen Meßgrößen geachtet wird. Nach tierexperimentellen Untersuchungen ist beim Absinken der Hämoglobinkonzentration unter 6 g% eine ausreichende O$_2$-Versorgung der Gewebe nur noch möglich, wenn kompensatorisch das Herzzeitvolumen ansteigt. Unterhalb einer Konzentration von 2 g% wird der O$_2$-Transport und die O$_2$-Angabe dann so insuffizient, daß es zur Gewebshypoxie mit Abfall des O$_2$-Verbrauchs kommt [9]. Nach der klinischen Erfahrung scheinen diese Grenzwerte auch für den Menschen zuzutreffen.

Ein Abfall des arteriellen O$_2$-Gehalts bedroht in erster Linie das Herz als unentbehrlichen Motor für die O$_2$-Versorgung aller anderen Organe. Sinkt der koronarvenöse pO$_2$ auf Werte unter 7 mmHg, kommt es zum Erliegen des aeroben Zellstoffwechsels. Dieser kritische Bereich kann bei einem normalen Hb-Gehalt von z. B. 14,0 g% beim Abfall der arteriellen O$_2$-Sättigung auf Werte zwischen 90 bis 70% (entsprechend einem pO$_2$ zwischen 55 und 35 mmHg bei pH 7,45) erreicht werden, falls die Koronardurchblutung nicht kompensatorischen ansteigt.

Arteriovenöse O$_2$-Gehaltsdifferenz und O$_2$-Extraktionsfraktion

Eine Information über die Versorgungssituation der Gewebe hinsichtlich O$_2$-Angebot und O$_2$-Verbrauch gibt die Bestimmung der arteriovenösen O$_2$-Gehaltsdifferenz (D$_{av}$O$_2$) und der O$_2$-Extraktion (ERO$_2$, „oxygen extraction ratio"; s. S. 109). Bei inadäquater Anpassung des Herzzeitvolumens an den Energiebedarf des Organismus nimmt kompensatorisch die Extraktionsfraktion für O$_2$ und die D$_{av}$O$_2$ zu (Abb. 4). Bei Herzinsuffizienz und allen hypodynamen Schockformen steigt somit die D$_{av}$O$_2$ von ihrem Normbereich (3,5–5,5 Vol.-% bis auf Werte um 10 Vol.-% an. Bei hyperzirkulatorischem Kreislaufverhalten, so v. a. bei Sepsis und im hyperdynamen septischen Schock kann die D$_{av}$O$_2$ auf Werte unter 2 Vol.-% absinken infolge einer Störung der Distribution (vermehrte a. v.-Shuntperfusion) und O$_2$-Verwertbarkeit. Für die ERO$_2$ mit Normwerten um 0,20–0,35 wird eine maximale oberer Grenze von 0,80 angenommen, die dann aber nur bei homogener Gewebsdurchblutung möglich wäre [4]. Störungen der Anpassung des Herzzeitvolumens an den Energieumsatz werden besser durch das Verhalten der D$_{av}$O$_2$ reflektiert als durch die ERO$_2$, deren Größe noch vom arteriellen O$_2$-Gehalt bestimmt wird.

Arteriovenöse O$_2$-Sättigungsdifferenz und gemischtvenöse O$_2$-Sättigung

Zur indirekten Beurteilung des Herzzeitvolumens in bezug zum Bedarf eignet sich auch die Kontrolle der arteriellen und gemischtvenösen O$_2$-Sättigung [10]. Bei nicht wesentlichen Änderungen der Hämoglobinkonzentration sind Veränderungen der

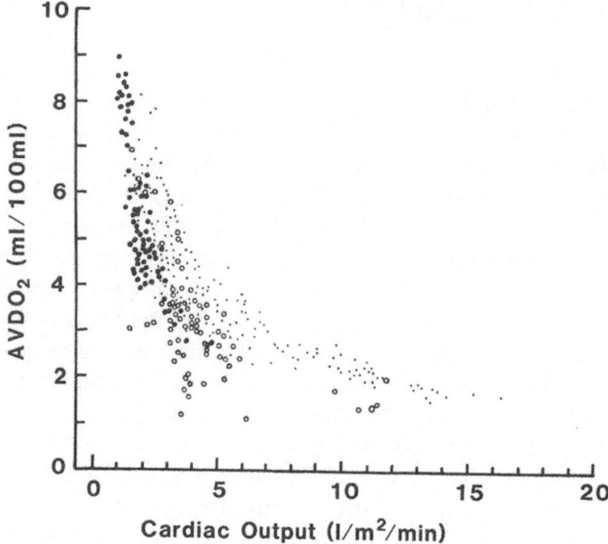

Abb. 4. Beziehung zwischen $D_{av}O_2$ und Herzzeitvolumen („cardiac output") bei 7 Patienten mit kardiogenem Schock (93 Einzelmeßwerte über die Zeit; ●) und 5 Patienten mit septischem Schock (80 Einzelmeßwerte; ○). Die *kleinen Punkte* sind Meßwerte von Patienten mit Herzinfarkt und Sepsis ohne Schock

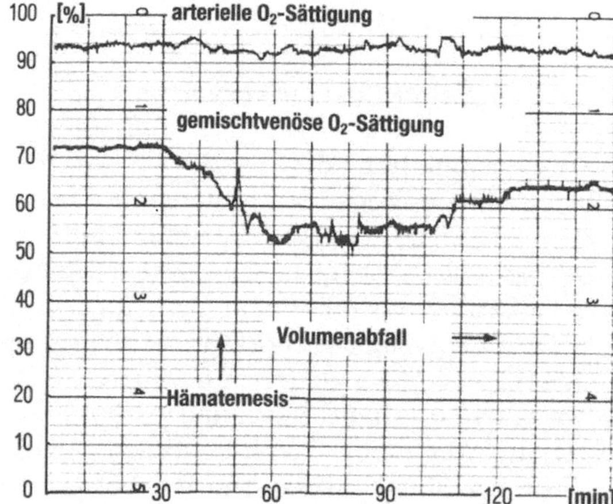

Abb. 5. Kontinuierliche Registrierung der arteriellen und gemischtvenösen O_2-Sättigung mit Hilfe eines Fiberoptikoximeters bei einem septischen Patienten. Die plötzliche Vergrößerung der Differenz zwischen arterieller und gemischtvenöser O_2-Sättigung deutet auf einen Abfall des Herzzeitvolumens hin, der durch eine akute gastrointestinale Blutung verursacht wurde, wie die Hämatemesis anzeigt

arteriovenösen O_2-Sättigunsdifferenz ($S_{av}O_2$) proportional den Veränderungen der $D_{av}O_2$. Bei kontinuierlichem Monitoring (mittels Fiberoptikkatheter und Oximeter) deutet eine schnelle Zu- oder Abnahme der $S_{av}O_2$ (Abb. 5) auf ein abfallendes bzw. ansteigendes Herzzeitvolumen hin. Zur qualitativen Beurteilung des Herzzeitvolumens genügt bereits ein kontinuierliches Monitoring der gemischtvenösen O_2-Sättigung, wenn intermittierend, v. a. bei Änderung des venösen Meßwertes, die arterielle O_2-Sättigung (und Hämoglobinkonzentration) überprüft wird. Zur frühzeitigen Erkennung pulmonaler Störungen des Gasaustausches sind jedoch Kontrollen der arteriellen O_2-Sättigung in kürzeren Abständen erforderlich.

Oxidativer Stoffwechsel und Mikrozirkulation

O_2-Aufnahme, O_2-Verbrauch und O_2-Bedarf

O_2-Aufnahme und O_2-Verbrauch des Organismus sind gleich. Nur bei dissoziiertem Atem- und Kreislaufstillstand und in der Phase der Reanimation können beide Parameter kurzfristig differieren.

Die O_2-Aufnahme der Gewebe kann in ihrer Gesamtheit aus den Gaskonzentrationen und den Volumina der In- und Exspirationsluft bestimmt werden. Neben der Möglichkeit einer intermittierenden Bestimmung mittels des Douglas-Sack-Verfahrens läßt sich mit offenen Systemen die totale O_2-Aufnahme auch kontinuierlich registrieren (Abb. 6). Der O_2-Verbrauch des Organismus kann auch aus dem Herzminutenvolumen und der arteriovenösen O_2-Gehaltsdifferenz errechnet werden. Der Autor hat für die in dieser Abhandlung dargestellten Ergebnisse ein selbstentwickeltes, an anderer Stelle ausführlich beschriebenes Überwachungsgerät verwendet, das sowohl bei spontan atmenden als auch bei beatmeten Patienten ein kontinuierliches Monitoring ermöglicht [8, 11, 12]. Gleiches gilt für die kontinuierliche Errechnung und Registrierung des O_2-Verbrauchs bei extrakorporaler Bypasszirkulation [13].

Bei einem ungestörten O_2-Transport in die Gewebe entsprechen O_2-Aufnahme und O_2-Verbrauch dem O_2-Bedarf des Organismus. Der zur Aufrechterhaltung einer ubiquitär ausreichenden Organfunktion erforderliche Mindestbedarf an Sauerstoff

Douglas-Sackverfahren

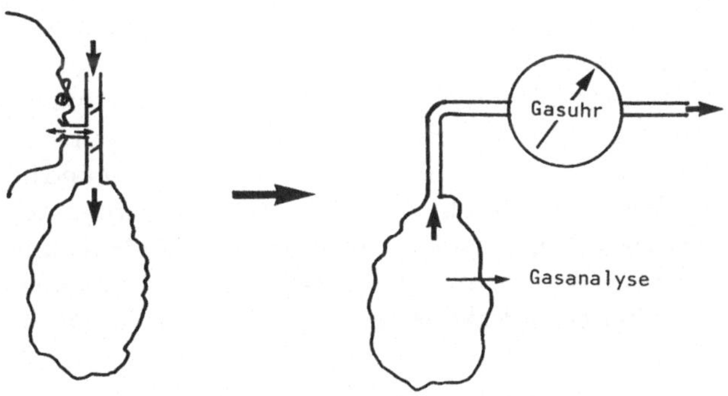

Kontinuierliches Meßverfahren

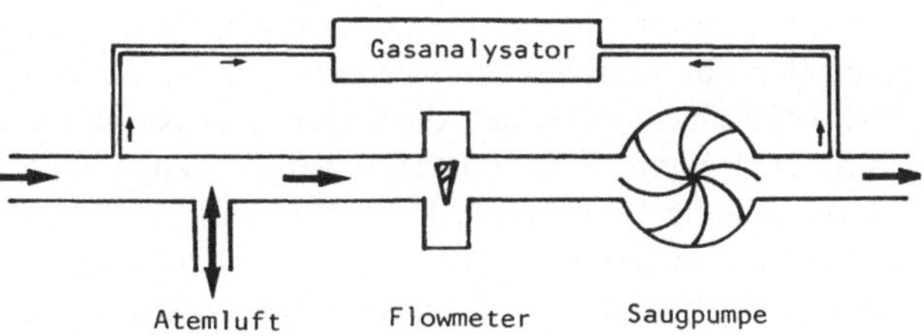

Abb. 6. Schematische Darstellung eines geschlossenen und eines offenen Meßsystems zur Bestimmung der O_2-Aufnahme beim Patienten

ist bei Patienten allerdings nicht meß- oder berechenbar und kann unter intensivmedizinischen Bedingungen auch nicht auf Grundumsatzwerte bezogen werden. Die Entscheidung, ob die aktuell gemessene O_2-Aufnahme eines Patienten dessen Bedarf noch deckt oder zirkulatorisch bedingt unter diesen abgesenkt ist, bedarf der Zuhilfenahme des aktuellen Säure-Basen-Status: eine metabolische Laktatazidose ist Ausdruck der unzureichenden O_2-Versorgung der Gewebe. Für einige Krankheitszustände konnten inzwischen untere Grenzwerte für die totale O_2-Aufnahme gefunden werden, bei deren Unterschreiten es zum anaeroben Zellstoffwechsel mit Anstieg des Serumlaktats kommt. So liegt nach eigenen Untersuchungen diese Grenze bei Patienten mit Sepsis bei ca. 150 ml/m$^2 \cdot$ min, bei Patienten mit Myokardinfarkt bei ca. 100 ml/m$^2 \cdot$ min, und bei koronar-chirurgischen Patienten in Narkose im Streubereich der für diese Patienten zu erwartenden Grundumsatzstandardwerte.

Limitierung des O_2-Transports durch die Mikrozirkulation

Limitiert wird der O_2-Transport in das Gewebe durch die Kapillarperfusion. Sofern die arterielle O_2-Sättigung und die Hämoglobinkonzentration nicht kritisch vermindert sind, ist allein der Funktionszustand der Mikrozirkulation für die O_2-Versorgung der Gewebe verantwortlich. Störungen der Mikrozirkulation, sowohl eine homogene Drosselung der Kapillarperfusion als auch eine Distributionsstörung (bei der einzelne Kapillaren im Sinne eines funktionellen Shunts vermehrt durchblutet werden, andere hingegen von der Durchblutung ausgeschlossen bleiben), reduzieren die O_2-Versorgung der Gewebe und damit ihren O_2-Verbrauch [5, 8]. Die Verfügbarkeit („availability") von O_2, wird auch beeinträchtigt durch Veränderungen der O_2-Affinität des Hämoglobins und Störungen der Diffusion. Daneben scheinen (bei Sepsis und septischem Schock) auch Störungen der O_2-Verwertbarkeit (Utilisation) durch geschädigte Zellen zur Abnahme des aeroben Stoffwechsels beizutragen. Unter definierten Bedingungen können somit O_2-Aufnahme und O_2-Verbrauch des Organismus als Indikator für die Transportfunktion der Mikrozirkulation verwendet werden. Da sich der O_2-Bedarf und damit die O_2-Aufnahme und der O_2-Verbrauch durch Muskelaktivität, Änderung der Körpertemperatur, Wechsel zwischen Schlaf- und Wachrhythmus und Medikamentenwirkung ändern können, müssen solche nichtzirkulatorisch bedingten Änderungen abgegrenzt werden, was in der klinischen Praxis leicht möglich ist, wie im folgenden noch gezeigt werden soll.

Aussagemöglichkeiten und Grenzen der totalen O_2-Aufnahme als Indikator zur Beurteilung der Mikrozirkulation

Die aktuelle Rechengröße der totalen O_2-Aufnahme eignet sich weniger zur Entscheidung darüber, ob in einer aktuellen Grenzsituation eine Störung der Mikrozirkulation vorliegt, die in ihrem Ausmaß die O_2-Versorgung kritisch beeinflußt oder nicht. Wie bereits erwähnt, geben Untersuchungen des Säure-Basen-Status und der Serumlaktatkonzentration hierüber eine sicherere Information. Der eindeutige Vorteil dieser Meß- bzw. Rechengröße liegt darin, daß sie ohne zeitliche Verzögerung die Ausbildung oder Rückbildung von Störungen der Mikrozirkulation, sofern sie Rückwirkungen auf den aeroben Stoffwechsel haben, in ihrem Ausmaß und ihrer Dynamik reflektiert. Durch das kontinuierliche Monitoring der totalen O$_2$-Aufnahme können allerdings nur Störungen der Mikrozirkulation erfaßt werden, die in ihrer Gesamtbilanz eine Zu- oder Abnahme des aeroben Stoffwechsels zur Folge haben. Lokal begrenzte Störungen der Gewebeperfusion, deren Auswirkungen zu Veränderungen der O$_2$-Aufnahme im Bereich der physiologischen Streubreite führen oder durch eine Steigerung des aeroben Stoffwechsels in anderen Organbereichen kompensiert werden, lassen sich nicht erkennen. Die O$_2$-Aufnahme verhält sich als Variable in dieser Situation ähnlich wie das Herzzeitvolumen, dessen Meßwert ebenfalls keine Aussage über seine räumliche Verteilung erlaubt. Trotzdem ist die O$_2$-Aufnahme dem Herzzeitvolumen als Überwachungsgröße überlegen, da sie unter definierten Bedingungen die Effizienz der Mikrozirkulation widerspiegelt, hingegen das Herzzeitvolumen ohne gleichzeitige Kenntnis der arteriovenösen O$_2$-Gehaltsdifferenz (D$_{av}$O$_2$) hierüber keine Aussage erlaubt, wie die Erfahrungen beim hyperdynamischen septischen Schock und bei der Hämodilution zeigen [9].

Das Verhalten der totalen O$_2$-Aufnahme eignet sich somit in allererster Linie zur Erfassung von generalisierten Störungen der Mikrozirkulation in Schocksituationen und zum Früherkennen von nicht zirkulatorisch bedingten Störungen der peripheren O$_2$-Versorgung infolge einer akuten Verminderung der O$_2$-Transportkapazität des Blutes bei kritischer Hämodilution.

O$_2$-Aufnahme bei kreislaufgefährdeten Patienten: Überwachung und Therapiekontrolle

Mit dem Auftreten eines Schockzustandes kommt es wie im Tierexperiment beim Patienten zu einem Abfall der totalen O$_2$-Aufnahme, der unmittelbar auf die Gefahrensituation hinweist (Abb. 7). Ein Abfall der O$_2$-Aufnahme geht beim hämorrhagischen und kardiogenen Schock immer auch mit einem Abfall des

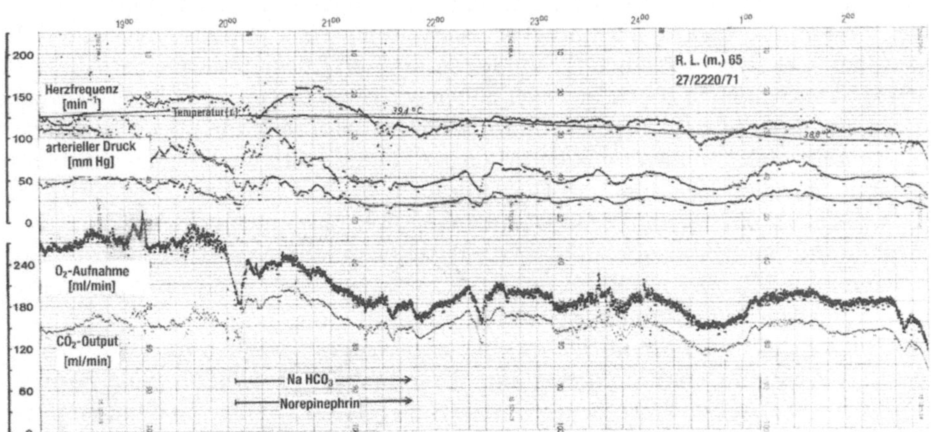

Abb. 7. Überwachungsprotokoll eines 65jährigen Patienten mit frischem Herzinfarkt. Der akute Abfall der O$_2$-Aufnahme markiert die Ausbildung eines kardiogenen Schocks

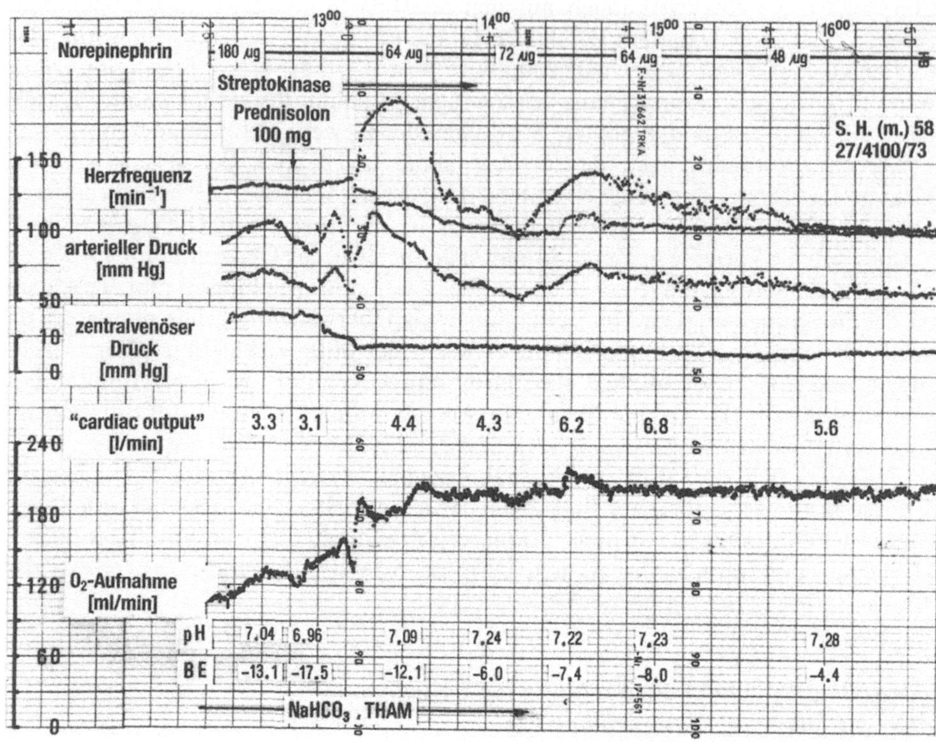

Abb. 8. Kontinuierliches Monitoring der O_2-Aufnahme und Überwachung anderer Variablen bei einem Patienten mit Herzinfarkt und kardiogenem Schock. Die ansteigende O_2-Aufnahme zeigt die Rückbildung des Schockzustandes an

Herzzeitvolumens einher. Er kann dabei von einem Abfall des arteriellen Blutdrucks begleitet sein, wenn mit absinkendem Herzzeitvolumen die Kompensationsfähigkeit der Widerstandsgefäße erschöpft ist oder wenn eine primäre Dilatation der peripheren Gefäße über einen verminderten venösen Rückstrom zu einer Abnahme des Herzzeitvolumens führt. In vielen Fällen wird aber trotz eines stark erniedrigten Herzzeitvolumens infolge kompensatorischer Vasokonstriktion noch über längere Zeit ein normaler Blutdruck in der Makrozirkulation aufrechterhalten. In solchen Situationen zeigt der Abfall des O_2-Verbrauchs die Verminderung der peripheren Gewebedurchblutung an. Die O_2-Aufnahme erweist sich hier als Schockparameter dem arteriellen Blutdruck überlegen. Bei Rückbildung eines Schockzustandes kommt es unmittelbar mit Besserung der Kapillarperfusion zu einem Wiederanstieg der abgefallenen O_2-Aufnahme (Abb. 8).

In der Regel findet sich im Schock ein gleichsinniges Verhalten von O_2-Aufnahme und Herzzeitvolumen. Eine Ausnahme hiervon macht die hyperdyname Form des septischen Schocks. Trotz deutlich reduzierter O_2-Aufnahme und ausgeprägter Azidose ist bei diesen Patienten das Herzzeitvolumen normal oder oft sogar erhöht. Die hierbei niedrige arteriovenöse O_2-Gehaltsdifferenz spricht für eine vermehrte Durchblutung von anatomischen bzw. funktionellen a.v.-Shunts unter Umgehung

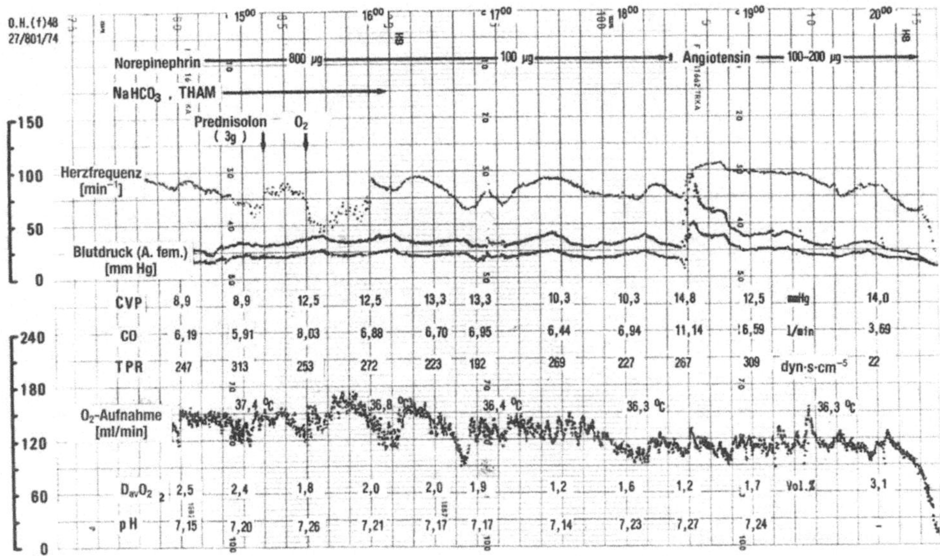

Abb. 9. Kontinuierliches Monitoring der O_2-Aufnahme bei einer Patientin im hyperdynamen septischen Schock. Der Schockzustand ist charakterisiert durch eine stark erniedrigte O_2-Aufnahme bei gleichzeitig hohem Herzzeitvolumen *(CO)*. Die extrem kleine $D_{av}O_2$ deutet auf die verminderte O_2-Extraktion im Gewebe hin

der nutritiven Kapillaren. In solchen Situationen zeigt im Gegensatz zum Herzzeitvolumen die niedrige O_2-Aufnahme die schwere Störung der Mikrozirkulation an (Abb. 9). Auch bei extremer Hämodilution ist trotz eines ansteigenden Herzzeitvolumens mit einem Abfall der O_2-Aufnahme zu rechnen, wenn die abnehmende O_2-Kapazität des Blutes nicht mehr durch einen adäquaten Zuwachs des Herzzeitvolumens kompensierbar ist. Im experimentellen hämorrhagischen Schock hat sich zur Kontrolle der Volumensubstitution mit Plasmaersatzmitteln das Verhalten der totalen O_2-Aufnahme als besonders geeignet erwiesen, die kritische Dilutionsgrenze unmittelbar und ohne Zeitverlust zu erkennen [9].

O_2-Aufnahme und Säure-Basen-Haushalt

Die Kontrolle des Säure-Basen-Haushaltes, die für eine zweckmäßige Schocküberwachung unentbehrlich ist, gibt Auskunft über Vorliegen und Schwere einer metabolischen Laktatazidose und erlaubt somit auch Rückschlüsse auf die Effektivität der peripheren Kapillardurchblutung. Schnelle Änderungen der Kreislaufsituation führen jedoch erst mit z. T. erheblicher zeitlicher Verzögerung zu manifesten Veränderungen im Säure-Basen-Status. Andererseits kann bei schneller Wiedereröffnung der Kreislaufperipherie und Ausschwemmung von sauren Metaboliten die bestehende Azidose zunächst noch zunehmen und eine negative Therapiewirkung vortäuschen. In solchen Fällen zeigt ein Ansteigen der vorher gesenkten O_2-Aufnahme sehr schnell den wieder zunehmenden aeroben Zellstoffwechsel an,

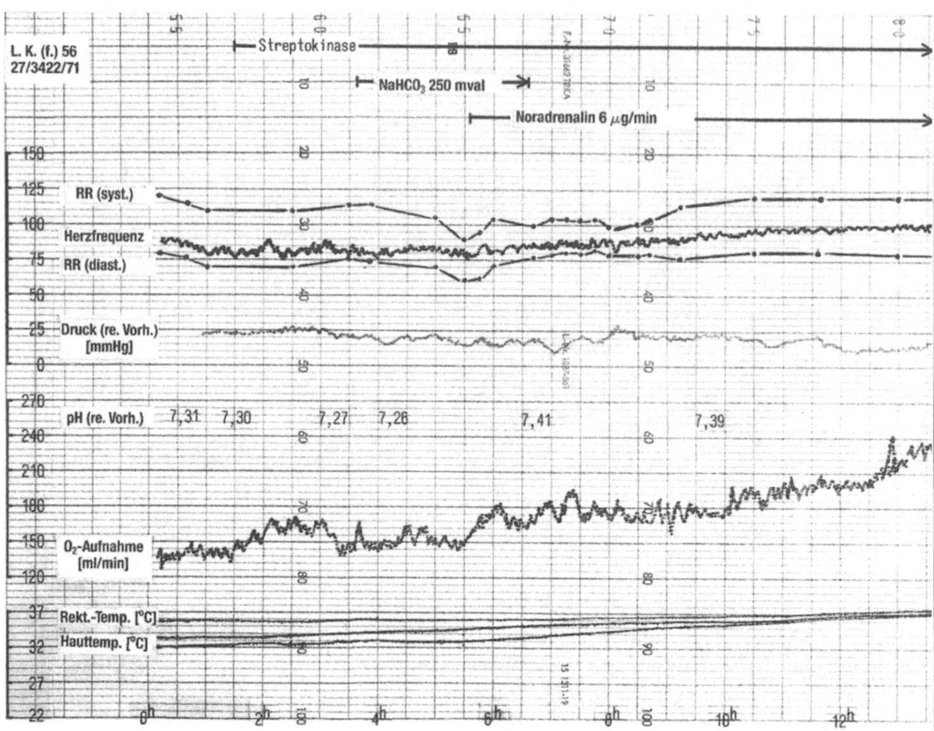

Abb. 10. Rückbildungsphase eines kardiogenen Schocks bei einem 56jährigen Patienten mit frischem Herzinfarkt. Die von ihrem erniedrigten Ausgangswert kontinuierlich ansteigende O₂-Aufnahme zeigt den wieder zunehmenden aeroben Stoffwechsel an, während der Blut-pH zunächst noch vorübergehend im Sinne eines Auswaschphänomens infolge der verbesserten Mikrozirkulation abfällt

während die Verbesserung der Schocksituation erst später im Säure-Basen-Status deutlich wird (Abb. 10).

Bei Anwendung alkalisierender Lösungen zur Behandlung von Störungen im Säure-Basen-Haushalt lassen sich aus den pH-Veränderungen und den Blutgasanalysen nur schwer Rückschlüsse auf die Mikrozirkulation ziehen; das Verhalten der O₂-Aufnahme bleibt hingegen in seiner Aussagefähigkeit hiervon unbeeinflußt. In eigenen tierexperimentellen Studien fand sich eine enge Korrelation zwischen dem im Schockverlauf eingegangenen O₂-Defizit und der Serumlaktatkonzentration.

Verhalten der O₂-Aufnahme unter Therapie mit vasoaktiven Pharmaka

Die nicht selten zu beobachtende Diskrepanz wischen einem normalen Blutdruck in der Makrozirkulation und gleichzeitig bestehenden schweren Störungen der Mikrozirkulation macht die Anwendung vasoaktiver Pharmaka im Schock problematisch. So geht die Normalisierung eines kritisch abgefallenen arteriellen Blutdrucks mit Hilfe vasokonstriktiver Substanzen nicht immer auch mit einer Normalisierung der abgefallenen O_2-Aufnahme einher. Im ungünstigen Fall kann sogar mit dem wieder ansteigenden Blutdruck die totale O_2-Aufnahme weiter abfallen, wenn die Verstärkung der peripheren Vasokonstriktion eine weitere Verschlechterung der ohnehin gestörten Kapillardurchblutung verursacht. Andererseits kann aber auch die pharmakologische Durchbrechung der Zentralisation und Verbesserung der Gewebedurchblutung eine Zunahme des O_2-Verbrauchs bewirken trotz Absinken des arteriellen Blutdrucks. In solchen bedrohlichen Situationen gibt das Verhalten der O_2-Aufnahme eine schnelle Information über die Effektivität bzw. Ineffektivität therapeutischen Maßnahmen (Abb. 11).

Verhalten der O_2-Aufnahme bei extrakorporaler Zirkulation

Trotz vollständiger arterieller O_2-Aufsättigung des Blutes und trotz eines frei wählbaren Flows und der Kenntnis des Perfusionsdrucks geben alle diese Variablen unter den Bedingungen der extrakorporalen Zirkulation keine zuverlässige Information über das Verhalten der Mikrozirkulation und des kapillären Gasaustausches. In der Frühphase der totalen Bypasszirkulation fällt nahezu regelmäßig der O_2-Verbrauch des Patienten kritisch ab. Die gleichzeitig ansteigende Serumlaktatkonzentration zeigt an, daß in dieser Phase die Gewebe unzureichend mit Sauerstoff versorgt werden. Die dabei extrem hohe gemischtvenöse O_2-Sättigung spricht für eine hochgradige Verminderung der O_2-Extraktion aus dem Blut, die offenbar durch eine Distributionsstörung der Mikrozirkulation (bevorzugte Durchblutung von funktionellen oder anatoischen a.v.-Shunts) verursacht wird. Der O_2-Verbrauch (auf 37°C korrigiert mit einem $Q_{10} = 2{,}77$ für die kontrollierte Hypothermie) sinkt in der Frühphase der Bypasszirkulation unter den Streubereich der für diese Patientengruppe zu erwartenden Grundumsatzwerte. Mit dem im späteren Verlauf dann wieder ansteigenden O_2-Verbrauch bildet sich auch die Laktatazidose wieder zurück (Ab. 12). Kontinuierliches Monitoring des totalen O_2-Verbrauchs (unter Berücksichtigung der Körpertemperatur) ermöglicht die Kontrolle der Mikrozirkulation während der extrakorporalen Zirkulation [13].

Nicht schockbedingte Einflüsse auf die O_2-Aufnahme

Wie bereits anfangs erwähnt, müssen nicht zirkulatorisch bedingte Veränderungen der O_2-Aufnahme von den zirkulatorisch verursachten abgegrenzt werden, um aus dem Verhalten der O_2-Aufnahme die Effizienz der Mikrozirkulation beurteilen zu können.

Änderungen des O_2-Verbrauchs durch Muskelaktivität, durch Wechsel zwischen Schlaf- und Wachrhythmus oder infolge von Medikamentenwirkungen sind in der Regel leicht in ihrer Kausalbeziehung zu erkennen. Durch solche Einflüsse wird auch nie ein Abfall der O_2-Aufnahme verursacht, wie er im Ausmaß bei Schockzuständen zu beobachten ist. Durch den Wechsel von Wach- zum Schlafzustand kommt es in der Regel bei Infarktpatienten zu einer Senkung des O_2-Verbrauchs um 10–15%. Die bei Nichtschockpatienten im Schlaf gemessene O_2-Aufnahme liegt dabei immer höher als die O_2-Aufnahme von Schockpatienten, die Werte unter 100 ml/m^2 · min

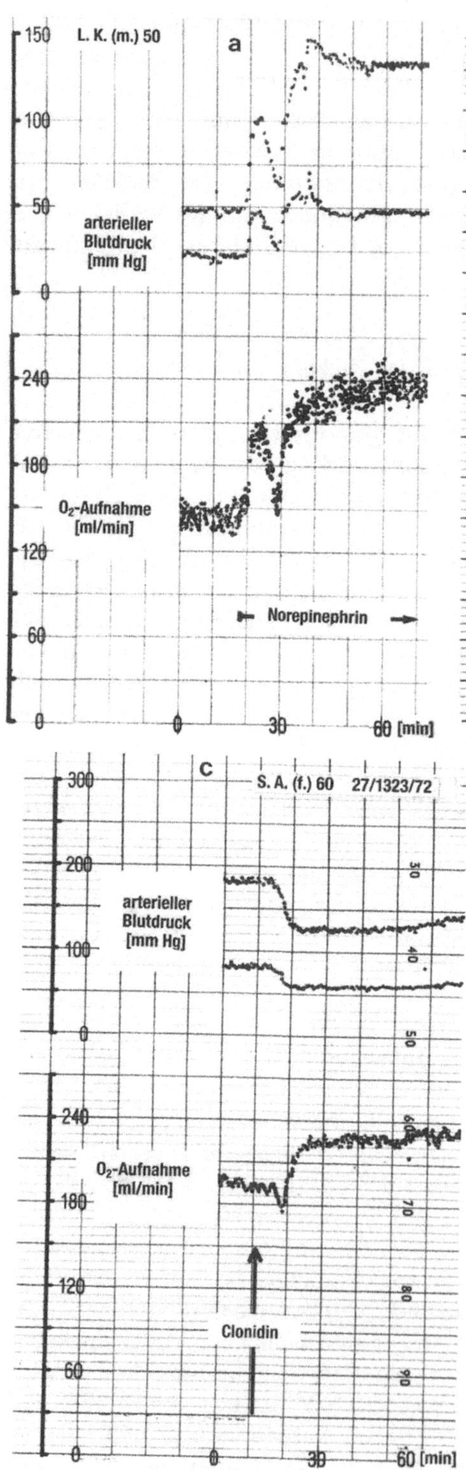

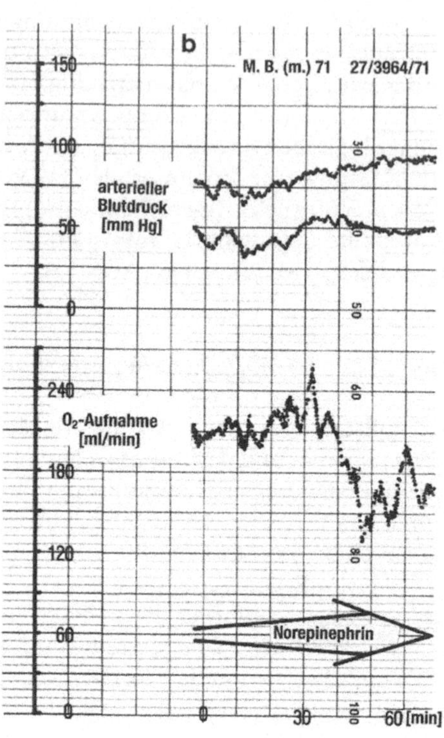

Abb. 11. Unterschiedliche Wirkungsweise vasoaktiver Pharmaka auf die O_2-Aufnahme bei Patienten mit Myokardinfarkt. **a** Die Anhebung des abgefallenen arteriellen Blutdrucks durch eine Noradrenalininfusion bewirkt bei diesem Patienten (über eine Verbesserung der peripheren Durchblutung infolge einer Steigerung des Herzzeitvolumens) auch eine Normalisierung der vorher stark reduzierten O_2-Aufnahme des Gesamtorganismus. **b** Mit Noradrenalin ist bei diesem Patienten nur eine geringgradige Blutdruckanhebung zu erreichen; durch die zunehmende periphere Vasokonstriktion wird hingegen die O_2-Versorgung der Organe stark vermindert (lebensbedrohliche „Blutdruckkosmetik"). **c** Durch Senkung des pathologisch erhöhten arteriellen Blutdrucks und Behebung der ursächlichen, generalisierten peripheren Vasokonstriktion verbessert sich in diesem Fall die offensichtlich anfangs reduzierte O_2-Versorgung der Gewebe

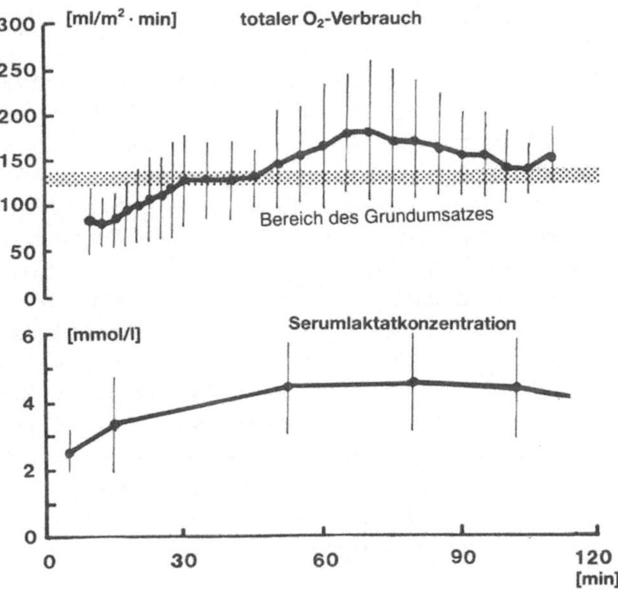

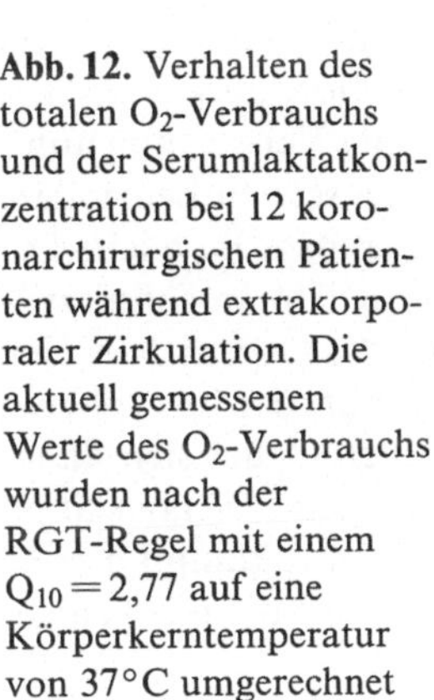

Abb. 12. Verhalten des totalen O₂-Verbrauchs und der Serumlaktatkonzentration bei 12 koronarchirurgischen Patienten während extrakorporaler Zirkulation. Die aktuell gemessenen Werte des O₂-Verbrauchs wurden nach der RGT-Regel mit einem $Q_{10} = 2{,}77$ auf eine Körperkerntemperatur von 37°C umgerechnet

aufweisen. Auch Schmerzreaktionen führen zu einer deutlichen, in ihrer Kausalbeziehung ebenfalls gut abgrenzbaren Steigerung des O₂-Verbrauchs. Die hier genannten Faktoren können allerdings nur dann über eine Änderung des O₂-Bedarfs auch entsprechende Änderungen der totalen O₂-Aufnahme verursachen, wenn der O₂-Transport in das Gewebe nicht bereits durch die Störung der Kapillarperfusion limitiert ist. In Schockzuständen fehlt daher die physiologische Variabilität, und die totale O₂-Aufnahme zeichnet sich durch einen „ruhigen", in ihrer Bandbreite auffallend eingeengten Kurvenverlauf aus.

Änderungen der Körpertemperatur werden nur bei uneingeschränktem O₂-Transport in die Kreislaufperipherie von adäquaten Veränderungen der O₂-Aufnahme begleitet und bereiten keine großen differentialdiagnostischen Schwierigkeiten. Im Verlaufe eines Schockzustandes findet sich keine Korrelation mehr zwischen Körperkerntemperatur und O₂-Verbrauch. So fällt bei schneller Ausbildung eines Schockzustandes, bedingt, durch die Limitierung des O₂-Transportes, die O₂-Aufnahme schneller ab, als die Körpertemperatur durch den verminderten aeroben Stoffwechsel absinken kann. Eine besonders auffallende Diskrepanz findet sich bei hoher Ausgangstemperatur (septischer Schock). Ein umgekehrtes Verhalten ist in der Rückbildungsphase von Schockzuständen zu beobachten, bei denen es zu einer schnellen Normalisierung des O₂-Aufnahme kommen kann, während die Normalisierung der Körpertemperatur erst mit erheblicher Verzögerung erfolgt. Eine paradoxe Situation ergibt sich dann, wenn in dieser Phase größere Volumina von nichtaufgewärmten Infusionslösungen verabreicht werden: Trotz ansteigender O₂-Aufnahme fällt die Kerntemperatur dann zunächst noch ab. Eine Korrektur der O₂-Aufnahme über die Körperkerntemperatur ist für Schocksituationen sinnlos. Die im Schock abfallende Kerntemperatur ist die Folge des verminderten oxidativen Stoffwechsels.

Zusammenfassung

In der intensivmedizinischen Überwachung kommt der Kontrolle des Gasaustausches eine dominierende Bedeutung zu. Wahrung oder Wiederherstellung eines ausreichenden O_2-Transports in die Kreislaufperipherie bilden die Grundvoraussetzung für den bedarfsorientierten oxidativen Stoffwechsel und eine ungestörte Organfunktion. Zur Vermeidung einer auf die Makrozirkulation ausgerichteten „Therapiekosmetik" ist die Effizienz des O_2-Transports und seiner Verwertung unter Zuhilfenahme des Säure-Basen-Haushalts und Laktatstoffwechsels zu beurteilen. Limitiert wird der O_2-Transport ins Gewebe und damit der maximal mögliche O_2-Verbrauch durch den Funktionszustand der Mikrozirkulation. Unter definierten Bedingungen erlaubt das Verhalten der totalen O_2-Aufnahme des Organismus eine Beurteilung der Effizienz der Mikrozirkulation in bezug auf den peripheren Gasaustausch. Das kontinuierliche Monitoring dieser Variablen eignet sich daher zur Überwachung kreislaufgefährdeter Patienten, zur Beurteilung einer Schocksituation und zur Therapiekontrolle im Schock. Die größte Aussagekraft kommt hierbei den Richtungsänderungen im Kurvenverlauf der O_2-Aufnahme zu und weniger ihrem absoluten Meßwert.

Literatur

1. Annat G, Viale JP, Percival C, Froment M, Moth J (1986) Oxygen delivery and uptake in the adult respiratory distress syndrome. Am Rev Respir Dis 133:999–1001
2. Astiz ME, Rackow EC, Falk JL, Kaufman BS, Weil MH (1987) Oxygen delivery and consumption in patients with hyperdynamic septic shock. Crit Care Med 15:26–28
3. Bihari D, Smithies M, Gimson A, Tinker J (1987) The effects of vasodilation with prostacyclin on oxygen delivery and uptake in critically ill patients. N Engl J Med 317:397–403
4. Cain SM (1983) Peripheral oxygen uptake and delivery in health and disease. Clin Chest Med 4:139–148
5. Cromwell JW, Smith EE (1964) Oxygen deficit and irreversible hemorrhagic shock. Am J Physiol 206:313–316
6. Kaufman BS, Rackow EC, Falk JL (1984) The relationship between oxygen delivery and consumption during fluid resucitation of hypovolemic and septic shock. Chest 85:336–340
7. Mohsenifar U, Goldbach P, Tashkin DP, Campisi DJ (1983) Relationship between O_2-delivery and O_2-consumption in the adult respiratory distress syndrome. Chest 84:267–271
8. Neuhof H, Wolf H (1976) Die Sauerstoffaufnahme des Organismus in Abhängigkeit von der Kreislauffunktion. In: Zindler M, Purschke R (Hrsg) Intensiv-Notfallmedizin-Anaesthesie. Thieme, Stuttgart, S 52–69
9. Neuhof H, Wolf H (1975) Oxygen uptake during hemodilution. Bibl Haemotol 41:66–75
10. Neuhof H, Koch HU, Glaser E, Hey D (1988) Simultane kontinuierliche Messung der arteriellen und gemischt-venösen O_2-Sättigung. In: Zander R, Merzlufft F (Hrsg) Der Sauerstoff-Status des arteriellen Blutes. Karger, Basel, S 266–271
11. Neuhof H, Hey D, Glaser E, Wolf H, HG Lasch (1973) Schocküberwachung durch kontinuierliche Registrierung der Sauerstoffaufnahme und anderer Parameter. Dtsch Med Wochenschr 98:1227–1234

12. Neuhof H, Wolf H (1978) Method for continuously measured oxygen consumption and cardiac output for use in critically ill patients. Crit Care Med 6:155–161
13. Neuhof H (1981) Monitoring of total oxygen consumption for control of patients during extracorporeal circulation. In: Kimmich HP (ed) Monitoring of vital parameters during extracorporeal circulation. Karger, Basel, pp 266–270
14. Rashkin MC, Boskens, C, Baughman RP (1985) Oxygen delivery in critically ill patients. Relationship to blood lactate and survival. Chest 87:580–584

Monitoring der CO_2-Konzentration am Mund: Information, Technik, Nutzen*

G. Wolff, J. Guttmann, L. Eberhard, J. Zeravik, M. Adolph,
W. Bertschmann

Die gebräuchlichen Maßeinheiten zur quantitativen Beschreibung von Gasen

Gasvolumen

Da ein Gasvolumen bei zunehmender Temperatur, bei abnehmendem Druck und bei zunehmendem Wasserdampfgehalt größer wird, müssen bei quantitativen Angaben Temperatur, Druck und Wasserdampfgehalt definiert sein. Vier Maßsysteme werden weltweit verwendet und sind allgemein akzeptiert:

1) *ATP-Einheiten:* In vielen Meßgeräten werden Gasvolumina bei Umgebungstemperatur und bei Umgebungsdruck gemessen; ist das Gas bei der Messung trocken, so wird sein Volumen in ml ATP angegeben („ambient temperature and ambient pressure").
2) *ATPS-Einheiten:* Ist das Gas bei der Messung wasserdampfgesättigt, so wird sein Volumen in ml ATPS angegeben („ambient temperature, ambient pressure and fully water vapor saturated").
3) *BTPS-Einheiten:* Ein *Volumen eines gemischten Gases,* d. h. ein Volumen, das verschiedene Gase enthält (z. B. das ausgeatmete Tidalvolumen, das aus O_2, CO_2 und N_2 zusammengesetzt ist), wird zwar außerhalb des Patienten gemessen, aber nach internationaler Konvention von allen Lungenphysiologen auf die Bedingungen innerhalb der Patientenlunge umgerechnet und sein Volumen in ml BTPS angegeben („body-temperature and body-pressure and fully water vapor saturated"), d. h. bei der aktuellen (gemessenen!) zentralen Temperatur (von z. B. 37°C rektal), bei einem aktuellen (gemessenen!) Barometerdruck (von z. B. 950 mbar) und bei der durch das Maßsystem festgelegten Wasserdampfsättigung (von z. B. 100%).
4) *STPD-Einheiten:* Ein *spezifisches Gasvolumen,* also eine bestimmte Menge eines bestimmten (reinen) Gases (z. B. die im exspirierten Tidalvolumen enthaltene Menge an CO_2, d. h. V_{ECO_2}) wird nach internationaler Konvention in STPD-Einheiten angegeben („standard-temperature and standard-pressure and dry), d. h. bei 273°K, bei 101 kPa oder 760 Torr oder 100 mbar und bei einem Wasserdampfdruck von 0 Torr). Werden in einem zweidimensionalen Diagramm oder in einer Formel Größen verwendet, die üblicherweise in unterschiedlichen

---

* Mit Unterstützung des Schweizerischen Nationalfonds zur Förderung der wissenschaftlichen Forschung, Bern, Nr. 3.956.0.85.

Maßsystemen angegeben werden, so müssen zuerst alle Größen in *ein* Maßsystem konvertiert werden. Zur zweidimensionalen Darstellung, in Zwischentabellen und in Arbeitsspeichern wird das STPD-System bevorzugt, weil damit Berechnungsfehler am leichtesten vermieden werden können; somit werden z. B. im „CO$_2$-Volumen-Diagramm" (F$_E$CO$_2$/V$_e$) die F$_E$CO$_2$ als ml-STPD CO$_2$ pro ml STPD Gasvolumen und das ausgeatmete Tidalvolumen nicht wie gewohnt in ml BTPS sondern ebenfalls in ml STPD angeben; das ausgeatmete Tidalvolumen desselben Atemzuges würde aber z. B. in einer Tabelle über die Einstellung einer Beatmungsmaschine (wenn nicht explizit anders bezeichnet) in ml BTPS angegeben. Bei manchen kommerziellen Meßgeräten ist das verwendete Maßsystem nicht genau definiert; unkritische Berechnungen, z. B. die Multiplikation eines Volumens in BTPS-Einheiten mit einer Konzentration in STPD-Einheiten, führen dann zu Diskrepanzen. Man könnte diese Erklärungen vielleicht für Haarspalterei halten, der potentielle Fehler ist aber wesentlich größer, als vielfach angenommen wird; so entspricht bei normaler Körpertemperatur und einem für Basel nicht ungewöhnlichen Barometerdruck von 760 Torr 1 ml STPD = 1,3 ml BTPS.

Konzentration

Die „Konzentration" einer Substanz gibt die Anzahl der Teilchen dieser Substanz bezogen auf das Volumen an, in welchem diese Substanz gleichmäßig verteilt ist. Die CO$_2$-Konzentration, die hier interessiert, ist somit die Quantität (Masse) von CO$_2$-Molekülen, bezogen auf ein bestimmtes Volumen (mol/l). Sind die Randbedingungen bekannt, so kann die Quantität (Masse) der CO$_2$-Moleküle auch als Volumen an „reinem" CO$_2$ angegeben werden. Im medizinischen Schrifttum werden häufig die Randbedingungen nicht genau definiert; fehlen genauere Angaben, so soll die „CO$_2$-Konzentration" in der Regel das Volumen an CO$_2$ im Verhältnis zum Volumen des wasserdampfhaltigen Gasgemisches bedeuten, angegeben in Prozent; demgegenüber versteht man unter der „CO$_2$-Fraktion" (FCO$_2$) in der Regel das Volumen an CO$_2$ im Verhältnis zum Volumen des trockenen Gasgemisches, angegeben als Anteil an „1". Ob das relative Volumen an CO$_2$ im Verhältnis zu „100" oder im Verhältnis zu „1" angegeben wird, ist eine Frage der Konvention und der Übereinkunft; ob sie als „feuchte" Konzentration oder als „trockene" Fraktion analysiert wird, ist primär eine Frage der gewählten Meßtechnik, die allerdings häufig nicht genau reflektiert wird.

CO$_2$-Partialdruck

Der CO$_2$-Partialdruck (pCO$_2$) wird in mm Hg (= Torr) oder in kPa angegeben. Da der „normale" Barometerdruck in unseren Großstädten rund 1 atm beträgt und dies nahezu 760 Torr oder 100 kPa entspricht, hat reines (100 %iges) CO$_2$ bei „normalem" Barometerdruck einen CO$_2$-Partialdruck von 100 kPa; der Zahlenwert des pCO$_2$ in kPa ist somit nahezu derselbe wie der Zahlenwert der Konzentration in %. Als Folge dieses nützlichen Zufalls ist in tonometriertem Blut unter solchen Bedingungen der Zahlenwert des pCO$_2$ – innerhalb der Meßgenauigkeit – identisch mit dem Zahlenwert der CO$_2$-Konzentration des mit dem Blut im Gleichgewicht stehenden Gases, d. h. ein pCO$_2$ von 5 kPa entspricht einer CO$_2$-Konzentration von 5 % (oder einer Fraktion von 0,05). Oder funktionell ausgedrückt: alveoläres Kapillarblut mit einem pCO_2 von 5 kPa und Alveolargas mit einer CO_2-Konzentration von 5% (oder einer Fraktion von 0,05) stehen – innerhalb der Meßgenauigkeit – miteinander im Gleichgewicht.

Das CO_2-Zeit-Diagramm

Das CO_2-Zeit-Diagramm (auch „Kapnogramm" genannt) ist die graphische Darstellung der am Ende des endotrachealen Tubus (bzw. am Mund) fortlaufend gemessenen CO_2-Konzentration über der Zeit (Abb. 1). Das CO_2-Zeit-Diagramm und das weiter unten zu besprechende CO_2-Volumen-Diagramm, d. h. die CO_2-Fraktion über dem exspirierten Volumen, unterscheiden sich grundsätzlich voneinander; folglich dürfen von diesen beiden Kurven auch nicht dieselben Informationen erwartet werden.

Technische Voraussetzungen des CO_2-Zeit-Diagramms

Zur Messung der CO_2-Konzentration bzw. der CO_2-Fraktion wird zwischen endotrachealem Tubus und Y-Stück ein nur wenige cm langes Rohrstück eingefügt. Bei der *Hauptstrommessung* ist der CO_2-Sensor direkt in diesem Rohrstück untergebracht, und die CO_2-Konzentration wird über den ganzen Rohrquerschnitt analysiert; die Analyse quantifiziert also kontinuierlich die über den ganzen Rohrquerschnitt gemittelte Konzentration und ist damit für den Verlauf im ganzen Rohrquerschnitt repräsentativ. Bei der *Seitenstrommessung* wird Gas mit konstantem Fluß aus dem Rohrstück durch einen englumigen Schlauch zum CO_2-Sensor gesaugt; dem Meßgerät wird also kontinuierlich eine sich potentiell ändernde Gasprobe zugeführt, die an der punktförmigen Öffnung des englumigen Schlauches entnommen wird; diese Analyse quantifiziert folglich die CO_2-Konzentration an einem bestimmten Ort des Rohrquerschnitts und ist nur für den Verlauf an diesem Ort repräsentativ. Wird das CO_2 im Hauptstrom gemessen, so beschränkt sich die zeitliche Verzögerung (zwischen der Änderung der Gaskonzentration und der Änderung des Meßsignals) auf die Verarbeitungszeit im CO_2-Meßgerät. Bei der Seitenstrommessung benötigt auch der Gastransport eine endlich lange Zeit. Die letztendlich wirksame Verzögerungszeit (delay time) ist die Summe aus Transportzeit (transport time) und Verarbeitungszeit (processing time).

Zur Messung der FCO_2 wird in der Regel die heute außerordentlich ausgereifte Technik der Infrarotabsorption verwendet. Allerdings muß bei dieser Technik zwecks Nullpunktkorrektur periodisch ein CO_2-freies Referenzgas gemessen werden. Bei einigen Geräten wird dazu während jeder Inspiration das CO_2-Signal auf Null abgeglichen, so daß vorausgesetzt werden muß, daß die inspiratorische CO_2-Fraktion tatsächlich Null ist. Ist jedoch FCO_2 inspiratorisch nicht Null, so wird bei der inspiratorischen Nullpunktkorrektur der Nullpunkt fälschlicherweise dem CO_2-haltigen inspiratorischen Gas zugeordnet, d. h. 1) die CO_2-Haltigkeit des inspiratorischen Gases wird nicht erkannt, und 2) die exspiratorische CO_2-Konzentration wird fälschlicherweise zu niedrig gemessen; es wird also z. B. die CO_2-Rückatmung bei verbrauchtem CO_2-Absorber nicht bemerkt. Bei anderen Geräten wird mit Hilfe

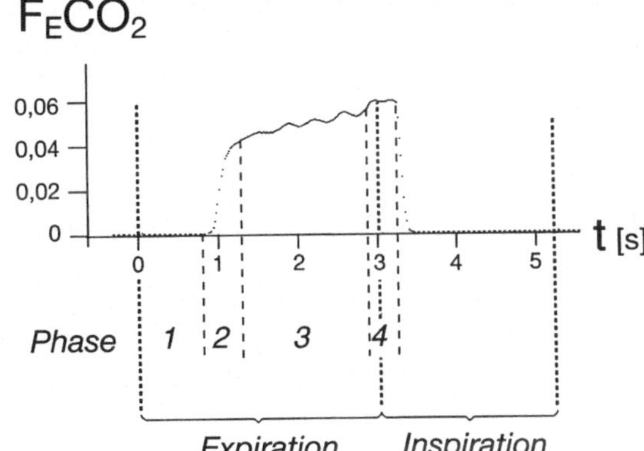

Abb. 1. Das CO_2-Zeit-Diagramm ist die am Mund kontinuierlich gemessene CO_2-Fraktion (F_ECO_2 in %) über der Zeit. Das CO_2-Zeit-Diagramm wird auch „Kapnogramm" genannt

eines Choppers periodisch ein tatsächlich CO_2-freies Referenzgas gemessen (die Chopper-Frequenz ist bei vielen Geräten 200 Hz) und der Nullpunkt nicht inspiratorisch, sondern mit einer viel höheren Frequenz abgeglichen (z. B. mit der halben Chopper-Frequenz); dies erlaubt zwar eine „kontinuierliche" und damit inspiratorisch wie exspiratorisch zuverlässige CO_2-Messung, verlängert aber die Verarbeitungszeit (s. Abschn. „Technische Voraussetzungen", S. 128).

Zeitlicher Verlauf des Kapnogramms

In der Regel ist der endotracheale Tubus mit dem vom Respirator kommenden (inspiratorischen) Beatmungsschlauch und mit dem zum Respirator führenden (exspiratorischen) Beatmungsschlauch durch ein Y-Stück verbunden. Das Y-Stück legt die Ebene fest, in der das Inspirationsgas vom Exspirationsgas getrennt wird. Der Raum zwischen dieser Trennebene und dem CO_2-Sensor enthält am Ende jeder Exspiration CO_2-haltiges Alveolargas, das zu Beginn der folgenden Inspiration erneut am CO_2-Sensor vorbeistreicht und auch wieder eingeatmet, d. h. rückgeatmet wird; dieser Raum ist der „externe Totraum". Nach Phasenwechsel von Exspiration auf Inspiration verstreicht folglich eine gewisse Zeit, bis das Volumen des externen Totraums – am Sensor vorbei – eingeatmet und durch Frischgas ersetzt worden ist; erst anschließend kann die inspiratorische CO_2-Konzentration gemessen werden. Im CO_2-Zeit-Diagramm wird der Beginn der Inspiration somit verspätet erkannt. Der Raum, der vom CO_2-Sensor bis zum Beginn des Alveolarraums reicht, der somit den endotrachealen Tubus und den anatomischen Totraum im Tracheobronchialsystem mitenthält, ist der „interne Totraum". Am Ende der Inspiration enthält der interne Totraum CO_2-freies Frischgas. Somit verstreicht auch nach Phasenwechsel von Inspiration auf Exspiration Zeit, bis das Volumen des internen Totraums – am Sensor vorbei – ausgeatmet und durch Alveolargas ersetzt worden ist, d. h. auch die exspiratorische CO_2-Konzentration wird mit zeitlicher Verzögerung gemessen. Obwohl die Länge dieser zeitlichen Verzögerung nicht nur vom Totraumvolumen, sondern auch vom Gasfluß abhängt (Zeit der Verzögerung = Totraumvolumen : Fluß), ist bei Verwendung des üblichen Equipments das interne Totraumvolumen gegenüber dem externen Totraumvolumen so stark vergrößert, daß im CO_2-Zeit-

Diagramm die Erkennung der Exspiration in der Regel stärker verzögert ist als die Erkennung der Inspiration; die im CO_2-Zeit-Diagramm bestimmten Inspirationszeiten und Exspirationszeiten können deshalb von den mit der Flußmessung bestimmten Zeiten abweichen.

Informationsgehalt des CO_2-Zeit-Diagramms

Zunächst zeigt das CO_2-Zeit-Diagramm (Kapnogramm), ob überhaupt CO_2 ausgeatmet wird: eine Fehlintubation wird rechtzeitig erkannt. Außerdem können Atemfrequenz und Atemrhythmus beurteilt werden, und auch Apnoephasen sind leicht zu erkennen.

Der initiale, CO_2-freie Teil des exspiratorischen CO_2-Zeit-Diagramms ist die Phase I, der Teil mit dem raschen Anstieg der CO_2-Konzentration Phase II, der anschließende Teil mit nur geringem und mehr oder weniger konstantem Anstieg der CO_2-Konzentration ist Phase III, und der gelegentlich sichtbare letzte Teil mit erneut stärkerem Anstieg der CO_2-Konzentration Phase IV. Es ist außerordentlich wichtig darauf hinzuweisen, daß diese Einteilung des exspiratorischen CO_2-Zeit-Diagramms lediglich der Kommunikation dient und keine weitere Information enthält. Von größter praktischer Bedeutung ist jedoch die quantitative Bestimmung der maximalen CO_2-Konzentration gegen Ende der Exspiration, der sog. endtidalen CO_2-Konzentration (in % des feuchten Alveolargases) oder der *endtidalen CO_2-Fraktion* (als Anteil an „1" am trockenen Alveolargas), abgekürzt $FCO_{2\text{-et}}$, und zwar wegen ihrer losen, mit Kritik angewendet, aber doch sehr nützlichen Beziehung zum arteriellen CO_2-Partialdruck (p_aCO_2).

Die Messung des p_aCO_2 setzt in der Regel eine arterielle Blutentnahme voraus, sie ist also invasiv und kann nur diskontinuierlich oder stichprobenartig durchgeführt werden. Demgegenüber kann die $FCO_{2\text{-et}}$ nichtinvasiv und atemzugsweise gemessen werden. Da nun die $FCO_{2\text{-et}}$ in einem gewissen Zusammenhang mit dem p_aCO_2 steht, ist die Versuchung groß, die diskontinuierliche invasive Bestimmung des p_aCO_2 in der arteriellen Blutprobe mit der atemzugsweisen, nichtinvasiven Analyse des $FCO_{2\text{-et}}$ im Atemgas zu ersetzen. Die Fehlermöglichkeiten, die dabei in Kauf genommen werden, sollen hier besprochen werden.

Das stark vereinfachte, aber außerordentlich anschauliche Lungenfunktionsmodell von Riley u. Cournand [16] zeigt, daß das lungenkapillare Blut mit dem Alveolarraum im Gleichgewicht steht (Abb. 2). Bei „idealer" alveolärer Funktion ist somit die $FCO_{2\text{-et}}$ identisch mit der kapillären Fraktion (F_cCO_2). Werden ventilierte Kompartimente infolge einer pulmonalen Krankheit nicht perfundiert, so tragen sie zur CO_2-Elimination nicht bei und erniedrigen das $FCO_{2\text{-et}}$ gegenüber dem gemischten F_aCO_2; die für diese Erniedrigung verantwortliche pulmonale Krankheit ändert sich selten innerhalb von Minuten. Die Differenz $F_aCO_2 - FCO_{2\text{-et}}$ kann deshalb mit Hilfe einer simultanen Analyse der arteriellen Blutgase ermittelt und in den folgenden Stunden unverändert in Rechnung gestellt werden. Liegt ein intrapulmonaler Rechts-links-Shunt vor, so wird die venöse Beimischung den arteriellen Wert (F_aCO_2), gegenüber dem kapillären etwas erhöhen; für die tägliche Praxis kann dieser Fehler bis zu einem Q'_s/Q'_T von etwa 20% vernachlässigt werden.

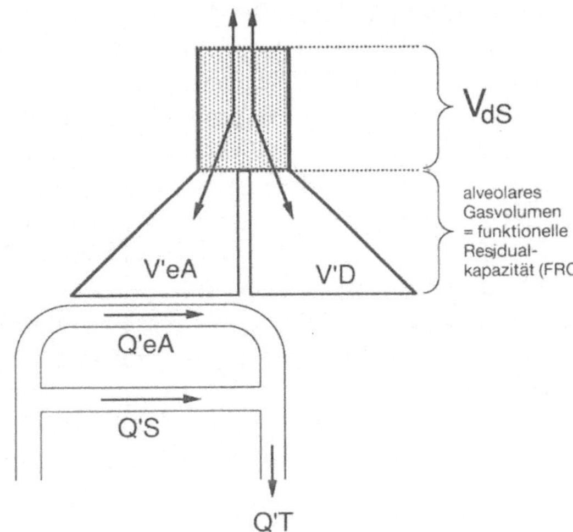

Abb. 2. Drei-Kompartiment-Modell nach Riley u. Cournand [16] zur Darstellung des Gasaustausches in der Lunge, ergänzt mit dem seriellen Totraum (V$_{dS}$)

V'_{dS} = Ventilation des seriellen Totraumes [ml/min] = RR · V$_{dS}$;
RR = respiratorische Frequenz [Atemzüge/min];
V_{dS} = Volumen des seriellen Totraums [ml];
V'_A = alveoläre Ventilation [ml/min];
Q'_T = totales Herzzeitvolumen [ml/min];
Q'_S = rechts-links-geshunteter Teil des Herzzeitvolumens [ml/min];
Q'_S/Q'_T = rechts-links-geshunteter Blutfluß (als Fraktion oder in % des Herzzeitvolumens)

Viel gefährlicher ist die Fehleinschätzung bei akuter Perfusionsverminderung der Lunge. So sinkt die FCO$_{2\text{-et}}$ bei Kreislaufstillstand und Fortsetzung der Ventilation nach wenigen Atemhüben auf nahezu Null und steigt bei Beginn einer kreislaufwirksamen Herzmassage wieder an. Während der Kreislaufreanimation kann die FCO$_{2\text{-et}}$ (unter unveränderter mechanischer Beatmung) sogar helfen, die Effizienz der Herzmassage zu beurteilen. Auch dieser Zusammenhang wird im Riley-Modell (Abb. 2) anschaulich und verständlich: In nicht perfundierte Kompartimente gelangt kein CO$_2$. Während des Kreislaufstillstands wird mit der Ventilation also nur das CO$_2$ „ausgewaschen", das bereits vor dem Kreislaufstillstand in den Alveolarraum gelangt ist; selbstverständlich fällt bei diesem Auswaschvorgang von Atemzug zu Atemzug das FCO$_{2\text{-et}}$ exponentiell ab. Wird die Lunge wieder perfundiert, so wird erneut CO$_2$ in den Alveolarraum gelangen und kann in der Folge ausgeatmet werden. Somit zeigt unter volumenkonstanter Beatmung eine ansteigende FCO$_{2\text{-et}}$ an, daß das Herzzeitvolumen wieder gestiegen ist, daß also die äußere oder innere Herzmassage effizienter geworden ist oder daß die Schocktherapie erfolgreich war. Allerdings ist diese Interpretation nur in einem akuten Ungleichgewichtszustand, wie z. B. bei einer Reanimation zulässig, hier aber außerordentlich nützlich. Bei anhaltendem Behandlungserfolg in bezug auf den Kreislauf und bei fortgesetzter volumenkonstanter Beatmung stellt sich nämlich zwischen CO$_2$-Produktion (im peripheren Gewebe), zwischen CO$_2$-Flux (aus dem gemischtvenösen Blut in den Alveolarraum) und zwischen CO_2-Elimination (aus dem Alveolarraum in die Atmosphäre) rasch ein neues Gleichgewicht ein, so daß die $FCO_{2\text{-et}}$ bald wieder die weiter unten zu besprechende Beziehung zum p_aCO_2 aufweist und über das Herzzeitvolumen weniger aussagt als über Stoffwechsel und Lungenfunktion. Wir schließen daraus: Soll die $FCO_{2\text{-et}}$ im Hinblick auf Veränderungen des Kreislaufs interpretiert werden, so muß der Kreislauf die einzige „Variable" sein, d. h. wir müssen Konstanz des Stoffwechsels, der Lungenfunktion und der Ventilation voraussetzen dürfen; soll die $FCO_{2\text{-et}}$ jedoch im Hinblick auf Veränderungen des p_aCO_2 interpretiert werden, so müssen wir Konstanz der Differenz $F_aCO_2 - FCO_{2\text{-et}}$ voraussetzen dürfen, d. h. es darf sich am Herzzeitvolumen und an der Lungenerkrankung nichts ändern. Wie weiter unten ausgeführt werden wird, können diese beiden potentiellen Veränderungen in der Diskrepanz zwischen „realer" und „idealer" alveolärer Funktion zusammengefaßt und als „alveoläre Effizienz der CO_2-Elimination" quantitativ beschrieben werden.

Phase III im CO_2-Zeit-Diagramm

Immer wieder wird versucht, der Steigung der Phase III des CO_2-Zeit-Diagramms weitere Informationen zu entnehmen, d. h. es wird eine steile Phase III als Hinweis auf eine inhomogene Verteilung von Perfusion und Ventilation gewertet oder als Ausdruck einer breiten Verteilung der V'_A/Q'-Quotienten (et vice versa). Weshalb muß von diesem Versuch mit aller Entschiedenheit abgeraten und davor gewarnt werden? Zunächst nimmt schon aus meßtechnischen Gründen die Steigung der Phase III ab, wenn das Tidalvolumen vergrößert wird (et vice versa). Außerdem geht der Prozeß der CO_2-Diffusion aus den Lungenkapillaren in den Alveolarraum auch während Exspiration weiter, d. h. sogar in der einkompartimentalen Lunge steigt das FCO_2 im Alveolarraum während Exspiration, d. h. während sich das für die Gasmischung zur Verfügung stehende Alveolarvolumen verkleinert, und zwar so lange, bis das Diffusionsgleichgewicht zwischen gemischt-venösem Blut und Alveolargas erreicht ist. In der „realen" mehrkompartimentalen Lunge müssen aber v. a. 2 Voraussetzungen erfüllt sein, damit Phase III ansteigen kann:

1) In der Lunge muß eine Inhomogenität von V'_A/Q'-Quotienten vorliegen, d. h. es müssen gleichzeitig und nebeneinander Kompartimente mit niedriger CO_2-Konzentration und Kompartimente mit höherer CO_2-Konzentration vorhanden sein.
2) Die exspiratorische Entleerung muß eine ganz bestimmte Sequentialität aufweisen, indem Kompartimente mit niedriger CO_2-Konzentration sich zuerst und Kompartimente mit höherer CO_2-Konzentration erst anschließend entleeren.

Sollte also eine Änderung der Steigung der Phase III im Hinblick auf eine Änderung der Verteilung der V'_A/Q'-Quotienten interpretiert werden, so müßte die Konstanz der exspiratorischen Entleerungssequentialität garantiert werden können. Da aber das exspiratorische Flußmuster die Sequentialität beeinflußt und (unter klinischen Bedingungen) nicht standardisiert, ja nicht einmal überprüft werden kann, können Veränderungen der Entleerungssequentialität nie ausgeschlossen werden, im Gegenteil, es ist immer mit ihnen zu rechnen. Wir müssen deshalb daran festhalten, daß die Steigung der Phase III durch so komplexe Mechanismen bestimmt wird, daß der Versuch, unter klinischen Bedingungen die Steigung der Phase III im Einzelfall zu interpretieren, meistens in einem Irrgarten von spekulativen Annahmen endet und kaum je schlüssig gelingt.

In diesem Zusammenhang muß die Frage diskutiert werden, ob FCO$_{2\text{-et}}$ höher sein kann als F$_a$CO$_2$, d. h. ob eine negative Differenz F$_a$CO$_2$ − FCO$_{2\text{-et}}$ als gültiges Resultat akzeptiert werden darf, ohne die abwegige und bisher auch nie bestätigte Hypothese einer aktiven CO$_2$-Sekretion vom Kapillarblut in den Alveolarraum in Anspruch nehmen zu müssen. Eine negative Differenz F$_a$CO$_2$ − FCO$_{2\text{-et}}$ ist aus 2 Gründen tatsächlich möglich:

1) FCO$_{2\text{-et}}$ ist ein Maximalwert, d. h. ein Momentanwert, der vielleicht nur während 1 ms erreicht worden ist; F$_a$CO$_2$ hingegen wird in Blut bestimmt, welches während einiger Sekunden entnommen worden ist und deshalb also in bezug auf die Zeit „gemittelt" worden ist. Es gehört aber gerade zu den essentiellen Eigenschaften eines Mittelwertes, daß ein während der Zeit der Mitteilung bestimmter Momentanwert höher sein kann als der Mittelwert selbst.

2) F$_a$CO$_2$ wird in arteriellem Blut bestimmt, d. h. in Blut, das durch die pulsatilen Strömungen im linken Ventrikel in bezug auf den regionalen intrapulmonalen Ursprung als gemischtarterielles Blut bezeichnet werden muß. Demgegenüber kann ein Lungenkompartiment mit niedrigen V$'_A$/Q$'$s Alveolargas enthalten, dessen FCO$_2$ nahezu die gemischtvenöse FCO$_2$ erreicht hat. Entleert sich nun das Alveolargas dieses Kompartiments – infolge einer bestimmten Sequentialität der exspiratorischen Entleerung – zuletzt, so erreicht das FCO$_{2\text{-et}}$ nahezu das gemischtvenöse FCO$_2$.

Eine negative Differenz F$_a$CO$_2$ − FCO$_{2\text{-et}}$ ist also durchaus möglich und darf ohne zusätzliche Informationen nicht einmal als Ausdruck eines „idealen" Gasaustauschs gewertet werden. Soll jedoch die FCO$_{2\text{-et}}$ angeblich höher sein als die gemischtvenöse FCO$_2$, so muß ein Meßfehler vorliegen.

Schlußfolgerungen für die praktische Arbeit

Liegen bei pulmonaler Krankheit hohe V$'_A$/Q$'$-Quotienten vor, so werden sie das FCO$_{2\text{-et}}$ gegenüber dem F$_a$CO$_2$ erniedrigen; unter der Annahme, daß sich die pulmonale Krankheit nicht rasch ändert, kann deshalb die Differenz mit Hilfe einer simultanen arteriellen Blutgasanalyse ermittelt und in den folgenden Stunden in Rechnung gestellt werden. Im Gegensatz dazu kann eine Kreislaufstörung zu schlagartiger Erniedrigung des FCO$_{2\text{-et}}$ gegenüber dem p$_a$CO$_2$ führen; hier darf man aus der FCO$_{2\text{-et}}$ nicht einmal kurzfristig auf das p$_a$CO$_2$ schließen. Solange man annehmen darf, daß die Verteilung der V$'_A$Q$'$-Quotienten konstant bleibt, d. h. solange mit irgendwelchen Mitteln Kreislaufstörungen ausgeschlossen werden können (z. B. mit klinischen Untersuchungsmethoden), kann FCO$_{2\text{-et}}$ zur Trendanalyse des p$_a$CO$_2$ verwendet werden und leistet so im Operationssaal und in der Intensivstation unermeßliche Dienste: unter konstanten Kreislaufbedingungen erlaubt FCO$_{2\text{-et}}$, das Verhältnis zwischen CO$_2$-Produktion und CO$_2$-Elimination zu beurteilen, d. h. ein Anstieg der FCO$_{2\text{-et}}$ läßt recht zuverlässig auf einen Anstieg des p$_a$CO$_2$ schließen (et vice versa).

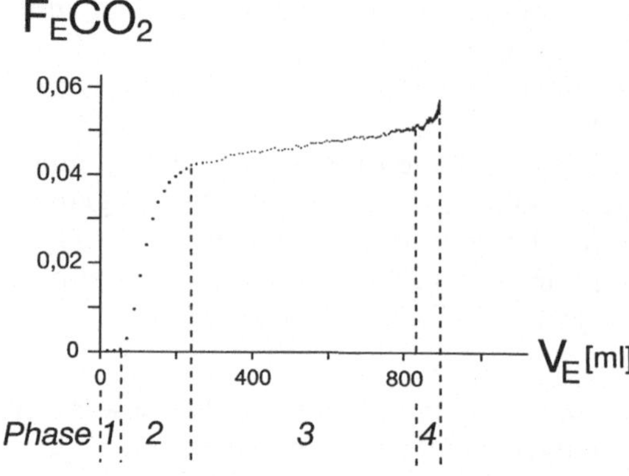

Abb. 3. Das CO_2-Volumen-Diagramm ist die am Mund kontinuierlich gemessene CO_2-Fraktion (F_ECO_2 in %) über dem exspirierten Volumen (V_E; in ml)

Das CO_2-Volumen-Diagramm und der anatomische Totraum

Wird die am Tubusende (bzw. am Mund) gemessene FCO_2 – nicht wie beim CO_2-Zeit-Diagramm (Kapnogramm) über der Zeit, sondern – über dem exspirierten Volumen dargestellt, so erhalten wir das CO_2-Volumen-Diagramm, das im englischen Schrifttum „single breath diagram of CO_2" („SBD-CO_2") genannt wird, was sinngemäß mit „CO_2-Einzelatemzugsdiagramm" übersetzt werden könnte (Abb. 3).

Technische Voraussetzungen

Außer der kontinuierlichen exspiratorischen Messung der CO_2-Fraktion (F_ECO_2) sind dazu die kontinuierliche exspiratorische Messung des Flusses (V'_E) und die fortlaufende Integration des V'_E zum exspirierten Volumen (V_E) erforderlich. Da die Signalverarbeitungszeit der Gaskonzentrationsmessung aus technischen Gründen auf jeden Fall länger ist als diejenige der Flußmessung, stehen das Flußsignal und das CO_2-Signal (selbst wenn im Hauptstrom gemessen) nicht gleichzeitig zur Verfügung, d. h. das Gassignal ist gegenüber dem Fluß- oder Volumensignal immer etwas verzögert; eine sehr große Verzögerung (bis zu einigen Sekunden) entsteht jedoch bei der Messung im Seitenstrom, da hier das zu untersuchende Gas nicht nur analysiert, sondern zuvor auch noch transportiert werden muß. Somit müssen das Flußsignal und das CO_2-Signal zunächst synchronisiert werden, erst anschließend können sie miteinander verknüpft werden. Beispiel: Wird das CO_2-Volumen durch Summation der Produkte von FCO_2 und Fluß berechnet, so dürfen nur die synchronisierten Werte von FCO_2 und Fluß miteinander multipliziert werden.

Selbst bei einer Verzögerungszeit (delay time, T_{DL}) von 1 s können die Signale exakt synchronisiert werden, wenn T_{DL} konstant ist und exakt gemessen werden kann. Hingegen kann eine verlängerte Ansprechzeit (rise time, Anstiegszeit des CO_2-Signals von 10 auf 90 % nach einer abrupten, „senkrechten" Änderung der CO_2-Konzentration) einen irreversiblen Informationsverlust verursachen. Der Verlauf des CO_2-Signals und der Gasfluß bestimmen deshalb die Dauer der Ansprechzeit, die maximal toleriert werden darf: Je rascher die Änderungen des zu untersuchenden CO_2-Signals und je größer der Gasfluß, desto kürzer muß die Ansprechzeit sein.

Für klinische Bedürfnisse darf die Anstiegszeit der CO$_2$-Messung 100 ms nicht übersteigen [3].

Auch im CO$_2$-Volumen-Diagramm bezeichnet man den initialen CO$_2$-freien Teil der Kurve als Phase I, den Teil mit dem raschen Anstieg der CO$_2$-Konzentration als Phase II, den anschließenden Teil mit nur geringem Anstieg der CO$_2$-Konzentration als Phase III und (falls vorhanden) den letzten Teil mit erneut stärkerem Anstieg der CO$_2$-Konzentration als Phase IV (s. Abb. 3). Auch hier dienen diese Phasen ausschließlich der Kommunikation und lassen keine quantitativen Aussagen zu. Selbstverständlich enthält Phase I kein CO$_2$, weil das hier ausgeatmete Gas aus dem anatomischen Totraum stammt. Das Volumen dieses Totraums endet außen am Mund und wird seitlich durch die anatomischen Wände des Bronchialbaums begrenzt. Wo aber ist die Grenze zwischen anatomischem Totraum und Alveolarraum? Diese Frage kann nur durch Synthese von anatomischen, physiologischen und physikalischen Zusammenhängen beantwortet werden.

Anatomische Besonderheiten des Bronchialsystems und des Acinus

Die Lunge ist ein asymmetrisches Verzweigungssystem. Die Anzahl der bronchialen Strukturen nimmt mit jeder Verzweigung (Generation) zu. Der Durchmesser der bronchialen Strukturen nimmt zunächst bei jeder Teilung ab, d. h. der Durchmesser des „Tochterbronchus" (bzw. „Tochterbronchiolus") ist jeweils kleiner als der Durchmesser des „Mutterbronchus" (bzw. „Mutterbronchiolus"; Abb. 4). Die Ver-

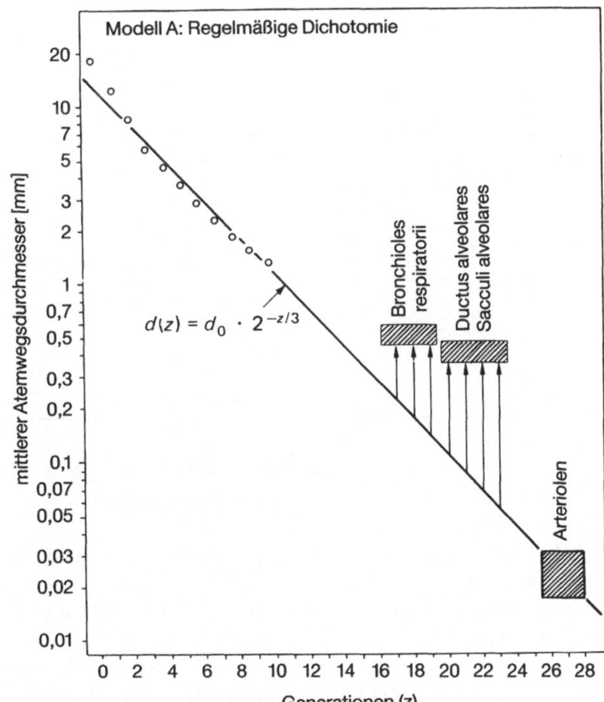

Abb. 4. Mittlerer Durchmesser der menschlichen Atemwege in mm (logarithmisch) über der Generationszahl der Teilungen der Atemwege nach Weibel [17]. Von der 18. Generationszahl an nimmt der Durchmesser der folgenden Verzweigungen nicht mehr ab

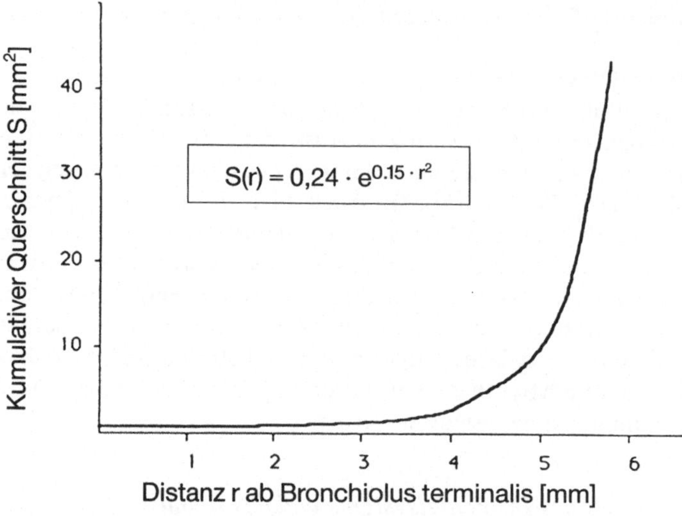

Abb. 5. Kumulativer Querschnitt der bronchialen Strukturen im Acinus über der Weglänge ab Eingang des Acinus. Die in den Verzweigungen des Acinus weiterhin geometrisch wachsende Anzahl der Strukturen und der konstante Querschnitt der einzelnen Strukturen führen im Acinus zu einem schlagartigen Anstieg des Gesamtquerschnitts

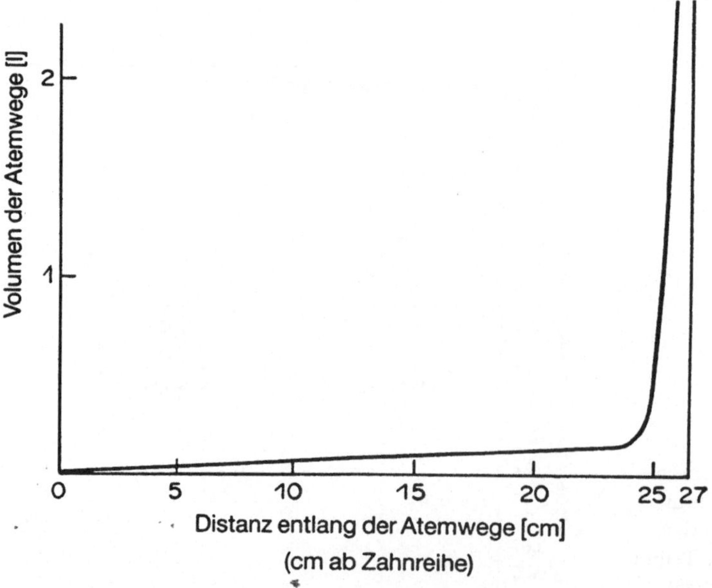

Abb. 6. Kumulatives Volumen der gashaltigen bronchiopulmonalen Strukturen über der Weglänge ab Zahnreihe, nach Cumming [5]. Der größte Teil des Lungenvolumens findet sich in den letzten Millimetern vor den Alveolen, d. h. die funktionelle Residualkapazität ist so angeordnet, daß sie wie eine nur wenige Millimeter dünne Schicht auf den Alveolarwänden liegt. Der Gastransport in der funktionellen Residualkapazität geht somit nur über kurze Distanzen, so daß die Diffusion einen leistungsfähigen Gastransport erlaubt

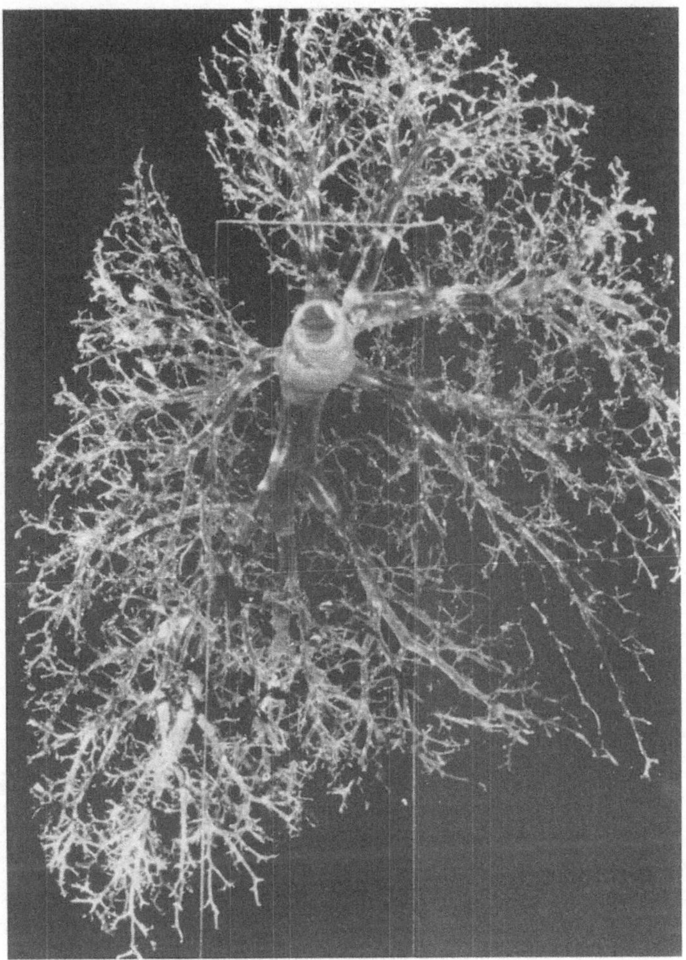

Abb. 7. Ausguß des Bronchialsystems einer menschlichen Lunge. Am Ende der Bronchioli alveolares sind alle Acini weggebrochen. Das hier sichtbare Verzweigungssystem dient somit ausschließlich der Konvektion. Jede der hier sichtbaren Enden führt zu einem Acinus. Eine menschliche Lunge enthält etwa 60000 Acini (s. Text). Wir sind Herrn Dr. K. Horsfield, Midhurst (GB) für die Überlassung dieses Bildes sehr dankbar

mehrung der Anzahl führt trotz der Abnahme der Durchmesser zu einer leichten Vergrößerung des kumulativen Querschnitts bis zu den Bronchili terminales, d. h. bis in den Eingang des Acinus [5]. Jedoch, mit Auftreten der ersten Alveolen (Bronchili respiratorii in der 18. bis 22. Generation) zeigt der „Tochterbronchiolus" denselben Durchmesser wie der „Mutterbronchiolus", d. h. die einzelnen Strukturen verjüngen sich bei den folgenden Verzweigungen nicht [11], so daß der kumulative Querschnitt im Acinus schlagartig stark ansteigt (Abb. 5). Selbstverständlich steigt hier das kumulative Volumen noch stärker (Abb. 6), weshalb der Acinus auch mit einer

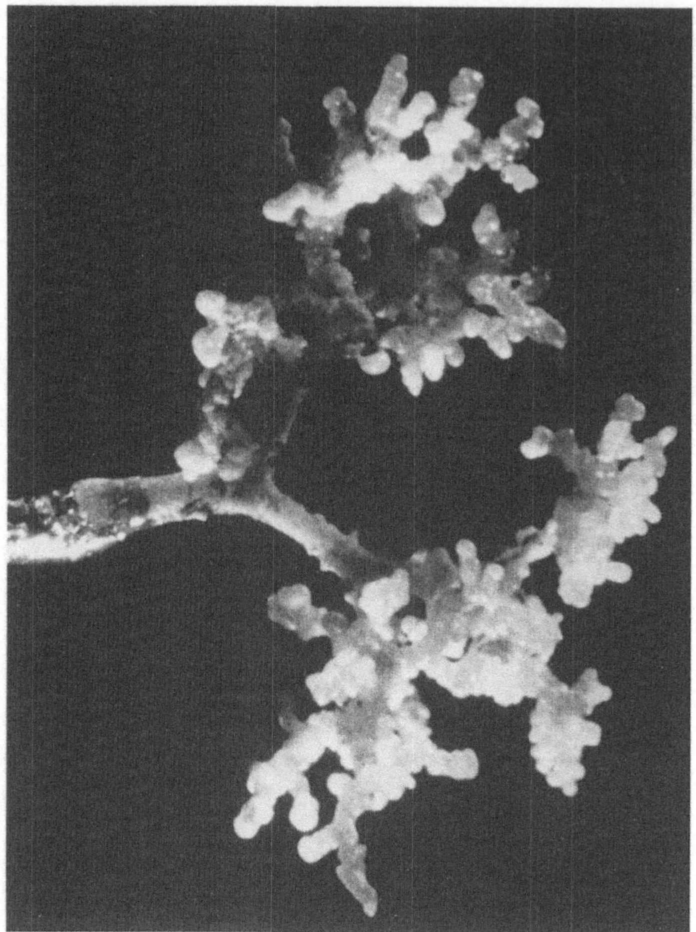

Abb. 8. Ausguß eines Acinus der menschlichen Lunge. Ab Eingang des Acinus nimmt die Anzahl der Alveolen stetig zu, d. h. die Weglängen für den Gastransport werden immer kürzer. Da außerdem der Gesamtquerschnitt stark zunimmt (s. Abb. 6), wird die Diffusion als Transportmechanismus zunehmend effektiver (s. Text). Wir sind Herrn Dr. K. Horsfield, Midhurst (GB) für die Überlassung dieses Bildes sehr dankbar

Heftzwecke (Reißnagel) verglichen wird, dem „thumb tack model" von Hansen u. Ampaya [10].

Am Ausguß des Bronchialsystems (Abb. 7) sind alle Acini ausgebrochen, die sichtbaren Enden sind also die Bronchioli terminales. Der Verzweigungsbaum der ganzen menschlichen Lunge zeigt rund 30000 Enden; jedes Ende mündet in einen Acinus. Jeder Acinus enthält rund 10000 Alveolen (Abb. 8); die ganze menschliche Lunge enthält somit rund 300 Mio. Alveolen.

Das Konzept des seriellen Totraums (V_{dS})

Im klassischen idealen Alveolarraum sind nach dem Austausch von O_2 und CO_2 die alveolären Gase (O_2, CO_2 und N_2) vollständig gemischt; der klassische ideale anatomische Totraum trägt demgegenüber nicht zum Austausch von O_2 und CO_2 bei, und zwischen idealem anatomischem Totraum und idealem Alveolarraum findet keine Gasmischung statt. Damit ist das klassische ideale Modell ziemlich weit von der Wirklichkeit entfernt. Das im folgenden dargestellte Konzept basiert auf der Kombination anatomischer und physiologischer Befunde; darüber hinaus werden nicht nur Konvektion, sondern auch Diffusion berücksichtigt und auch Informationen, die mit Computer-simulierten Gasbewegungen im Computer-simulierten Gasraum der Lunge gewonnen worden sind [1, 2].

Nach Exspiration enthalten sämtliche Elemente des Bronchialbaums Alveolargas, also auch CO_2. Während der Inspiration strömt CO_2-freies Frischgas in die Trachea und treibt das CO_2-haltige Alveolargas durch Konvektion in Richtung Alveolen vor sich her (alveolarwärts). Gleichzeitig diffundiert CO_2 in entgegengesetzter Richtung aus dem Alveolarraum in Richtung Mund (mundwärts). Infolge der alveolarwärts rasant zunehmenden kumulativen Querschnittsfläche fällt der alveolarwärts gerichtete Gastransport durch Konvektion alveolarwärts stark ab; infolge der mundwärts rasant abnehmenden kumulativen Querschnittsfläche fällt der mundwärts gerichtete Gastransport durch Diffusion mundwärts stark ab. Somit müssen sich die beiden entgegengesetzt gerichteten Transportmechanismen Konvektion und Diffusion in einer bestimmten Ebene innerhalb des Acinus gegenseitig aufheben (Abb. 9), d. h. während Inspiration bildet sich im Acinus eine stehende Diffusionsfront, die die Übergangszone von konvektivem zu diffusivem Gastransport markiert. Ist der inspiratorische Gasfluß innerhalb eines Acinus konstant, so verschiebt sich die Diffusionsfront während der Inspiration nicht, und es bildet sich in jedem Acinus eine stationäre Diffusionsfront: „stationary interface" (SI); die Summe aller Interfaces bildet in der Tiefe des Alveolarraums die funktionelle Begrenzung des anatomischen Totraums.

Somit ist der sog. anatomische Totraum einerseits begrenzt durch anatomische Strukturen, durch die Wände der konvektiven Atemwege, und andererseits durch funktionelle Grenzflächen, durch die Diffusionsfronten zwischen Frischgas und Alveolargas (Interfaces). Die anatomische Bestimmung des sog. anatomischen Totraums setzt eine exakte Festlegung der Grenze zwischen den konvektiven Atemwegen und den alveolären Räumen voraus, und das Auftreten von Alveolen gilt als diese Grenze. Die Dichte der Alveolen nimmt in den Bronchioli respiratorii alveolarwärts aber über mehrere Generationen fließend zu. Die morphologische Grenzziehung zwischen konvektiven Atemwegen und alveolären Räumen ist somit – wie auch immer – eine willkürliche. Das Volumen des sog. anatomischen Totraums kann somit mit den Methoden der Anatomie nicht bestimmt werden.

Das Volumen dieses Totraums enthält am Ende der Inspiration Frischgas; dieser sozusagen mit Frischgas markierte Raum befindet sich in allen Segmenten des Bronchialbaums, vom Mund bis hinunter zu den Interfaces aller 30000 Acini. Es gibt eine mittlere Weglänge zu den Interfaces mit einer Verteilung von kürzeren und längeren Weglängen [17]. Cumming et al. [6] zeigten, daß man in analoger Weise auch von einem mittleren Totraumvolumen mit einer Verteilung von kleineren und

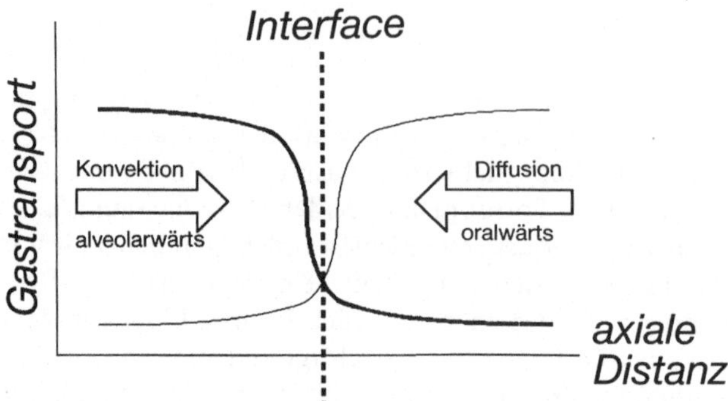

Abb. 9. Die Leistungsfähigkeit des Gastransportes über der axialen Distanz vom Eingang in den Acinus *(links)* bis vor die Alveolen *(rechts)*. Im Acinus steigt der kumulative Querschnitt rasch an (s. Abb. 6), so daß der Gastransport durch „Konvektion" in Richtung Alveolen stark abfällt (fällt von links nach rechts). Umgekehrt ist der Gastransport durch Diffusion infolge der in der Tiefe des Acinus sehr großen kumulativen Querschnittsfläche sehr leistungsfähig und nimmt oralwärts mit Verkleinerung der kumulativen Querschnittfläche rasch ab (fällt von rechts nach links). In einer durch die Geometrie des Acinus und den Gasfluß bestimmten Ebene heben sich die beiden Transportmechanismen Konvektion (alveolarwärts) und Diffusion (oralwärts) gegenseitig auf, so daß sich die Diffusionsfront (Interface) zwischen Alveolargas und Frischgas während der gesamten Dauer der Inspiration nicht mehr verschiebt, d. h. die Position der Interface innerhalb des Acinus bleibt während der ganzen Dauer der Inspiration konstant. Die Diffusionsfront mit inspiratorisch stationärer Position wird „stationary interface" (SI) genannt

größeren Toträumen ausgehen kann. Die CO_2-Konzentration hinter den Interfaces – im Alveolargas – hängt ab vom Volumen an Totraumgas, vom Volumen an inspiratorisch zugeführtem Frischgas und vom Volumen an CO_2, das kontinuierlich dem Blut entweicht.

Bei Exspiration wird jede Diffusinsfront (Interface) durch den zugehörigen Bronchiolus terminalis mundwärts getrieben. An der Vereinigung zweier benachbarter Bronchili summieren sich die beiden Diffusionsfronten und bilden eine neue Diffusionsfront. Dieser Summationsprozeß wiederholt sich an jeder Vereinigung zweier benachbarter bronchialer Strukturen bis hinauf zur Carina. Deshalb dürfen wir das bekannte CO_2-Volumen-Diagramm (SBD-CO_2) als eine kumulative Verteilungsfunktion aller Interfaces betrachten. Der Beitrag jeder einzelnen Interface zum CO_2-Volumen-Diagramm ist fluß-, volumen- und konzentrationsgewichtet, und die Beiträge einzelner Interfaces können infolge sequentieller Entleerung verspätet in Erscheinung treten (bei großer Weglänge und/oder niedrigem Fluß). Das Volumen, das exspiratorisch mit der Phase I am Mund erscheint, entspricht somit dem von Phase II begrenzten Volumen des sog. anatomischen Totraums. Nach diesem Konzept müßte der sog. anatomische Totraum „funktionell bestimmter anatomischer Totraum" ganannt werden. In Exspiration erscheint dieses Volumen am Mund zuerst und erst anschließend das Alveolargas; Frischgas und Alveolargas erscheinen also hintereinander (in Serie); das im CO_2-Volumen-Diagramm bestimmte Volumen des sog. anatomischen Totraums wird deshalb „serielles Totraumvolumen" („series dead space volume", V_{dS}) genannt [18]. Das sowohl durch anatomische Strukturen als auch durch funktionelle Fronten begrenzte V_{dS} entsteht demnach in Inspiration und wird deshalb von den Besonderheiten der Inspiration modifiziert. V_{dS} erscheint aber erst in Exspiration am Mund und kann deshalb erst in Exspiration gemessen werden. Phase II begrenzt das Volumen von V_{dS}, in Phase III entleert sich bereits Alveolargas.

Phase III im CO_2-Volumen-Diagramm

Die Steigung der Phase III kann durch die Asymmetrie des Verzweigungssystems und/oder sequentielle Entleerung von regionalen Inäqualitäten innerhalb der Lunge entstehen. Allerdings, wenn eine einzelne Interface so stark verspätet ausgeatmet wird, daß sie erst während Phase III am Mund erscheint, so wird durch sie die Steigung von Phase III erhöht. Da das CO_2-Volumen-Diagramm dazu keine weiteren Informationen enthält, ist es prinzipiell unmöglich, den Beitrag von späten Interfaces zur Steigung von Phase III zu erkennen oder ihr Volumen zu quantifizieren. Zur Quantifizierung des Volumens des seriellen Totraums muß deshalb ein pragmatischer Weg gewählt werden. Wie im CO_2-Zeit-Diagramm, wird auch im CO_2-Volumen-Diagramm die Steigung der Phase III von der Sequentialität der exspiratorischen Entleerung mitbeeinflußt. Bei Verkleinerung des Tidalvolumens nimmt regelmäßig auch die Steigung von Phase III ab; dieser Befund ist teilweise auch eine unvermeidbare Folge seiner Bestimmung selbst.

Die Bestimmung des Volumens des seriellen Totraums

Bisher sind 5 Methoden zur Quantifizierung des Volumens des seriellen Totraums (V_{dS}) vorgeschlagen worden [20]. Alle 5 Methoden sollen das am Ende der Inspiration zwischen Mund und Interfaces enthaltene Gasvolumen während Exspiration messen. Gerade weil dieses inspiratorisch definierte Volumen nur in Exspiration gesehen werden kann, ist es unmöglich, je zu beweisen, daß mit einer bestimmten Methode wirklich das Volumen des ungemischten Gases in den Atemwegen am Ende der Inspiration bestimmt wird. Wir können nur nach einer möglichst günstigen Methode suchen, d. h. günstig im Hinblick auf Reproduzierbarkeit, Plausibilität und Anwendbarkeit bei gesunden Probanden und an Patienten mit sehr unterschiedlichen Lungenveränderungen, aber auch bei möglichst unterschiedlichen Arten von Atmung, wie bei Spontanatmung, mechanisch unterstützter Spontanatmung und mechanischer Beatmung.

Die Schwellwert-Methode zur Bestimmung des seriellen Totraumes definiert V_{dS} als das Volumen, das exspiriert ist, wenn FCO_2 über das maximale Rauschen des Nullwertes steigt. Offensichtlich wird V_{dS} mit jeder derartigen Methode systematisch zu niedrig bestimmt, da ja diese Methode auf Phase I und nicht auf Phase II fokussiert. Bei den Untersuchungen, die wir hier zitieren werden, wurde der Schwellwert auf 20% der endtidalen Konzentration gesetzt.

Die Integrative Methode zur Bestimmung des seriellen Totraumes wurde zuerst von Langley et al. [13] publiziert und später von Fletcher et al. [7, 8, 9] ausgiebig angewendet; sie schätzt V_{dS} durch Analyse von Phase III. Im 1. Schritt wird FCO_2 zum CO_2-Volumen integriert. Im 2. Schritt wird die Kurve des ansteigenden CO_2-Volumens approximiert, und ihr Schnittpunkt mit der Volumenachse wird als V_{dS} deklariert. Diese Methode zeigt weite Anwendbarkeit und hohe Reproduzierbarkeit. Da V_{dS}-LANGLEY jedoch auf Phase III fokussiert und nicht auf Phase II, wird V_{dS} systematisch überschätzt, und die Größe dieses systematischen Fehlers wird von allen Faktoren beeinflußt, die Phase III bestimmen. Bei den Untersuchungen, die wir hier zitieren werden, wurde die integrierte Kurve mit einem Polynom zweiter Ordnung approximiert, alle Meßpunkte mit $FCO_2 > 0{,}5\%$ wurden ausgewertet.

Die Differentielle Methode zur Bestimmung des seriellen Totraumes ist die einfachste Methode. V_{dS} wird definiert als das bis zum Wendepunkt des CO_2-Konzentrationssignals ausgeatmete Volumen. Definitionsgemäß fokussiert diese Methode auf Phase II. Da aber der Wendepunkt als größtes Differential bestimmt wird, birgt auch sie eine methodisch bedingte Gefahr: jede Differenzierung vergrößert die Streuung; die vergrößerte Streuung könnte deshalb eine genügende Reproduzierbarkeit verhindern.

Die PIE-Methode zur Bestimmung des seriellen Totraumes. Zur Bestimmung von V_{dS} haben wir 1984 die *PIE-Methode* (Abb. 10) vorgestellt [18]. Im 1. Schritt wird auf Phase II fokussiert, indem das bei der halben endexspiratorischen CO_2-Konzentration ausgeatmete Volumen verdoppelt wird und alle weiteren Meßpunkte von der weiteren Analyse ausgeschlossen werden. Im 2. Schritt wird die 1. Ableitung der ausgewählten Punkte bestimmt – ΔF über ΔV – und im Diagramm dieser Kurve über dem ausgeatmeten Volumen die Verteilungsfunktion gebildet. In dieser Verteilungsfunktion wird das mittlere Volumen berechnet; es entspricht dem normalisierten 1. Moment. Dieser Mittelwert wurde *„pre interface expirate"* (PIE) genannt. Die PIE-Methode ergibt hohe Reproduzierbarkeit; die Darstellung der Resultate auf dem Bildschirm zeigt bemerkenswert gute Plausibilität, jedenfalls bei mechanisch beatmeten Patienten wie auch bei spontan atmenden Versuchspersonen. Fletcher [8] bestätigte ihre Zuverlässigkeit.

Zwei Einwände blieben jedoch bestehen:

1) Der empirische Einwand: Patienten mit chronisch obstruktiver Lungenkrankheit (COPD) haben oft eine steile Phase III; bei Spontanatmung ist ihr Atemzugsvolumen relativ klein. Bei der Kontrolle solcher CO_2-Volumendiagramme am Bildschirm scheint V_{dS}-PIE zu groß zu sein.
2) Der theoretische Einwand: Die PIE-Methode benutzt ein zufälliges Kriterium, um die Analyse auf Phase II zu begrenzen (s. 1. Schritt). Da aber Phase III üblicherweise eine Steigung aufweist, ist die 1. Ableitung immer >0, so daß unsere Technik zur Begrenzung von Phase II das Meßresultat von PIE unvermeidlich beeinflußt. Um diesen Einwänden zu begegnen, haben wir 1989 die PIE-slope-Methode vorgeschlagen [20]: Zunächst wird das CO_2-Volumendiagramm mit steigender Phase III in ein CO_2-Volumendiagramm mit horizontaler Phase III transformiert. Nach dieser Transformation sind die störenden Konzequenten der Begrenzung von Phase II minimalisiert, da ΔF über ΔV der horizontalen Phase III Null beträgt.

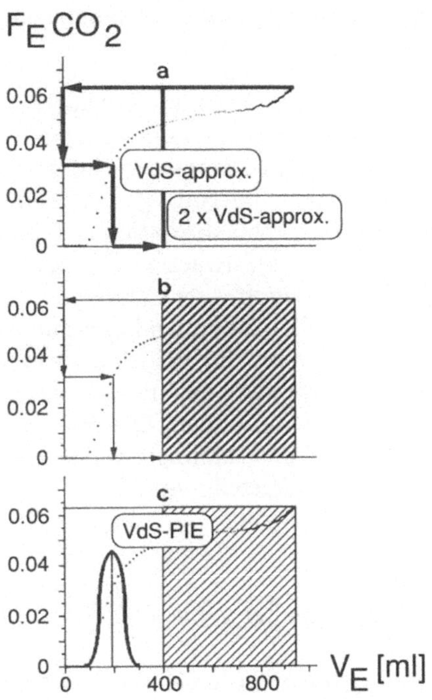

Abb. 10 a–c. Bestimmung des Volumens des seriellen Totraums im CO_2-Volumen-Diagramm mit der PIE-Methode (Pre Interface Expirate).
a *1.* Bestimmen der endexspiratorischen CO_2-Fraktion. *2.* Halbieren der endexpiratorischen CO_2-Fraktion ($F_E CO_{2\text{-}1/2}$). *3.* Ablesen des ersten Datenpunktes mit $F_E CO_2 >$ $F_E CO_{2\text{-}1/2}$. Das entsprechende V_E ist das provisorische $V_{dS\text{-approx}}$. *4.* Verdoppeln des $V_{dS\text{-approx}}$.
b Alle Datenpunkte mit $V_E > 2 \cdot V_{dS\text{-approx}}$ werden von der weiteren Analyse ausgeschlossen *(schraffierte Fläche).*
c *1.* Bestimmen der Differenzen zwischen 2 benachbarten Meßpunkten ($dF_E CO_2$ und dV_E) und Berechnen aller Quotienten $dF_E CO_2/dV_E$. *2.* Auftragen der Verteilung von $dF_E CO_2/dV_E$ über V_e. *3.* Das mittlere Volumen dieser Verteilung ist das gewünschte Volumen des seriellen Totraums; es entspricht dem normalisierten 1. Moment (s. Text)

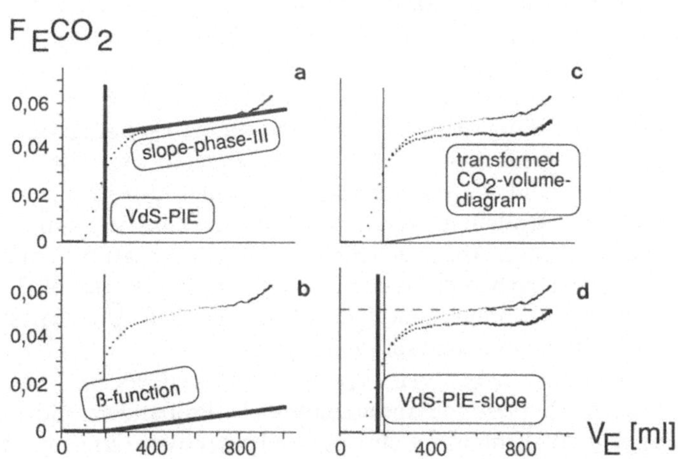

Abb. 11 a–d. Bestimmung des Volumens des seriellen Totraums im CO_2-Volumen-Diagramm mit der PIE-slope-Methode. **a** Bestimmen von V_{dS}-PIE (s. Abb. 10). Bestimmen der Steigung der $F_E CO_2$-Kurve in Phase III *(slope-phase-III).* **b** Bilden der Hilfsfunktion *(β-function)*. Erster Abschnitt: $β = 0$, für V_E von 0 bis V_{dS}-PIE. Zweiter Abschnitt: $β =$ slope-phase-III $\cdot (V_E - V_{dS}\text{-PIE})$, für V_E von V_{dS}-PIE bis V_T. **c** Bilden der transformierten CO_2-Kurve mit horizontaler Phase III *(transformed CO_2-volume-diagram)* durch Subtrahieren der Hilfsfunktion $β$ von der Original-CO_2-Kurve. **d** Bestimmen von V_{dS}-PIE-slope durch Anwenden der PIE-Methode auf die transformierte CO_2-Kurve mit horizontaler Phase III (s. Text)

Die PIE-slope-Methode zur Bestimmung des seriellen Totraumes wird in 5 Schritten durchgeführt (Abb. 11):

1. Schritt: Bestimmung von V_{dS}-PIE;
2. Schritt: Bestimmung der Steigung (∂) der Phase III;
3. Schritt: Bestimmung der Hilfsfunktion β:
$$\beta = 0, \text{ wenn } V_{(t)} < \text{PIE, und } \beta = \partial \cdot (V_{(t)} - \text{PIE}), \text{ wenn } V_{(t)} > \text{PIEF}.$$
4. Schritt: durch Subtraktion der Hilfsfunktion β wird vom Original-CO_2-Signal das transformierte CO_2-Signal gebildet.
5. Schritt: Durch Anwendung der Original-PIE-Methode auf das transformierte CO_2-Volumendiagramm wird das V_{ds}-PIE-slope bestimmt.

Wird die PIE-slope-Methode benutzt, so darf nicht in Vergessenheit geraten, daß in der Steigung der Phase III verspätete Interfaces verborgen sein können. Das Resultat des mit PIE-slope bestimmten V_{dS} ist somit unvollständig, wenn die Steigung (∂) der Phase III nicht ebenfalls mitgeteilt wird.

Empirischer Vergleich der 5 Methoden zur Bestimmung von V_{dS}

Im folgenden werden Untersuchungen zur empirischen Überprüfung der dargestellten 5 Methoden zur Bestimmung des VdS zusammengefaßt und verglichen. Wir gingen dabei folgermaßen vor: Der Gasfluß (geheizter Pneumotachograph Fleisch-II), die Trockengasfraktionen von O_2, CO_2, N_2 und Argon (Quadrupol Massenspektrometer Centronic, MGA 200) und der Atemwegsdruck wurden am Mund gemessen. Die Analogdaten wurden mit 60 Hz digitalisiert und auf Floppy-Disk gespeichert (DEC LSI 11/23 mit 12 Bit A/D-Wandler). Außerdem wurden die arteriellen Blutgase und die gemischtvenöse O_2-Sättigung bestimmt (ABL 3, Radiometer, Kopenhagen). Nach 40 min unveränderter Beatmung, d. h. im Gleichgewichtszustand, wurden die Rohdaten von 40 konsekutiven Atemzügen gespeichert. Die hier mitgeteilten Resultate wurden off line bestimmt. Die Details der Untersuchungstechnik, Analysen, Eichung, Synchronisation, Reproduzierbarkeit und Genauigkeit sind bereits beschrieben [20, 21]. Das Protokoll der Studien wurde von den Ethischen Kommissionen der Chirurgischen Universitätsklinik Basel und des Zentralklinikums Augsburg akzeptiert.

Zunächst haben wir V_{dS} bei 3 verschiedenen Personengruppen untersucht (Tabelle 1). Gesunde spontanatmende Probanden bildeten Gruppe A, spontanatmende Patienten mit chronisch-obstruktiver Lungenkrankheit (COPD) bildeten Gruppe B und mechanisch volumenkontrolliert beatmete Patientin mit nur geringgradig veränderter Lunge (beatmete Patienten unmittelbar nach Herzoperation) bildeten Gruppe C. Bei allen Personen wurden die Rohdaten von FCO_2 und Fluß digital gespeichert und off line analysiert. Dazu wurden für jede Person die Rohdaten einer Folge von 15 konsekutiven Atemzügen mit möglichst konstantem Flußmuster und möglichst konstantem Tidalvolumen selektioniert. Anschließend wurden an den digitalen Rohdaten jeder selektionierten Atemzugsfolge atemzugsweise V_{dS} mit allen 5 Methoden und auch verschiedene Kriterien des Flußmusters analysiert (in Tabelle 1

Tabelle 1. Volumen des seriellen Totraums *(V_{dS})* in Abhängigkeit von der Bestimmungsmethode (s. Text). Einfluß von Änderungen der Beatmungsvariablen auf das mit den verschiedenen Methoden bestimmte serielle Totraumvolumen (siehe Text) bei nichtintubierten gesunden spontanatmenden Probanden *(A)*, bei nichtintubierten spontanatmenden COPD-Patienten *(B)* und bei intubierten beatmeten Patienten nach Herzoperation am extrakorporalen Kreislauf *(C)*

Gruppe	n	V_E ml $\pm$ SD	THR ml $\pm$ SD	DIF-max ml $\pm$ SD	PIE-slope ml $\pm$ SD	PIE ml $\pm$ SD	LAN ml $\pm$ SD
A	14	905 ± 128	$119 + 12$	$155 + 21$	160 ± 11	175 ± 10	184 ± 12
B	6	573 ± 55	117 ± 7	165 ± 36	138 ± 9	195 ± 9	184 ± 10
C	10	994 ± 11	127 ± 20	149 ± 10	158 ± 6	167 ± 6	186 ± 5

ist V_E wiedergegeben). Das CO_2-Volumen-Diagramm jedes einzelnen Atemzugs wurde auf dem Bildschirm dargestellt, für jeden einzelnen Atemzug wurden die Volumina der mit den 5 Methoden bestimmten seriellen Toträume graphisch eingetragen und im Hinblick auf Plausibilität überprüft (Details s. [20]). Von sämtlichen atemzugsweise bestimmten Resultaten jeder selektionierten Folge von 15 Atemzügen wurden außerdem die Mittelwerte und die Standardabweichungen gebildet (s. Tabelle 1). Auf diese Weise sind alle 5 Methoden der computerassistierten atemzugsweisen Bestimmung von V_{dS} bei 3 Personengruppen jeweils an der identischen Serie von 15 konsekutiven Atemzüge angewendet worden.

Bei den gesunden spontan atmenden Personen der Gruppe A war das mittlere Tidalvolumen (V_E) mit 905 ml fast gleich groß wie bei den beatmeten Patienten mit fast normaler Lunge der Gruppe C mit einem mittleren V_E von 994 ml. Demgegenüber war V_E bei den spontan atmenden chronisch-obstruktiven Patienten der Gruppe B mit dem Mittel von 573 ml gegenüber den Gesunden (Gruppe A) um 37% erniedrigt. Tabelle 1 zeigt, daß bei großem V_E, d. h. bei den Gruppen A und C, das mit den Methoden THR, DIF-max, PIE-slope, PIE und LAN bestimmte Volumen des seriellen Totraums (V_{dS}) in dieser Reihenfolge zunimmt und die Werte für DIF-max, PIE-slope, PIE sehr ähnlich sind. In Kenntnis der geschilderten Methoden war dies zu erwarten. Da die PIE-slope-Methode graphisch die plausibelsten Resultate ergab, wird sie im folgenden als Referenzmethode behandelt. Die Schwellwertmethode (THR) bestimmt in nicht akzeptablem Ausmaß zu kleine und die integrierende Methode (LAN) in nicht akzeptablem Ausmaß zu große Volumina. Die Volumenresultate der anderen 3 Methoden sind so ähnlich und die Streuung bei allen so klein, daß man für die Praxis diejenige Methode aussuchen könnte, die am einfachsten zu realisieren ist. Zweifellos müßte unter diesem Gesichtspunkt die differentielle Methode (DIF-max) gewählt werden. Betrachten wir jedoch die bei den chronisch obstruktiven spontan atmenden Patienten (Gruppe B) bestimmten Resultate, so ergibt die differentielle Methode (DIF-max) viel zu große Resultate, die sich am Bildschirm als unplausibel erweisen. Außerdem beträgt hier aber bei einem Mittelwert von 165 ml das Mittel der Standardabweichungen der jeweils innerhalb der an jedem Patienten untersuchten 15 Atemzüge $\pm$ 36 ml, d. h. mehr als $\pm$ 20%

von V_{dS}. Damit ist die Reproduzierbarkeit der differentiellen Methode (DIF-max) bei den chronisch-obstruktiven spontan atmenden Patienten (Gruppe B) eindeutig ungenügend, so daß die differentielle Methode (DIF-max) trotz ihrer Einfachheit nicht generell empfohlen werden kann.

In einer Studie mit ähnlicher Untersuchungstechnik untersuchten wir Personen und Patienten der oben beschriebenen Gruppen, zusätzlich aber noch eine Gruppe von Patienten mit wenig veränderter Lunge (nach Herzoperation) unter Spontanatmung mit CPAP und eine Gruppe von mechanisch beatmeten Patienten mit akuter respiratorischer Insuffizienz [20]. Auch in dieser Untersuchung (Abb. 12) war in allen Gruppen V_{dS}-THR am kleinsten und V_{dS}-LAN immer am größten, und die differentielle Methode (V_{dS}-THR) zeigte durchwegs die größte Streuung. Bei der

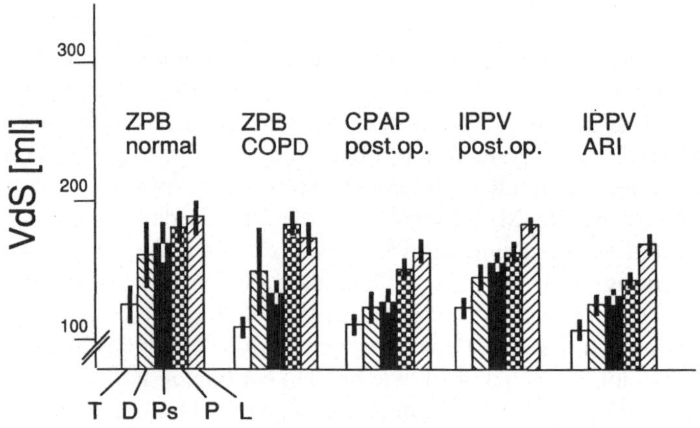

Abb. 12. Meßresultate von V_{dS} bei atemzugsweiser Anwendung der 5 Methoden auf die identischen Daten von 5 Gruppen von Probanden bzw. Patienten. Von jedem Individuum wurden die Rohdaten von ca. 50 Atemzügen gespeichert; anschließend wurde V_{dS} in je einer konsekutiven Serie von 15 Atemzügen mit den 5 Methoden bestimmt. *Balken:* Mittelwert; *senkrechter Strich:* SD

ZPB, normal	=	gesunde Probanden unter Spontanatmung, ohne mechanische Unterstützung;
ZPB, COPD	=	spontan atmende Patienten mit chronisch-obstruktiver Lungenerkrankung, ohne Druckunterstützung;
CPAP, post. op.	=	Patienten nach Herzoperation (nur wenig veränderte Lunge), unter Spontanatmung mit kontinuierlich positivem Atemwegsdruck;
IPPV, post. op.	=	Patienten nach Herzoperation (wenig veränderte Lunge), unter volumenkontrollierter Beatmung mit ZEEP;
IPPV, ARI	=	Patienten mit schwerer akuter respiratorischer Insuffizienz, unter volumenkontrollierter Beatmung mit ZEEP;
T	=	Threshold- oder Schwellwertmethode;
D	=	differentielle Methode, max. des 1. Differentials;
Ps	=	PIE-slope-Methode;
P	=	PIE-Methode;
L	=	Methode nach Langley

graphischen Überprüfung am Bildschirm ergab die Methode PIE-slope die plausibelsten Werte für VdS.

Die Methode PIE-slope zur Bestimmung des seriellen Totraums ist somit praktisch erfolgreich und mit den akzeptierten physiologischen Konzepten konsistent, quantifiziert sie doch den Mittelwert einer Verteilungsfunktion, konzentriert sich auf Phase II und berücksichtigt die Steigung von Phase III. Außerdem kann V_{dS}-PIE-slope auf dem Computer sowohl off line als auch on line leicht implementiert werden. Wir betrachten deshalb PIE-slope als zweckmäßigste Methode zur Bestimmung des Volumens des seriellen Totraums und berichten im folgenden nur noch über Resultate, die mit PIE-slope bestimmt worden sind.

Änderungen von V_{dS} infolge von Veränderungen des Beatmungsmusters

Bei 2 Patientengruppen:
1) bei beatmeten Patienten mit wenig veränderter Lunge (Herz-Gruppe: 18 Patienten nach Herzoperation; Tabelle 2)
2) bei beatmeten Patienten mit schwerer akuter respiratorischer Insuffizienz (ARI-Gruppe: 7 Patienten mit ARI nach Polytrauma und/oder Sepsis; Tabelle 3 [15]) untersuchten wir, ob bei Veränderungen des Beatmungsmusters V_{dS}-PIE-slope konstant bleibt oder sich ändert.

Tabelle 2. Einfluß von Änderungen der Beatmungsvariablen auf die Lungenfunktionsvariablen. Mittelwerte von 10 intubierten beatmeten Patienten nach Herzoperation am extrakorporalen Kreislauf

	PEEP [mbar]	Fluß [ml/s]	Volumen [ml]	EIP [ms]	V_{dS} [ml]	Δ [ml]	alv.eff [%]	Δ [%]
1)	**0→6**	363	1002	0	145	**+18**	85	**+1**
2)	0	**386→741**	1132	0	173	**+29**	80	**−5**
3)	0	317	**922→1411**	0	129	**+16**	87	**−3**
4)	0	589	1113	**0→1000**	198	**−38**	79	**+3**

Änderungen der Beatmungsvariablen:
1): Erhöhung des PEEP,
2): Erhöhung des inspiratorischen Flusses,
3): Vergrößerung des Tidalvolumens,
4): Einfügen einer endinspiratorischen Pause (EIP).

Funktionsvariablen und ihre Änderungen (Δ):
V_{dS} = Volumen des seriellen Totraums,
alv.eff = alveoläre Effizienz der CO_2-Elimination (alv.eff).

Die Beatmungsvariablen sind wiedergegeben als „Mittelwert der Ausgangswerte" und ihre Veränderungen als „Mittelwert der Ausgangswerte → Mittelwert nach Änderung der Beatmungseinstellung". Die Funktionsvariablen und ihre Veränderungen sind wiedergegeben als Mittelwert der Ausgangswerte und als Mittelwert der Paardifferenzen (Δ).

Tabelle 3. Einfluß von Änderungen der Beatmungsvariablen auf die Lungenfunktionsvariablen. Mittelwerte von 8 intubierten beatmeten Patienten mit akuter respiratorischer Insuffizienz

	PEEP [mbar]	Fluß [ml/s]	Volumen [ml]	EIP [ms]	V_{dS} [ml]	Δ [ml]	alv.eff [%]	Δ [%]
1)	11→21	558	1059	0	293	+29	64	+1
2)	11→1	558	1059	0	293	−25	64	−8
3)	11	568→1072	1069	0	281	+ 6	63	−1
4)	11	568→358	1069	0	281	+20	63	+1
5)	11	578	1068→1467	0	285	+20	57	+3
6)	11	578	1068→715	0	285	−29	57	+5
7)	11	570	1067	0→1000	285	−31	57	+3
8)	11	570→1108	1067	0→1000	285	−51	57	+5

Änderung der Beatmungsvariablen:
1): Erhöhung des PEEP,
2): Erniedrigung des PEEP,
3): Erhöhung des inspiratorischen Flusses,
4): Erniedrigung des inspiratorischen Flusses,
5): Vergrößerung des Tidalvolumens,
6): Verkleinerung des Tidalvolumens,
7): Einfügen einer endinspiratorischen Pause (EIP),
8): Erhöhung des inspiratorischen Flusses und Einfügen einer endinspiratorischen Pause (EIP).

Funktionsvariablen und ihre Änderungen (Δ):
V_{dS} = Volumen des seriellen Totraums,
alv.eff = alveoläre Effizienz der CO_2-Elimination (alv.eff).

Die Beatmungsvariablen sind wiedergegeben als „Mittelwert der Ausgangswerte" und ihre Veränderungen als „Mittelwert der Ausgangswerte → Mittelwert nach Änderung der Beatmungseinstellung". Die Funktionsvariablen und ihre Veränderungen sind wiedergegeben als Mittelwert der Ausgangswerte und als Mittelwert der Paardifferenzen (Δ).

Alle Patienten wurden folgendem *Untersuchungsprotokoll* unterzogen: Sie wurden volumenkontrolliert beatmet, waren tief sediert, analgesiert und vollständig muskelrelaxiert. Zuerst wurde das Beatmungsmuster untersucht, das die behandelnden Ärzte gewählt hatten (= Referenzbeatmungsmuster). Dann wurde eine einzige Variable des Beatmungsmusters geändert. Nach dieser Veränderung wurde der p_aCO_2 durch Anpassung der Exspirationszeit und damit durch Adaptation der Beatmungsfrequenz konstant gehalten. Nach 40 min konstanter Beatmung wurde beim neuen Beatmungsmuster untersucht. Bei beiden Gruppen (Tabellen 2 und 3) wurde *PEEP* in Schritten von 6 mbar erhöht und in der ARI-Gruppe außerdem erniedrigt. Der *inspiratorische Gasfluß* (V'_I) wurde nahezu verdoppelt und in der ARI-Gruppe außerdem um 20% verkleinert. Das *Atemhubvolumen* (V_T) wurde um 40% vergrößert und in der ARI-Gruppe außerdem um 20% verkleinert. Ausgehend von einem schlagartigen Übergang von der inspiratorischen Flußphase auf die exspiratorische Flußphase, wurde eine *endinspiratorische Pause* (EIP, endinspiratorische Nullflußphase) von 1 s eingeführt. In der ARI-Gruppe (Tabelle 3) wurde zusätzlich V'_I nahezu verdoppelt und gleichzeitig eine EIP von 1 s eingeführt.

V_{dS} bei Herzpatienten bzw. bei ARI-Patienten. Im Unterschied zu Herzpatienten ist bei ARI-Patienten die Compliance erniedrigt. Außerdem müssen sie mit PEEP beatmet werden: der Atemwegsdruck ist somit bei ARI-Patienten erhöht, die Atemwege sind gedehnt. Da ARI-Patienten nahezu 1,5 mal soviel CO$_2$ produzieren und die Effizienz der CO$_2$-Elimination reduziert ist, sind das Atemminutenvolumen, die Beatmungsfrequenz und damit der inspiratorische Gasfluß etwa doppelt so groß, so daß inspiratorisch die Konvektion überwiegt und die Position der Interfaces erst in größerer Tiefe der Acini stationär bleibt. Wie schon dargelegt, lassen nach unserem Konzept des seriellen Totraums die stärkere Dehnung der Atemwege und die Dominanz der Konvektion (gegenüber der Diffusion) eine Vergrößerung von V_{dS} erwarten. Die Tabellen 2 und 3 zeigen, daß bei den ARI-Patienten V_{dS} bei sehr ähnlichem Atemhubvolumen um 120 ml größer war als bei den Herzpatienten. Folglich ist der Befund mit dem vorgestellten Konzept des seriellen Totraums konsistent.

Änderungen von V_{dS} infolge von Veränderungen des Beatmungsmusters bei Herzpatienten und bei ARI-Patienten. Die Änderungen von V_{dS}, die wir nach Veränderungen des Beatmungsmusters bei Herzpatienten bzw. bei ARI-Patienten gemessen haben, sind in den Tabellen 2 und 3 dargestellt. Wird der *inspiratorische* Fluß vergrößert, so nimmt die Dominanz der Konvektion zu, wir erwarten also eine Vergrößerung von V_{dS}. Tatsächlich wird V_{dS} bei den Herzpatienten wie auch bei den ARI-Patienten größer. Allerdings wird V_{dS} bei Erniedrigung des inspiratorische Flusses bei den ARI-Patienten nicht kleiner. Da während der EIP die Diffusion in Richtung Mund andauert, die Konvektion in Richtung Alveolen aber sistiert, erwarten wir, daß V_{dS} unter Zufügen einer EIP kleiner wird; tatsächlich wird V_{dS} nach Einführen einer EIP kleiner. Die Veränderungen sind konsistent mit denjenigen, die Bowes et al. [1, 2] mit einem Computermodell der Lunge berechnet haben. Bei Vergrößerung von V_T und bei Erhöhung des PEEP steigt der Atemwegsdruck, wodurch die Atemwege stärker gedehnt werden, was die Vergrößerung von V_{dS} erwarten läßt; tatsächlich wird V_{dS} bei Vergrößerung von V_T und bei Erhöhung des PEEP größer, et vice versa. In einer anderen Studie mit Vergrößerung von V_T fand Fletcher [8], daß V_{dS} konstant blieb. In dieser Studie wurde jedoch nicht nur V_T vergrößert (bzw. verkleinert), sondern gleichzeitig auch die EIP verlängert (bzw. verkürzt). Wir vermuten deshalb, daß die Verkleinerung von V_{dS} infolge Verlängerung der EIP mit der Vergrößerung von V_{dS} infolge Vergrößerung von V_T kompensiert worden ist.

In einer ähnlichen Untersuchung haben wir die Zeitdauer der EIP atemzugsweise und randomisiert zwischen 0 und 2,5 s geändert (s. Abb. 13). Auch hier wird V_{dS} mit längerer EIP kleiner. Die Abhängigkeit ist aber nicht linear, sie ist eher exponentiell: bei kurzen EIP haben bereits kleinste Änderungen einen großen Effekt auf V_{dS}. Dies mag die besondere Geometrie des Acinus (Reißnagelmodell) reflektieren. Die vorgestellten physiologischen Zusammenhänge können die Trends erklären, sie erlauben aber keine genauen quantitativen Aussagen.

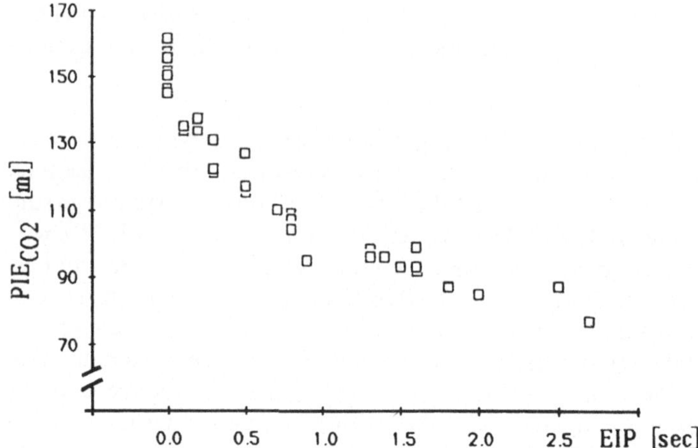

Abb. 13. Atemzugsweise Änderung der endinspiratorischen Pause *(EIP)* bei einem Patienten mit kaum veränderter Lunge (nach Herzoperation). Die EIP wurde randomisiert jeweils für einen Atemzug auf einen Wert zwischen 0 und 2,5 s eingestellt. Die atemzugsweise Bestimmung des seriellen Totraumvolumens *(PIE$_{CO_2}$)* zeigt, daß V_{dS} mit Verlängerung der EIP abnimmt. Es könnte sich um einen exponentiellen Zusammenhang handels (s. Text)

Das CO_2-Volumen-Diagramm und die alveoläre Effizienz der CO_2-Elimination

Konzept der alveolären Effizienz der CO_2-Elimination

Im CO_2-Volumen-Diagramm kann das Konzept der alveolären Effizienz der CO_2-Elimination graphisch dargestellt werden (Abb. 14). Ist V_{dS} bestimmt, so kann nach Gleichung [1] derjenige Teil des exspirierten Tidalvolumens (V_T) bestimmt werden, der aus dem Alveolarraum kommt (V_A = alveoläres Ventilationsvolumen).

$$V_A = V_T - V_{dS} \tag{1}$$

Die Fläche unter der CO_2-Kurve entspricht dem CO_2-Volumen, das mit V_T tatsächlich eliminiert worden ist ($VCO_{2\text{-real}}$). Wird $VCO_{2\text{-real}}$ durch V_A dividiert, so erhalten wir die „mittlere alveoläre CO_2-Fraktion" (F_A-CO_2; Gl. 2.1), wobei Gl. 1 auch als Gl. 2.2 oder 2.3 geschrieben werden kann.

$$F_A\text{-}CO_2 = VCO_{2\text{-real}} : (V_T - V_{dS}) \tag{2.1}$$

$$VCO_{2\text{-real}} = F_A\text{-}CO_2 \cdot (V_T - V_{dS}) \tag{2.2}$$

$$VCO_{2\text{-real}} = F_A\text{-}CO_2 \cdot V_A \tag{2.3}$$

Die Gl. 2.2 und 2.3 sind in Abb. 13 graphisch dargestellt: $VCO_{2\text{-real}}$ entspricht dem Rechteck F_A-$CO_2 \cdot (V_T - V_{dS})$ oder F_A-$CO_2 \cdot V_A$.

Abb. 14. a Original-CO$_2$-Volumen-Diagramm (Digitalisierungsrate 60 Hz). b Nach Eintragung des mit PIE-slope-Methode bestimmten V_{dS} kann das Volumen der alveolären Ventilation (V_A) berechnet werden. Nach Messung des in diesem Atemzug eliminierten CO$_2$-Volumens (VCO$_2$) kann nach Division von VCO$_2$ durch V_A die mittlere alveoläre CO$_2$-Konzentration (F$_{\bar{A}}$) berechnet werden. Wird aus dem arteriellen VCO$_2$ die arterielle Fraktion (F$_a$) berechnet, so kann die alveoläre Effizienz der CO$_2$-Elimination (alv.eff.-CO$_2$) berechnet werden (s. Text): alv.eff.-CO$_2$ = F$_{\bar{A}}$/F$_a$

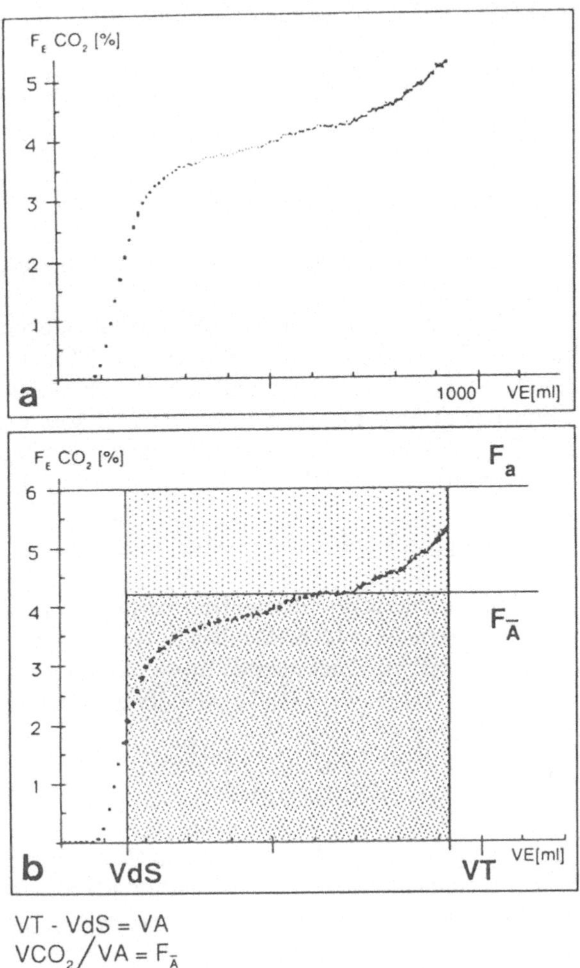

$$VT - VdS = VA$$
$$VCO_2 / VA = F_{\bar{A}}$$
$$F_{\bar{A}} / F_a = \text{alv.eff-CO}_2$$

In einer idealen Lunge würde FCO$_2$ im Alveolarraum (F$_{\text{A-ideal}}$CO$_2$) mit FCO$_2$ in den Lungenkapillaren (F$_c$CO$_2$) im Diffusionsgleichgewicht stehen, was zu Gl. 3.1 führt:

$$F_{\text{a-ideal}}CO_2 = F_c CO_2 \tag{3.1}$$

Lungenkapilläres Blut kann am Patienten nicht gewonnen werden; für viele Überlegungen kann aber die kapilläre CO$_2$-Konzentration (F$_c$CO$_2$) als nahezu identisch mit der arteriellen CO$_2$-Konzentration (F$_a$CO$_2$) betrachtet werden, jedenfalls solange die venöse Beimischung (Q$'_S$) weniger als etwa 20% des Herzminutenvolumens (Q$'_T$) beträgt (d. h. solange Q$'_S$/Q$'_T$ < 0,2). Somit gelten (für Q$'_S$/Q$'_T$ < 0,2) auch die Beziehungen (Gl. 3.2 und 3.3):

152   G. Wolff et al.

$$F_c CO_2 = F_a CO_2 \quad \text{und} \tag{3.2}$$

$$F_a CO_2 = F_{ideal} CO_2, \tag{3.3}$$

wobei $F_a CO_2$ nach Gl. 3.4 aus dem arteriellen pCO_2 ($p_a CO_2$) berechnet wird:

$$F_a = p_a CO_2 : (p_{atm} - p_{H_2O}) \tag{3.4}$$

Dabei entspricht p_{atm} dem atmosphärischen Druck und p_{H_2O} dem Partialdruck von Wasserdampf.

Definitionsgemäß kann in einer idealen Lunge mit V_{dS} kein CO_2 ausgeschieden werden. Das größmögliche Volumen, das CO_2 enthalten kann, ist somit V_A. Nach Gl. 3.3 ist $F_a CO_2$ die ideale und somit höchstmögliche CO_2-Fraktion im Alveolarraum der idealen Lunge. Das ideale und somit größmögliche Volumen an CO_2 ($VCO_{2\text{-ideal}}$), das von der idealen Lunge ausgeschieden werden kann, ist somit das Produkt aus Volumen (V_A) und Konzentration (F_{aCO_2}):

$$VCO_{2\text{-ideal}} = V_A \cdot F_a CO_2 \tag{4}$$

Die Effizienz der CO_2-Elimination kann nun quantifiziert werden durch Vergleich des CO_2-Volumens, das tatsächlich ausgeatmet worden ist ($VCO_{2\text{-real}}$), mit dem CO_2-Volumen, das von einer idealen Lunge eliminiert worden wäre ($VCO_{2\text{-ideal}}$; Gl. 5.1). Wir nennen dieses Verhältnis „alveoläre Effizienz der CO_2-Elimination" (alv. eff-CO_2) [4]:

$$\text{alv. eff-}CO_2 = VCO_{2\text{-real}} : VCO_{2\text{-ideal}} \tag{5.1}$$

Abbildung 11 und Gl. 4 zeigen, daß in Gl. 5.1 die CO_2-Volumina durch V_A dividiert werden können, wonach die alveoläre Effizienz der CO_2-Elimination durch das Verhältnis der mittleren alveolären Konzentration (F_A-CO_2) zur arteriellen Konzentration ($F_a CO_2$) definiert ist (Gl. 5.2)

$$\text{alv. eff-}CO_2 = F_{\bar{A}} CO_2 : F_a CO_2 \tag{5.2}$$

Das Konzept des seriellen Totraums (V_{dS}) ist somit die Voraussetzung des Konzepts der alveolären Effizienz der CO_2-Elimination (alv. eff-CO_2). Beide zusammen erlauben, die Funktion der Lunge in bezug auf die CO_2-Elimination mit 2 physiologisch voneinander unabhängigen Größen zu beschreiben: 1) mit dem Volumen des mittleren seriellen Totraums (V_{dS}), angegeben in „ml", und 2) mit der alveolären Effizienz der CO_2-Elimination (alv. eff.-CO_2) oder dem Verhältnis der realen CO_2-Elimination zur CO_2-Elimination eines ideal funktionierenden alveolären Raumes, angegeben in „%" oder als „Fraktion".

Wir wollen jetzt den Unterschied zwischen der alveolären Effizienz der CO_2-Elimination und dem Konzept des physiologischen Totraums genauer betrachten. Zur Bestimmung des „physiologischen Totraums" (V_D) wird am Patienten das Exspirationsgas über einige Minuten gesammelt und physikalisch gemischt (mit einem Sammelsack oder mit einer starren Mischkammer); gleichzeitig wird das exspiratorische Atemminutenvolumen gemessen (V'_E) und die Beatmungsfrequenz (F_{resp}) gemessen. Anschließend wird im gesammelten und physikalisch gemischten Exspirat die $FCO_{2,mix,real}$ bestimmt. Zu diesem Zweck werden V'_E/F_{resp} als Tidalvolumen (V_T) und $FCO_{2,mix,real} \cdot V'_E$ als das pro Zeit „real" ausgeschiedene CO_2-Volumen behandelt. Auch hier wird $FCO_{2\text{-ideal}}$ sinnvollerweise der $FCO_{2,arterial}$ gleichgesetzt und der physiologische Totraum nach Gl. 6.1 berechnet:

$$V_D = [1 - (FCO_{2,ideal} : FCO_{2,mix,real})] \cdot (V'_E : F_{resp}) \qquad (6.1)$$

Den Klinikern bekannter ist allerdings der Quotient V_D/V_T, der nach Gl. 6.2 berechnet wird:

$$V_D : V_T = (1 - FCO_{2,ideal}) : FCO_{2,mix,real}. \qquad (6.2)$$

Die Gl. 6.1 und 6.2 sind zwar mathematisch identisch, in Gl. 6.2 ist aber die Prozedur der Messung am Patienten nicht mehr zu erkennen. Erinnert man sich jedoch nicht mehr an diese Prozedur, so werden bei der Interpretation nur allzuleicht auch die Konsequenzen der Prozedur übersehen. Dies hat dazu geführt, daß die routinemäßige Bestimmung des physiologischen Totraums nach Gl. 6.2 nur selten zum besseren Verständnis beigetragen hat.

Folgende Punkte müssen zum physiologischen Totraum festgehalten werden:

1) $VCO_{2\text{-ideal}}$ wird als $F_a CO_2 \cdot V_T$ berechnet, anstatt als $F_a CO_2 \cdot (V_T - V_{dS})$, d. h. der Begriff V_D impliziert, daß CO_2 auch mit V_{dS} bzw. mit dem anatomischen Totraum ausgeschieden werden könnte.

2) Der Begriff des „physiologischen Totraums" ist sprachlich irreführend und didaktisch deshalb unzweckmäßig, suggeriert doch ein „Raum" dreidimensional ausgedehntes, zusammenhängendes, anatomisch lokalisierbares Gebilde. Im klinischen Studentenunterricht muß denn auch regelmäßig zuerst das Mißverständnis ausgeräumt werden, wonach V_D der nicht perfundierte Teil des Alveolarraums sei (d. h. ein Teil der funktionellen Residualkapazität), während er doch einem Teil des Tidalvolumens entspricht, nämlich demjenigen Teil des Tidalvolumens, der (im zweikompartimentalen Modell von Riley) in den nicht perfundierten Teil der funktionellen Residualkapazität gelangt. Dementsprechend beschreibt auch der bekannte sog. „Totraumquotient" (V_D/V_T) die CO_2-Elimination, als könnte CO_2 auch im seriellen bzw. im anatomischen Totraumvolumen ausgeschieden werden. Somit können im V_D/V_T-Konzept Veränderungen des anatomischen Totraums (V_{dS}) von Veränderungen der alveolären Funktion der CO_2-Elimination (alv. eff-CO_2) nicht abgegrenzt werden. Da jedoch davon ausgegangen werden muß, daß V_{dS} und alv. eff-CO_2 von unterschiedlichen Mechanismen geprägt und somit auch nicht von denselben pathophysiologischen Veränderungen beeinträchtigt werden, ist anzunehmen, daß sie sich in der Klinik unterschiedlich verändern; es ist sogar denkbar, daß sowohl V_{dS} als auch alv. eff-CO_2 fallen (bzw. steigen), daß sich aber diese beiden Veränderungen in bezug auf V_D/V_T gegenseitig aufheben und daß eine einschneidende Verschlechterung (bzw. Verbesserung) der Lungenfunktion mit konstantem V_D/V_T einhergeht. Zu dieser Maskierung von Information durch V_D/V_T s. auch S. 157.

3) Der dritte Einwand gegen das V_D/V_T-Konzept ergibt sich daraus, daß in den Gl. 6.1 und 6.2 der externe Totraum (vom Y-Stück bis zur Ebene der CO_2-Messung) nicht beachtet wird. Da das Gasvolumen, das endexspiratorisch im externen Totraum verbleibt ($VO_{d,ext}$), frühinspiratorisch wieder inspiriert wird (Rückatmung), wird bei Sammlung des Exspirates am Y-Stück das in $V_{d,ext}$ enthaltene CO_2-Volumen gar nicht erfaßt. Wird andererseits das CO_2 am Mund gemessen, so strömt zwar das in $V_{d,ext}$ enthaltene CO_2 bei Beginn der Inspiration am CO_2-Sensor vorbei und wird auch gemessen; das rückgeatmete CO_2 wird aber im CO_2-Volumen-Diagramm nicht sichtbar, da es ja nur die Exspiration behandelt. Es ist also die zur Bestimmung des Totraumquotienten V_D/V_T üblicherweise angewandte Untersuchungstechnik, die das Konzept bestimmt. Erstens führt sie zu einer Verschiebung der CO_2-Analyseebene von äußeren Tubusende zum Y-Stück, und zweitens wird trotz kontinuierlicher Gasmessung über viele Atemzüge die Rückatmung auf der Gasseite nicht erfaßt; die Rückatmung erhöht aber das p_aCO_2 und erniedrigt damit das V_D/V_T über die Erhöhung der $FCO_{2,ideal}$. Das V_D/V_T beschreibt somit die Ineffizienz der CO_2-Elimination der ganzen Kette vom Patienten, über die Schlauchverbindungen bis zur Beatmungsmaschine, d. h. des ganzen respiratorischen Systems (trs); folglich müßte der Ausdruck $1-(V_D/V_T)$ als „Effizienz der CO_2-Elimination des ganzen respiratorischen Systems" (trs. eff-CO_2) bezeichnet werden. Dieser Ausdruck wäre ein für das Verständnis nützlicher physiologischer Parameter, der die „alveoläre Effizienz der CO_2-Elimination" (alv. eff-CO_2) sinnvoll ergänzen würde.

Vergessen wir aber nicht, daß das Konzept des physiologischen Totraums einem großartigen ersten Versuch entspricht, die Effizienz der CO_2-Elimination zu quantifizieren. Daß damals die Ineffizienz in „ml" gemessen, daß der externe Totraum vernachlässigt, und daß der serielle Totraum nicht abgegrenzt werden konnte, das kann der historischen Pioniertat keinen Abbruch tun.

Der Einfluß des Beatmungsmusters auf die alveoläre Effizienz der CO_2-Elimination (alv. eff-CO_2)

Die Tabellen 2 und 3 zeigen, daß wir bei den im vorangegangenen Abschnitt beschriebenen Untersuchungen über V_{dS} jeweils auch die alveoläre Effizienz der CO_2-Elimination (alv. eff-CO_2) untersucht haben. Unsere Erfahrungen mit der alv. eff-CO_2 sind noch sehr beschränkt, und der Literatur sind bisher keine Mitteilungen zu entnehmen.

Bei der akuten respiratorischen Insuffizienz sind die V'_A/Q'-Quotienten viel breiter gestreut, so daß sowohl sehr niedrige als auch sehr hohe V'_A/Q'-Quotienten in relevantem Ausmaß auftreten. Die niedrigen V'_AQ'-Quotienten führen zu vermehrter venöser Beimischung mit Hypoxämie bzw. zur Notwendigkeit, die inspiratorische O_2-Konzentration (F_IO_2) zu erhöhen und mit PEEP zu beatmen. Die hohen V'_A/Q'-Quotienten führen nach dem dargelegten Konzept zu erniedrigter alveolärer Effizienz der CO_2-Elimination mit der Notwendigkeit, das Atemminutenvolumen zu erhöhen. Die Tabellen 2 und 3 zeigen, daß die alv. eff-CO_2 bei den Herzpatienten über 80% beträgt, bei den ARI-Patienten jedoch nur um 60% liegt.

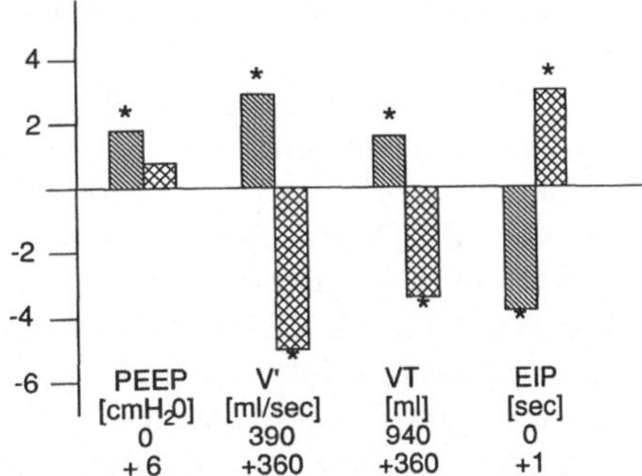

Abb. 15. Änderung des seriellen Totraumvolumens (ΔV_{dS-}; [10 ml]) und der alveolären Effizienz ($\Delta alv.eff.-CO_2$; [%]) bei nahezu unveränderter Lunge (Nachbeatmung nach Operation am offenen Herzen). Erhöhung des PEEP um 6 cm H$_2$O, bei Verdoppelung des konstanten Inspirations-Flusses (von 390 auf 750 ml/s), bei Vergrößerung des Atemhubvolumens *(VT)* von 940 auf 1300 ml und bei Hinzufügen einer endinspiratorischen Pause *(EIP)* von ls (s. Text). *p $<$ 0,05 (Student-Paarvergleich)

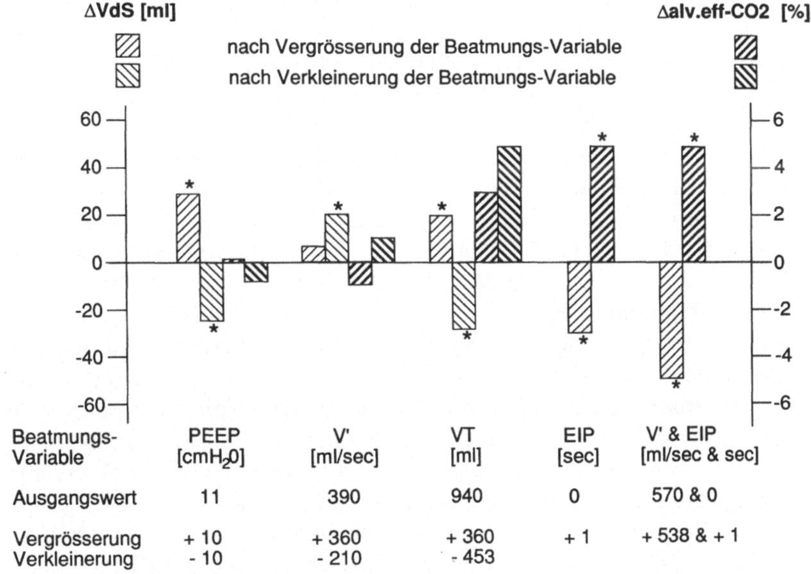

Abb. 16. Änderung des seriellen Totraumvolumens *(ΔV_{dS})* und der alveolären Effizienz *($\Delta alv.eff.-CO_2$)* bei akuter respiratorischer Insuffizienz (7 Patienten). Erhöhung ($+\Delta$) und Erniedrigung ($-\Delta$) des PEEP um je 10 cm H$_2$O, Erhöhung ($+\Delta$) und Erniedrigung ($-\Delta$) des konstanten Inspirations-Flusses, Vergrößerung ($+\Delta$) und Verkleinerung ($-\Delta$) des Atemhubvolumens (V$_T$), Hinzufügen einer endinspiratorischen Pause *(EIP)* und Kombination von Hinzufügen einer endinspiratorischen Pause *(EIP)* mit Erhöhung des inspiratorischen Flusses (s. Text). *p $<$ 0,05 (Student-Paarvergleich)

Dieser Befund entspricht somit den entsprechend unserem Konzept gehegten Erwartungen.

Wenden wir uns den Beobachtungen bei Veränderung des Beatmungsmusters an ein und demselben Patienten zu (Tabelle 2 und 3; Abb. 15 und 16). Bei der günstigen Ausgangssituation der Herzpatienten mit nur unwesentlich veränderter Lunge und einer alv. Eff-CO_2 von über 80% kann wohl keine Verbesserung durch Veränderung der Beatmung erwartet werden. Bei den ARI-Patienten könnte vielleicht auch eine Verbesserung der alv. Eff-CO_2 beobachtet werden. Was könnten wir erwarten? Bei Erhöhung des *PEEP* steigen der Atemwegsdruck, und die funktionelle Residualkapazität wird größer; dabei fallen das Herzzeitvolumen und die venöse Beimischung. Ob die O_2-Versorgung des Patienten dabei insgesamt verbessert wird, hängt vom Verhältnis dieser beiden einzelnen Veränderungen ab. Ist mit der Beatmung ein „intrinsic" PEEP zu überwinden, so wird ein „bescheidener" PEEP zu einer gleichmäßigeren Ventilation führen, wobei eine zuvor erniedrigte alv. Eff-CO_2 ansteigen könnte. Steigt der Atemwegsdruck zu stark an, so müßte bei reduzierter und mehrkompartimental verteilter Compliance die ungleiche Ventilation eher noch zunehmen, wobei die alv. Eff-CO_2 abfallen könnte. Die Antwort auf PEEP wird somit sehr stark von der Ausgangssituation abhängen.

Wird der *inspiratorische Fluß* erhöht, so sinkt die alv. Eff-CO_2 bei den Herzpatienten. Die Vergrößerung bzw. Verkleinerung des inspiratorischen Flusses bei den ARI-Patienten führt nicht zu einheitlichen Veränderungen der alv. Eff-CO_2.

Da während der endinspiratorischen Pause (EIP) die Diffusion in Richtung Mund andauert, die Konvektion in Richtung Alveolen aber sistiert, ist aufgrund unseres Konzepts anzunehmen, daß die Diffussionsfronten zwischen Frischgas und Alveolargas (Interfaces) während der EIP sich insgesamt in Richtung Trachea verschieben, so daß V_{dS} kleiner wird. Sowohl bei Herzpatienten als auch bei ARI-Patienten wird V_{dS} nach Einführen einer EIP tatsächlich kleiner. Dieselben Veränderungen haben Bowes et al. [1, 2] an einem Computermodell der Lunge berechnet.

Die Vergrößerung von V_T verursacht bei Herzpatienten einen Abfall der alv. eff-CO_2. Nach Jansen et al. [12] und Pinsky [14] führt eine Vergrößerung von V_T infolge der Erhöhung der Atemwegsdrücke – v. a. endinspiratorisch – zu einer Reduktion der pulmonalkapillaren Perfusion, so daß sich im Verlaufe eines Atemzugs die Verteilung der $V'_A/Q's$ ändert: Im Verlaufe der Inspiration werden hohe $V'_A/Q's$ auftreten und einen temporalen Totraumeffekt verursachen. Je größer die inspiratorisch-exspiratorische Druckamplitude und je niedriger die Beatmungsfrequenz, um so ausgeprägter ist der „temporale" Totraumeffekt. Es ist somit anzunehmen, daß bei Vergrößerung von V_T der Anstieg des temporalen Totraumeffekts mindestens eine wichtige Teilursache des Abfalls der alv. eff-CO_2 ist.

Die Tabellen 2 und 3 zeigen, daß sich die nahezu normalen Lungen der Herzpatienten und die schwer veränderten Lungen der ARI-Patienten in bezug auf V_{dS} und alv. eff-CO_2 in mehrfacher Weise unterscheiden und daß alle Veränderungen bei den ARI-Patienten zu einer Erschwerung der CO_2-Elimination führen.

Beispiel: Akuter Bronchospasmus

Ein Fallbeispiel: Ein bisher lungengesunder Patient zeigte nach Operation am offenen Herzen unter volumenkontrollierter Beatmung plötzlich stark ansteigende Atemwegsdrücke. Der

Tabelle 4. Einfluß einer akuten Bronchokonstriktion auf das Volumen des seriellen Totraums *(V$_{dS}$)* und auf die alveoläre Effizienz der CO$_2$-Elimination *(alv. eff. CO$_2$)*

	Vor Therapie 18.00 Uhr	Nach Therapie 19 Uhr
V$_D$/V$_T$	0,35	0,35
V$_D$-physiologisch [ml]	415	419
V$_{dS}$ [ml]	**83**	**208**
alv.Eff-CO$_2$ [%]	**70**	**80**
Atemwegswiderstand[a] [mbar/l · s]	**24**	**8**
Lungencompliance [ml/mbar]	87	142

[a] von beiden hier wiedergegebenen Werten des Atemwegswiderstandes ist der geschätzte Tubuswiderstand (3 mbar/l · s) abgezogen.

p$_a$CO$_2$ sank, der Blutdruck fiel, Rechtsvorhofdruck, Linksvorhofdruck und Atemwegsdruck stiegen an. Auskultation, tracheobronchiales Absaugen, Röntgenaufnahme des Thorax sowie Bronchoskopie blieben ohne Befund. Klinisch konnte keine Diagnose gestellt werden. Die On-line-Bestimmung der Compliance und Resistance ergab dann bei gleichbleibender Compliance eine Verdoppelung des von Anfang an schon recht hohen Atemwegswiderstands, d. h. eine akute bronchiale Konstriktion (Tabelle 4). Es wurde sofort eine spezifische Therapie durchgeführt, worauf der Atemwegswiderstand wieder auf den Ausgangswert zurückkehrte.

Überraschend zeigte das CO$_2$-Volumendiagramm vor Therapie ein V$_{dS}$ mit einem extrem niedrigen Wert: 83 ml (Tabelle 4; Abb. 17). Nach Therapie, d. h. 1 h später war V$_{dS}$ 208 ml (Abb. 18). Die Bronchokonstriktion hatte also nicht nur eine Widerstandserhöhung verursacht, sondern auch eine Verkleinerung des anatomischen Totraums. Arterielle FCO$_2$ und gemischt-exspiratorische FCO$_2$ waren vor und nach Therapie unverändert; V$_D$/V$_T$ war folglich konstant und mit 0,35 normal. Somit war vor der Therapie das Volumen der alveolären Ventilation größer [Atemhubvolumen (V$_T$) unverändert und serieller Totraum (V$_{dS}$) vermindert] und demzufolge die mittlere alveoläre CO$_2$-Konzentration niedriger als nach der Therapie. Tatsächlich war die alveoläre Effizienz der CO$_2$-Elimination vor Therapie 70% und nach Therapie 80%. In diesem Beispiel war eine Erniedrigung der alv. eff.-CO$_2$ mit einer Erniedrigung von V$_{dS}$ in bezug auf die CO$_2$-Elimination pro Atemzug kompensiert, so daß V$_D$/V$_T$ sich nicht änderte und sowohl vor und als auch nach der akuten bronchialen Konstriktion normal blieb. Dieses Beispiel zeigt, daß V$_D$/V$_T$ wichtige Informationen maskieren kann.

Beispiel: IMV

Das hohe zeitliche Auflösungsvermögen unseres Meßsystems erlaubt die Einzel-atemzugsanalyse, so daß unter Beatmung mit IMV die mechanischen Hübe („mandatory breath", MB) und die spontanen Atemzüge („spontaneous breaths",

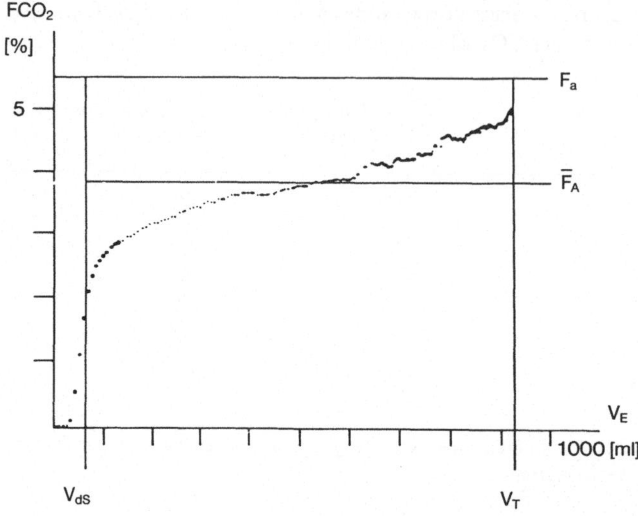

Abb. 17. CO$_2$-Volumen-Diagramm während einer akuten Bronchokonstriktion nach Herzoperation bei einem Patienten mit präoperativ unauffälliger Lungenfunktion. Während des Bronchospasmus ist V$_{dS}$ extrem klein und F$_{\overline{A}}$ stark erniedrigt, so daß die alv.eff.-CO$_2$ nur 70% beträgt.

F_a	=	aus dem arteriellen pCO$_2$ berechnete arterielle FCO$_2$;
$F_{\overline{A}}$	=	mittlere alveoläre CO$_2$-Fraktion;
V_{dS}	=	Volumen des seriellen Totraumes;
V_T	=	Atemhubvolumen;
V_E	=	exspiriertes Volumen in ml/STPD

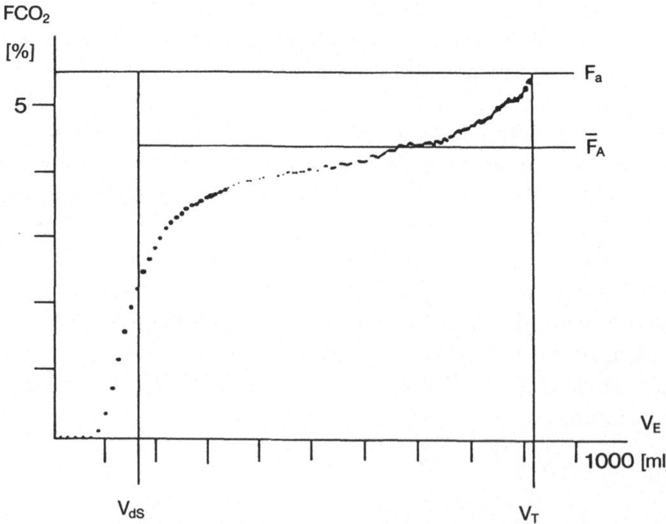

Abb. 18. CO$_2$-Volumen-Diagramm des beatmeten Patienten nach erfolgreicher Therapie der akuten Bronchokonstriktion (1 h später als in Abb. 17). Sowohl V$_{dS}$ als auch F$_{\overline{A}}$ sind markant angestiegen, während F$_a$ unverändert blieb. Die alveoläre Effizienz ist von 70 auf 80% gestiegen und V$_{dS}$ von 83 auf 208 ml (Abkürzungen s. Abb. 17)

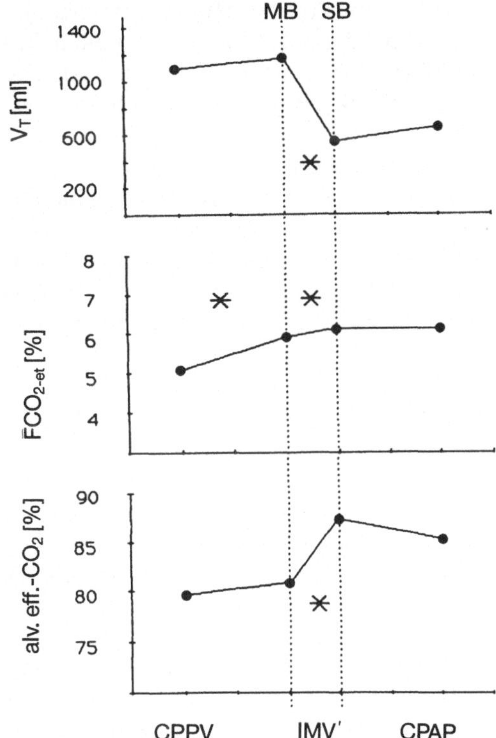

Abb. 19. Unter Beatmung/Spontanatmung mit "intermittent mandatory ventilation" (IMV) ist die alv.eff.-CO₂ im spontanen Atemzug *(SB)* wesentlich höher als im mandatorischen (mechanischen) Atemhub (*MB*; s. Text). *p < 0,05 (Student-Paarvergleich)

SB) getrennt untersucht, getrennt gesammelt und getrennt gemittelt werden können. Die Untersuchung von IMV-beatmeten Patienten nach Herzoperationen [19] hat ergeben, daß im SB das Tidalvolumen – wie erwartet – kleiner ist und daß dennoch die endtidale CO₂-Konzentration systematisch höher ist als im MB (Abb. 19). Vor allem aber ist die alveoläre Effizienz der CO₂-Elimination im SB jeweils wesentlich höher als im MB, nämlich 87% verglichen mit 81%. Diese Untersuchung zeigt, daß sich das Verhältnis von Ventilation und Perfusion von Atemzug zu Atemzug verändern kann und daß bei Patienten, die bereits mit IMV beatmet werden können, die Verteilung der V'_A/Q'-Ratios unter Spontanatmung wesentlich günstiger ist als unter Überdruckbeatmung.

Zusammenfassung und Schlußfolgerungen

Der serielle Totraum der Lunge wird begrenzt durch anatomische „Wände" und durch funktionelle „Wände". Die *anatomischen Wände* sind die morphologisch untersuchbaren Strukturen des Tracheobronchialbaums. Unter Überdruckbeatmung werden sie gedehnt, wobei das Volumen des seriellen Totraumes mit steigendem Atemwegsdruck größer wird. Bei akuter Konstriktion wird der Bronchialquerschnitt kleiner, der Tracheobronchialbaum enger und das Volumen des seriellen Totraumes kleiner. Die *funktionellen Grenzen* des seriellen Totraums sind die Diffusionsfronten (Interfaces) zwischen Frischgas und Alveolargas in jedem einzelnen Acinus. Infolge der speziellen Geometrie des Acinus bleibt die Position der Interfaces bei konstantem inspiratorischem Fluß nahezu stationär („stationary interfaces", SI). Begünstigt das Flußmuster die Konvektion, so wird die Position der Interfaces alveolarwärts verschoben, und V_{dS} wird größer. Begünstigt das Flußmuster die Diffusion, so wird die Position der Interfaces mundwärts verschoben, und V_{dS} wird kleiner. Somit ist das Volumen des seriellen Totraums (V_{dS}) nicht einfach eine durch die anatomischen Verhältnisse bestimmte Patientenkonstante; V_{dS} wird vielmehr sehr weitgehend durch das Flußmuster der Inspiration und den endinspiratorischen Atemwegsdruck verändert. Das Volumen des seriellen Totraums wird zwar inspiratorisch bestimmt, kann aber nur in Exspiration erkannt und gemessen werden.

Mit der Methode „PIE-slope" kann das Volumen des seriellen Totraums (V_{dS}) atemzugsweise bestimmt werden. Das Verfahren konzentriert sich auf Phase II, berücksichtigt die Steigung der Phase III, ist computerassistiert auch on line einfach durchführbar, funktioniert fehlerfrei bei spontan atmenden Probanden und bei spontan atmenden Patienten mit chronisch obstruktiver Lungenkrankheit, bei beatmeten Patienten mit nahezu normaler Lunge und bei beatmeten Patienten mit schwerer akuter respiratorischer Insuffizienz.

V_{dS} kann sich an ein und demselben Individuum von Atemzug zu Atemzug erheblich ändern; V_{dS} kann also nicht mehr länger als eine „Patientenkonstante" betrachtet werden. Mit dem vorgelegten Konzept der anatomischen und der funktionellen Grenzen lassen sich die beobachteten Veränderungen von V_{dS} zwanglos erklären. Unter mechanischer Beatmung wird V_{dS} mit steigendem endinspiratorischem Atemwegsdruck größer, d. h. bei Erhöhung des PEEP, bei Vergrößerung des Tidalvolumens und bei Erhöhung des inspiratorischen Flusses. Dagegen wird V_{dS} kleiner bei Erniedrigung des inspiratorischen Flusses („inversed ratio ventilation") und bei Einfügen einer endinspiratorischen Pause (EIP).

Die Messung von V_{dS} erlaubt, den Anteil des exspirierten Volumens, der aus dem Alveolarraum kommt (V_A), zu berechnen, aber auch die mittlere alveoläre CO_2-Fraktion ($F_{\bar{A}}CO_2$). Nach zusätzlicher Messung des arteriellen pCO_2 und Berechnung der arteriellen CO_2-Fraktion (F_aCO_2) kann dasjenige CO_2-Volumen berechnet werden, das von einem ideal funktionierenden Alveolarsystem eliminiert worden wäre ($VCO_{2\text{-ideal}}$). Nach zusätzlicher Messung des tatsächlich exspirierten CO_2-Volumens ($VCO_{2\text{-real}}$) beschreiben die Quotienten $VCO_{2\text{-real}}/VCO_{2\text{-ideal}}$ oder $F_A\text{-}CO_2/F_aCO_2$ die Effizienz der alveolären CO_2-Elimination (alv. eff-CO_2).

Beide, V_{dS} und alv. eff-CO_2, sind vom Beatmungsmuster abhängig. Da bei Veränderungen des Beatmungsmusters aber unterschiedliche und voneinander unabhängige Mechanismen angesprochen sein werden, können sich V_{dS} und alv. eff-CO_2 sowohl in gleicher als auch in entgegengesetzter Richtung ändern. Wenn z. B. V_{dS} und alv. eff-CO_2 kleiner werden, können der physiologische Totraum (V_D) und $V_D V_T$ konstant bleiben, so daß mit $V_D V_T$ klinisch wichtige Informationen verschleiert bleiben. Demgegenüber sind V_{dS} und alv. eff-CO_2 voneinander unabhängige Lungenfunktionsindizes, die unterschiedliche Informationen liefern und beide zur Überwachung von spontan atmenden wie auch mechanisch beatmeten Patienten nützlich sind.

Literatur

1. Bowes C, Cumming G, Horsfield K, Loughhead J, Preston S (1982) Gas mixing in a model of the pulmonary acinus with asymmetrical alveolar ducts. J Appl Physiol 52:624–633
2. Bowes CL, Richardson JD, Cumming G, Horsfield K (1985) Effect of breathing pattern on gas mixing in a model with asymmetrical alveolar ducts. J Appl Physiol 58:18–26
3. Brunner JX, Westenskow DR (1988) How the rise time of carbon dioxide analysers influences the accuracy of carbon dioxide measurements. Br J Anaesth 61:628–638
4. Brunner JX, Wolff G (1988) Pulmonary function indices in critical care patients. Springer, Berlin Heidelberg New York Tokyo
5. Cumming G (1980) The normal structure and function of the respiratory system. In: Cumming G, Semple SJ (eds) Disorders of the respiratory system, 2nd ed, part 1. Blackwell, Oxford London Edinburgh Melbourne, William Clowes (Beccles), Beccles London, p 2
6. Cumming G, Horsfield K, Preston SB (1971) Diffusion equilibrium of the lungs examined by nodal analysis. Respir Physiol 12:329–345
7. Fletcher R (1985) Deadspace, invasive and non-invasive. Editorial. Br J Anaesth 57:245–249
8. Fletcher R (1986) On-line expiratory CO_2 monitoring. Int J Clin Monit Comput 3:155–163
9. Fletcher R, Jonson B (1984) Deadspace and the single breath test for carbon dioxide during anaesthesia and artificial ventilation. Br J Anaesth 56:109–119
10. Hansen JE, Ampaya EP (1975) Human air space shapes, sizes, area, and volumes. J Appl Physiol 38:990–995
11. Horsfield K, Cumming G (1968) Morphology of the bronchial tree in man. J Appl Physiol 24:373–383
12. Jansen JRC, Schreuder JJ, Bogaard JM, Rooyen W van, Versprille A (1981) Thermodilution technique for measurement of cardiac output. J Appl Physiol 50:584–591
13. Langley F, Even P, Duroux P, Nicolas RL, Cumming G (1975) Ventilatory consequences of unilateral pulmonary artery conclusion. Colloq Inst Nat Santé Rech Med 51:209–214
14. Pinsky MR (1974) Determination of pulmonary arterial flow variation during respiration. J Appl Physiol 56:1237–1245
15. Ralph DD, Robertson HT, Weaver LJ, Hlastala MP, Carrico CJ, Hudson LD (1985) Distribution of ventilation and perfusion during positive end-expiratory pressure in the adult respiratory distress syndrome. Am Rev Respir Dis 131:54–60
16. Riley RL, Cournand A (1949) „Ideal" alveolar air and the analysis of ventilation-perfusion relationship in the lungs. J Appl Physiol 1:825–847
17. Weibel ER (1963) Morphology of the human lung. Springer, Berlin Göttingen Heidelberg
18. Wolff G, Brunner JX (1984) Series dead space volume assessed as the mean value of a distribution function. Int J Clin Monit Comput 1:177–181
19. Wolff G, Brunner JX, Grädel E (1986) Gas Exchange during mechanical ventilation and spontaneous breathing. Intermittent mandatory ventilation after open heart surgery. Chest 89:11–17
20. Wolff G, Brunner JX, Weibel W, Bowes CL, Muchenberger R, Bertschmann W (1989) Anatomical and series dead space volume: concept and measurement in clinical praxis. Appl Cardiopulmon Pathophysiol 2:299–307
21. Wolff G, Brunner JX, Weibel W, Bowes CL (1989) Alveolar efficiency for CO_2 elimination and series dead space volume, both are affected by the ventilatory pattern. Appl Cardiopulmon Pathophysiol 2:309–314

Monitoring metabolischer Parameter
im Rahmen einer parenteralen Ernährungstherapie

W. Behrendt, M. Surmann, P. Thamm

Einleitung

Die komplette parenterale Ernährung, die im Rahmen einer Intensivtherapie durchgeführt wird, erfordert ein intensives Monitoring. Während dazu einige Parameter wie Blutzucker, Harnstoff, Kreatinin, Triglyzeride, Bilirubin und Leberenzyme in mehr oder weniger großen zeitlichen Intervallen routinemäßig bestimmt werden, sind andere wichtige Kenngrößen weniger bekannt. Auf einige von ihnen soll in diesem Beitrag eingegangen werden, da sie zur Beurteilung der aktuellen Stoffwechsellage und der Effizienz einer Ernährungstherapie wichtig sind.

Gesamtstickstoffverluste, renale Stickstoffverluste, Stickstoffbilanz

Die Messung der Gesamtstickstoffverluste und die Berechnung der Stickstoff-(N-) Bilanz zählen zu den ältesten, jedoch immer noch anerkanntesten Verfahren zur Beurteilung des Proteinstoffwechsels. Zum quantitativen Nachweis organischer N-Verbindungen bedient man sich der Reaktion nach Kjeldahl, bei der organische N-Verbindungen in Anwesenheit von Katalysatoren durch Erhitzen in konzentrierter Schwefelsäure oxidativ zerstört werden; der Stickstoff wird als Ammoniumsulfat gebunden. Die entstehende Lösung wird mit Natronlauge alkalisiert, Ammoniak wird freigesetzt, in 0,1 n HCl destilliert und die überschüssige Säure mit 0,1 n Natronlauge rücktitriert.

Wegen des erheblichen Zeitaufwandes von mehreren Stunden wird die Kjeldahl-Methode im wesentlichen nur für wissenschaftliche Untersuchungen angewandt. Zwar ist auch eine halbautomatische Mikro-Kjeldahl-Methode entwickelt worden, die für die Analyse nur noch ca. 1,5 h benötigt, jedoch ist das erforderliche Gerät mit ca. 30000 DM sehr teuer. Eine Alternative stellt eine sehr schnell arbeitende Chemoluminiszenz-Methode aus der Erdölchemie dar (Antec Instruments, Houston, Texas). Organische N-Verbindungen werden bei ca. 1000°C in NO umgewandelt und pyrolysiert. Das NO wird mit O_3 in eine angeregte Form des NO_2 und O_2 umgewandelt; unter Lichtabgabe entsteht NO_2 im Grundzustand [10]:

$$\text{N-haltige Stoffe} \xrightarrow{1000°C} \text{NO und Pyrolyseprodukte,}$$

$$NO + O_3 \longrightarrow NO_2{}^* + O_2 \longrightarrow NO_2 + O_2 + h\nu.$$

Die Intensität der Lichtabgabe ist das Maß für die Menge des in der Probe befindlichen Stickstoffs. Das Antec-Gerät benötigt für die Bestimmung des Gesamt-N etwa 30 s. Es besteht eine gute Übereinstimmung der Ergebnisse dieser Methode mit denen der Kjeldahl-Methode [35]. Wegen des hohen Anschaffungspreises (ca. 50 000 DM) wird das Antec-Gerät derzeit v. a. in Forschungslabors eingesetzt.

Während sich die N-Verluste labortechnisch leicht messen lassen, ist die Probengewinnung in praxi ungewöhnlich schwierig, da streng genommen sämtliche N-Verluste des Organismus quantitativ erfaßt werden müßten (Urin, Faeces, Wundsekrete, Magensaft, Verluste über die Haut). Um diese kaum lösbaren Probleme zu umgehen, beschränkt man sich häufig darauf, nur die N-Verluste im Urin zu messen, da dieser die mit Abstand größte N-Menge enthält. Zur exakten Bestimmung der N-Verluste muß der 24-h-Urin vollständig gesammelt und gut durchmischt werden, um eine repräsentative Probe zu gewinnen. Für die anderen nicht gemessenen N-Verluste werden pauschale Werte eingesetzt: So weiß man, daß über die Haut ca. 0,5 g [9, 19] und über die Faeces ca. 10% der im Urin ausgeschiedenen N-Menge verlorengehen [1]. Roth [27] schlägt vor, generell 2 g N/Tag für die Verluste über Haut und Faeces anzunehmen. Dieser Betrag ist jedoch v. a. bei Patienten, bei denen höhere Sekretverluste (z. B. nach schwerem Trauma oder Verbrennung sowie bei Darmfisteln) auftreten, zu gering, so daß sich bei diesen Patienten die gesamten N-Verluste nur annähernd erfassen lassen [30, 34].

Welche Aussage erlaubt die Bestimmung der N-Verluste und die Berechnung der N-Bilanz? Interessant ist zunächst die absolute Höhe der N-Verluste, denn durch sie kann die Schwere eines Traumas klassifiziert werden: So liegen z. B. an den ersten Tagen nach einem mittelschweren Trauma und *fehlender* Nahrungszufuhr die N-Verluste bei 5–10 g, nach einem schweren Trauma, z. B. einer Magen- oder Darmresektion, zwischen 7 und 15 g; nach einer schweren Mehrfachverletzung steigen sie auf ca. 20–30 g/Tag an [23]. Wird der Patient jedoch mit 10–30 kcal und 1 g Aminosäuren pro kg KG und Tag ernährt, erhöhen sich zwar die Gesamt-N-*Verluste* um 5 g/Tag, denn posttraumatisch werden ca. 40% der infundierten Aminosäuren katabol verstoffwechselt und der Stickstoff als Harnstoff wieder ausgeschieden [4, 14, 28], dennoch verbessert sich die N-*Bilanz*, da die verbleibenden 60% der infundierten Aminosäuren vom Organismus retiniert werden und in die Proteinsynthese fließen.

Wird die N-Bilanz berechnet (N-Zufuhr minus N-Verlust), läßt sich die Frage beantworten, ob bei dem Patienten ein N-Gleichgewicht vorliegt oder ob vermehrt Stickstoff abgebaut bzw. retiniert wird (Abb. 1). Verläßliche Aussagen sind jedoch nur dann möglich, wenn die N-Bilanz über mehrere Tage erstellt und die Ernährungstherapie nicht wesentlich verändert wird; denn zum einen schwanken die renalen N-Verluste von Tag zu Tag, und zum anderen stellt sich in Abhängigkeit des Nährstoffangebots und des Stoffwechselzustands frühestens im Verlauf mehrerer Tage ein Stoffwechselgleichgewicht ein [1, 11, 15].

Werden bei operierten oder traumatisierten Patienten hohe N-Verluste gemessen und ist die N-Bilanz stark negativ, sollte dennoch die Aminosäurenzufuhr nicht über die allgemein empfohlene Dosierung von 1,0–1,5 g/kg KG und Tag gesteigert werden, um zu versuchen, die N-Bilanz auszugleichen. Erfahrungsgemäß werden die N-Verluste weiter steigen, da die zusätzlich infundierten Aminosäuren überwiegend oxidativ verstoffwechselt werden. Sinn der Messung der N-Verluste und der Be-

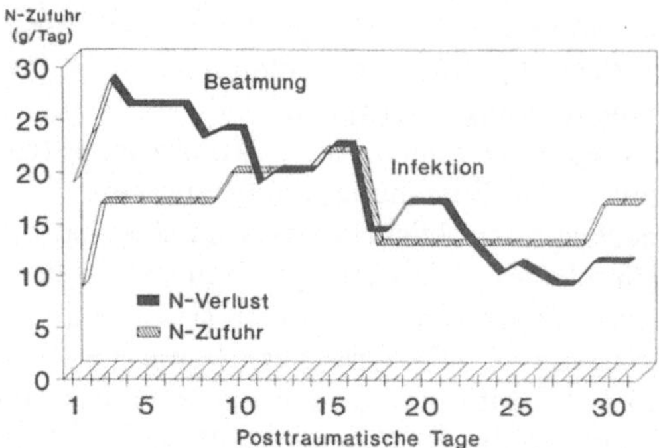

Abb. 1. N-Verluste und N-Zufuhr über 31 Tage bei einer Patientin (55 J., 80 kg, 165 cm) nach schwerem Polytrauma (epidurales Hämatom, Lungenkontusion, Rippenserienfraktur, Milzruptur). Die Zufuhr von 16 g N entspricht einer Gabe von 100 g Aminosäuren. Man erkennt, daß die N-Bilanz bis zum 10. posttraumatischen Tag mit etwa −10 g/Tag stark negativ ist. Zwischen dem 10. und 17. Tag ist die N-Bilanz ausgeglichen. Interessanterweise nehmen die N-Verluste parallel mit der Reduzierung der N-Zufuhr ab (15.–18. Tag), um anschließend bei konstanter N-Zufuhr leicht anzusteigen. Ursache für diese Verschlechterung war ein schwerer Harnwegsinfekt mit septischem Fieber. Zwischen dem 24. und 31. Tag wird die N-Bilanz leicht positiv. Am 32. posttraumatischen Tag wurde die Patientin in gutem Allgemeinzustand auf die Normalstation entlassen

rechnung der N-Bilanz ist es daher, die Schwere eines erlittenen Traumas zu beschreiben und durch den Verlauf der N-Verluste die Änderung der Streßreaktion zu verfolgen.

Zusammenfassung

Messungen der *Gesamt*-N-Verluste sind während einer intensivmedizinischen Behandlung nur unter großem Aufwand im Rahmen wissenschaftlicher Studien möglich. Als anerkannte Alternative können jedoch die *renalen* N-Verluste bestimmt werden, die – um einen Betrag von +2 g N/Tag korrigiert – mit hinreichender Genauigkeit die täglichen Gesamt-N-Verluste anzeigen. Die Berechnung einer N-Bilanz ist nur sinnvoll, wenn die gesamten oder die renalen N-Verluste über mehrere Tage gemessen worden sind. Wird diese Vorbedingung eingehalten, gehören die genannten Parameter auch heute noch zu den wichtigen Stoffwechselgrößen, die sowohl die aktuelle Stoffwechselsituation als auch die Effektivität einer Ernährungstherapie am besten beschreiben und daher in klinischen Ernährungs*studien* nicht fehlen sollten.

Harnstoffausscheidung, renale Stickstoffverluste, Harnstoffproduktionsrate

Um die Schwierigkeiten, die bei der Messung der Gesamt-N-Verluste auftreten, zu umgehen, haben Lee u. Hartley [21] im Jahr 1975 vorgeschlagen, den über die Nieren ausgeschiedenen Harnstoff-N als repräsentatives Maß für die Höhe der gesamten

N-Verluste anzusehen. Grundsätzlich war diese Erkenntnis nicht neu, denn bereits im Jahr 1866 berichteten Pettenkofer und Voit [26, 32, 33] detailliert über die Höhe der Harnstoff-N-Verluste in Relation zu den Gesamt-N-Verlusten beim Menschen und bei verschiedenen Tierspezies. Beim Menschen werden ca. 80% des renal eliminierten Stickstoffs als Harnstoff-N ausgeschieden.

Die Bestimmung des Harnstoffs im Urin geschieht mit einfachen enzymatisch-photometrischen Methoden: Grundlage ist die Spaltung des Harnstoffs durch das Enzym Urease in Ammoniak und CO_2. Das freigesetzte Ammoniak verbindet sich mit Glutamat unter $NADH_2$-Verbrauch zu Glutamin. Der $NADH_2$-Verbrauch läßt sich durch die Änderung der Extinktion messen. Die Genauigkeit der Harnstoff-bestimmung ist wegen der hohen Spezifität der Ureasereaktion sehr hoch – die Fehlerbreite wird mit 1–2% angegeben [17]. Generell ist die Harnstoffbestimmung kaum störanfällig; Probleme entstehen daher weniger bei der Analyse als vielmehr bei der Aufarbeitung der Proben, denn auch hier gilt, daß die Probe aus dem gut durchmischten 24-h-Urin gewonnen werden muß. Hinzu kommt, daß im Gegensatz zur Gesamt-N-Bestimmung die Probe um den Faktor 100 verdünnt wird; ein subtiles Arbeiten ist daher unerläßlich.

Harnstoffausscheidung

Änderungen der täglichen Harnstoff*ausscheidung* werden in der Klinik nur selten gemessen; sie erlauben aber wichtige Rückschlüsse auf den Stoffwechsel. Harnstoff wird in der Leber aus Ammoniak gebildet (Harnstoffzyklus); da das Harnstoff-molekül sich als polares Molekül im Körper wie Wasser verteilt, also frei durch alle wasserdurchlässigen Membranen diffundiert, ist die intra- und extrazelluläre Konzentration gleich. Als Endprodukt des Aminosäurenstoffwechsels wird Harn-stoff praktisch ausschließlich im Urin ausgeschieden. Daher kann aus der Harn-stoffausscheidung, bei ausreichender Leber- und Nierenfunktion, auf die Höhe des Aminosäurenabbaues geschlossen werden. Dazu ist lediglich die Berechnung der Harnstoff-N-Ausscheidung erforderlich, die sich aus der Division der ausgeschie-denen Harnstoffmenge durch den Faktor 2,14 (MG Harnstoff = 60, Atomgewicht der N-Atome = 28) ergibt. Da der mittlere N-Anteil der Aminosäuren bei ca. 16% liegt, kann über den Harnstoff-N-Verlust der Aminosäurenabbau berechnet wer-den.

Beispiel: bei einer Harnstoffausscheidung von 30 g/Tag werden 30 : 2,14 = 14,0 g N ausgeschie-den. Multipliziert mit 6,25 (dieser Faktor entspricht dem mittleren N-Anteil der Aminosäuren von 16%) ergibt sich ein Aminosäurenabbau von 87,5 g für diesen Tag. Das Ergebnis dieser Berechnung darf jedoch nicht dazu verleiten, die Aminosäurensubstitution dem akut gemessenen N-Verlust anzupassen, sondern dient lediglich als Orientierung (s. S. 163).

Über die Harnstoffausscheidung läßt sich der gesamte renale N-Verlust berechnen, da ca. 80% des gesamten Stickstoffs als Harnstoff-N ausgeschieden werden. In verschiedenen Untersuchungen wurden bei einem Vergleich und einer Korrelation der renalen N- und Harnstoff-N-Ausscheidung eine sehr gute Übereinstimmung und Korrelationskoeffizienten von über 0,9 gefunden [2, 18, 21, 22].

Warum wird diese relativ einfache Methode zur Bestimmung des täglichen Aminosäurenverlustes so selten angewandt? Sicherlich aus sehr unterschiedlichen Gründen:

1) Das Interesse an Fragen der Ernährungstherapie und des Stoffwechsels bei Anästhesisten und Chirurgen ist zwar vorhanden, aber es führt nicht auf breiter Basis dazu, sich mit weniger geläufigen Methoden zu befassen.
2) Die Bestimmung der Harnstoffausscheidung oder renalen N-Ausscheidung ist mit erheblichem Aufwand verbunden (Urinsammeln, Umfüllen aus Beuteln, Durchmischen und Probenentnahme).

Harnstoffproduktionsrate

Bei der Berechnung der Harnstoff*produktionsrate* wird zusätzlich zur Harnstoffausscheidung auch die Änderung des Harnstoffgehalts des Organismus berücksichtigt [27]. Infolge der freien Diffusion des Harnstoffs ändert sich der Harnstoffgehalt des Organismus entsprechend der Harnstoffkonzentration im Serum. Um Änderungen des Harnstoffgehalts im Verlauf der Zeit zu berechnen, werden die Harnstoffkonzentrationen vom Beginn und Ende des entsprechenden Zeitraums benötigt, ferner das Gewicht des Patienten sowie ein Faktor, der den Anteil des Körperwassers am Gesamtgewicht angibt (0,6 für Männer und 0,5 für Frauen). Die Berechnung der Harnstoffproduktionsrate ist nur bei stärkeren Änderungen der Nierenfunktion sinnvoll, da ansonsten die täglichen Änderungen des Harnstoffgehalts des Organismus bedeutungslos sind.

In den vergangenen Jahren haben wir die Messung der Harnstoff-N-Ausscheidung und die daraus abgeleitete Berechnung der gesamten renalen N-Ausscheidung in das Routinemonitoring schwerkranker Patienten aufgenommen. Dazu verwenden wir eine Formel, die wir aus zahlreichen vergleichenden Messungen abgeleitet haben [2]:

$$\text{gesamte renale N-Ausscheidung} = 3{,}04 + (1{,}08 \cdot \text{Harnstoff-N}_{\text{Urin}}).$$

Die Berechnung der renalen N-Ausscheidung ermöglicht eine gute Einschätzung der N-Verluste und zeigt, wie sich Änderungen des Krankheitsbildes und der Ernährungstherapie auf den Proteinstoffwechsel auswirken.

Zusammenfassung

Die renalen Harnstoff-N-Verluste lassen sich enzymatisch-photometrisch einfach und zuverlässig bestimmen. Aufwendig ist dagegen die Gewinnung der Proben. Über die Harnstoff-N-Verluste läßt sich auf die gesamten renalen N-Verluste extrapolieren. Die gewonnenen Daten erlauben Rückschlüsse auf die aktuelle Stoffwechsellage (Ausmaß der Katabolie oder Anabolie) und geben Hinweise auf die Effizienz der Ernährungstherapie.

Kreatinin

Kreatinin wird in der Muskulatur unter Wasserabspaltung aus Kreatin irreversibel gebildet und als Endprodukt des Muskelstoffwechsels unverändert über die Nieren ausgeschieden.

Quantitativ läßt sich Kreatinin mit verschiedenen Methoden nachweisen, z. B. mit der Jaffé-Methode, bei der Kreatinin im alkalischen Milieu mit Pikrinsäure (2,4,6-Trinitrophenol) zu einem orangefarbenen Komplex reagiert; inzwischen stehen auch enzymatisch-photometrische Tests zur Verfügung, bei denen über mehrere Reaktionsschritte schließlich eine Farbreaktion gewonnen wird [17, 31]. Die Präzision der enzymatischen Kreatininbestimmung liegt bei 5%, die der Jaffé-Methode bei 2–3%; letztere ist störanfälliger, da andere Metaboliten wie Ketone, Glukose, Fruktose, Ascorbinsäure und Medikamente (z. B. Metamizol, α-Methyldopa, Barbitursäure, Cephalosporine) interferieren.

Da das in der Muskulatur freigesetzte Kreatinin glomerulär filtriert, jedoch von den Tubuluszellen weder sezerniert noch rückresorbiert wird, ist die Kreatininausscheidung ein direktes Maß für die Höhe des Glomerulumfiltrates. Neben den Aussagen über die Nierenfunktion wurde versucht, mit Hilfe der Kreatinin*ausscheidung* den Ernährungszustand eines Patienten zu beurteilen, da die Menge des täglich freigesetzten Kreatinins der Muskelmasse proportional ist. So wurde die aktuelle mit der idealen Kreatininausscheidung verglichen (Männer $\approx$ 23 und Frauen $\approx$ 18 mg/kg KG und Tag), und bei Patienten mit einer auf 60–80% der Norm verminderten Kreatininausscheidung wurde eine mittelschwere, bei einer Kreatininausscheidung von weniger als 60% der Norm eine schwere Mangelernährung angenommen [5, 6]. In den folgenden Jahren zeigte sich, daß es außerordentlich schwierig ist, den Ernährungszustand anhand einfacher Laborparameter zuverlässig zu beschreiben; wenn überhaupt, gelingt dies nur durch eine *Kombination* mehrerer Parameter, zu denen z. B. neben anthropometrischen Daten die Konzentration des Albumins oder verschiedener labiler Serumproteine und immunologische Hauttests zählen [7, 24, 25, 29]. Ein allgemein anerkannter „Ernährungsindex" konnte bisher trotz großer Anstrengungen nicht definiert werden [8].

Hilfreich ist die Messung der Kreatininausscheidung dagegen, um das korrekte Sammeln des 24-h-Urins zu überprüfen, da die Kreatininausscheidung – unabhängig von der täglichen Urinmenge – recht konstant ist. So kann bei unklarem Urinvolumen anhand der Kreatininkonzentration auf das wahrscheinliche Urinvolumen geschlossen werden.

Zusammenfassung

Die Bestimmung des *Serum*kreatinins ist zur Überwachung der Nierenfunktion in der Klinik unverzichtbar. Die Kreatinin*ausscheidung* wird benötigt, um die Kreatininclearance und damit die glomeruläre Filtrationsrate zu berechnen. Darüber hinaus kann die Kreatininausscheidung dazu verwendet werden, das korrekte Sammeln des 24-h-Urins zu kontrollieren und damit die Messung der renalen N-Verluste zu validieren.

Laktat

Mit der Bildung von Laktat endet die anaerob ablaufende Glykolyse; allerdings ist Laktat kein Stoffwechselendprodukt, da Laktat nach Umwandlung in Pyruvat oxidativ verstoffwechselt oder in der Leber zur Glukoseneubildung verwendet werden kann. Ist die Laktatkonzentration erhöht, handelt es sich um eine vermehrte Bildung oder um eine verminderte Extraktion von Laktat. Die Laktatkonzentration im Serum kann problemlos mittels enzymatischer Tests gemessen werden [20]. Bestimmt wird der $NADH_2$-Anfall bei der Umwandlung des Laktats zu Pyruvat durch die Laktatdehydrogenase. Da das Reaktionsgleichgewicht auf der Seite des Laktats liegt, muß das Pyruvat aus der Reaktion entfernt werden; dies geschieht durch Umwandlung von Pyruvat und Glutamat in Alanin und α-Ketoglutarat mit Hilfe der Glutamat-Pyruvat-Transaminase.

Auf die früher notwendige Kühlung und Enteiweißung der Proben durch Zugabe von Perchlorsäure kann heute verzichtet werden, da Probenröhrchen erhältlich sind, die Natriumfluorid als Hemmstoff der Glykolyse enthalten, so daß kein neues Laktat gebildet werden kann. Der Normbereich für die Laktatkonzentration im Serum liegt bei Werten bis zu 2 mmol/l; eine Hyperlaktatämie besteht bei Werten > 2 mmol/l, eine Laktatazidose bei einer Laktatkonzentration > 4 mmol/l und einem Blut-pH $< 7,25$.

Interessant ist die Bestimmung des Laktats bei allen Schockzuständen, da sich daraus Hinweise auf die Schwere der Hypoperfusion ergeben: So konnte in einigen Untersuchungen gezeigt werden, daß bei Patienten im kardiogenen Schock die Mortalität über 60% lag, wenn die Laktatkonzentration 4 mmol/l überstieg; bei einer Patientengruppe mit kardiogenem, septischem oder hämorrhagischem Schock betrug die Letalität bei einem Laktat > 9 mmol/l 87–92% (zit. nach [16]). Auch bei einer eigenen Auswertung von Laktatbestimmungen an Notfallpatienten zeigte sich, daß Patienten mit einer Laktatkonzentration > 10 mmol/l nur selten überlebten; der höchste, je von uns gemessene Laktatwert betrug 23 mmol/l. Es handelte sich ausnahmslos um schwersttraumatisierte Patienten mit massiven Blutungen und einem länger bestehenden schweren Schockzustand. Bei einer *routinemäßigen* Laktatbestimmung an 500 beatmeten Intensivpatienten fanden wir in 85% Konzentrationen von weniger als 2,5 mmol/l.

Während üblicherweise eine parenterale Ernährung nicht zu einer Erhöhung des Laktats führt, kann durch eine übermäßige Zufuhr von Kohlenhydraten, speziell von Glukoseersatzstoffen (Fruktose, Sorbit, Xylit) ein Laktatanstieg ausgelöst werden. Dieser ist bei kritisch kranken Patienten deutlich stärker als bei Gesunden. Außerdem findet sich eine Hyperlaktatämie und eine Laktatazidose, wenn Patienten, die fruktoseintolerant sind, fruktose- oder sorbithaltige Lösungen erhalten [3]. Interessant ist die Bestimmung des Laktats, auch bei schwerstkranken Patienten, wenn entschieden werden soll, ob eine Ernährungstherapie begonnen oder fortgesetzt werden soll. So ist nach allgemeiner Meinung eine künstliche Ernährungstherapie nur dann sinnvoll, wenn bestimmte Grundvoraussetzungen erfüllt sind, zu denen auch ein normales oder nur leicht erhöhtes Laktat als Ausdruck einer suffizienten zellulären O_2-Versorgung zählt [12, 13].

Zusammenfassung

Routinemäßige Bestimmungen des Laktats im Serum sind bei beatmeten Intensivpatienten wenig ergiebig. Interessant sind sie dagegen bei allen schwer traumatisierten, bei schock-kranken und bei kritisch-kranken Patienten, weil sich aus der Höhe der Laktatkonzentration Hinweise auf die Schwere des erlittenen Traumas und die Intensität des Schockzustandes ergeben. Eine vorsichtige Abschätzung der Prognose der Patienten anhand des Laktats scheint möglich. Im Rahmen einer künstlichen Ernährungstherapie ist bei Einhaltung einer normalen Nährstoffdosierung nicht mit Laktatanstiegen zu rechnen. Bei kritisch Kranken ist die Kontrolle des Laktats jedoch empfehlenswert, um sicher zu sein, daß die zelluläre O_2-Versorgung ausreichend und eine oxidative Verstoffwechselung der infundierten Nährstoffe möglich ist. Die Höhe und der Verlauf der Laktatkonzentration entscheidet damit auch darüber, ob eine Ernährungstherapie sinnvoll begonnen oder eine bereits durchgeführte Nährstoffzufuhr beendet werden sollte.

Literatur

1. Albanese AA, Orto LA (1963) Proteins and amino acids. In: Albanese AA (ed) Newer methods of nutritional biochemistry – With applications and interpretations. Academic Press, New York London, pp 1–112
2. Behrendt W, Lenz B, Giani G (1988) Das harnstoffkinetische Modell – Möglichkeit und Grundlage der quantitativen Erfassung des Proteinkatabolismus im Postaggressionsstoffwechsel. Infusionstherapie 15:12 (Abstract)
3. Behrendt W (1989) Metabolische Nebenwirkungen beim Einsatz von Kohlenhydraten. Beitr Infusionsther 25:188–204
4. Behrendt W, Bogatz V, Giani G (1990) The influence of posttraumatic parenteral calorie and nitrogen supply upon the cumulative nitrogen balance. Infusionstherapie 17:32–39
5. Bistrian BR, Blackburn GL, Sherman M, Scrimshaw NS (1975) Therapeutic index of nutritional depletion in hospitalized patients. Surg Gynecol Obstet 141:512–516
6. Blackburn GL, Bistrian BR, Maini BS, Schlamm HT, Smith MF (1977) Nutritional and metabolic assessment of the hospitalized patient. JPEN 1:11–22
7. Brenner U, Müller JM, Keller H, Schmitz M, Horsch S (1983) Ein neuer Ernährungsindex zur präoperativen Beurteilung der Mangelernährung als Risikofaktor in der Chirurgie. Infusionstherapie 10:302–305
8. Brenner U, Müller JM, Keller W, Walter M, Thul P (1987) Der Vergleich prognostischer Ernährungsindizes zur präoperativen Erfassung von Risikopatienten. Eine prospektive Prüfung. Infusionstherapie 14:215–221
9. Calloway DH, Odell ACF, Margan S (1971) Sweat and miscellaneous nitrogen losses in human balance studies. J Nutr 101:775–786
10. Drushel H (1977) Determination of nitrogen in petroleum fractions by combustion with chemiluminescent detection of nitric oxide. Anal Chem 49:932–938
11. Fürst P (1985) Nachweis der nutritiven und therapeutischen Wertigkeit eines Aminosäurengemisches. In: Kleinberger G, Bürger U (Hrsg) Aminosäuren-Transferlösungen. Zuckschwerdt, München (Klinische Ernährung, Bd 15, S 169–185)
12. Grünert A (1982) Voraussetzungen zur effizienten Energiebereitstellung und Verwertung. In: Kleinberger G, Eckart J (Hrsg) Der Energiebedarf und seine Deckung. Zuckschwerdt, München (Klinische Ernährung, Bd 7, S 47–59)

13. Grünert A (1990) Biophysikalische Grundlagen der Nährstoffzufuhr. In: Ahnefeld FW, Grünert A, Schmitz JE (Hrsg) Parenterale Ernährungstherapie. Springer, Berlin Heidelberg New York Tokyo (Klinische Anästhesiologie und Intensivtherapie, Bd 40, S 110–122)

14. Hartig W, Czarnetzki HD, Faust H, Fickweiler E (1976) Zur Verwertung von Aminosäure-Infusionslösungen beim Gesunden und bei Patienten im Streß, untersucht an ^{15}N-Glyzin. Infusionstherapie 3:268–273

15. Hegsted DM (1975) Balance studies. J Nutr 106:307–311

16. Jahrmärker H (1988) Hyperlaktatämie. In: Schuster HP, Schölmerich P, Schönborn H, Baum PP (Hrsg) Intensivmedizin. Thieme, Stuttgart, S 330–337

17. Keller H (1986) Klinisch-chemische Labordiagnostik für die Praxis. Analyse, Befund, Interpretation. Thieme, Stuttgart

18. Kosanovich JM, Dumler F, Horts M, Quandt C, Sargent JA, Levin NW (1985) Use of urea kinetics in the nutritional care of the acutely ill patient. JPEN 9:165–169

19. Kraut H, Müller-Wecker H (1960) Die Stickstoffabgabe durch die menschliche Haut. Hoppe Seylers Z Physiol Chem 320:241–245

20. Kruse JA, Carlson RW (1990) Lactate measurement: plasma or blood? Intensive Care Med 16:1–2

21. Lee HA, Hartley TF (1975) A method for determining daily nitrogen requirements. Postgrad Med J 51:441–445

22. Loder PB, Kee AJ, Horsburgh R, Jones M, Smith RC (1989) Validity or urinary urea nitrogen as a measure of total urinary nitrogen in adult patients requiring parenteral nutrition. Crit Care Med 17:309–312

23. Moore FD, Ball MR (1959) Convalescence in the healthy: closed soft-tissue trauma of moderate severity. In: The metabolic care of the surgical patient. Saunders, Philadelphia, pp 32–48

24. Mullen JL, Buzby GP, Waldman MT, Gertner MH, Hobbs ChL, Rosato EF (1979) Prediction of operative morbidity and mortality by preoperative nutritional assessment. Surg Forum 30:80–82

25. Mullen JL, Gertner MH, Buzby GP, Goddhart GL, Rosato EF (1979) Implications of malnutrition in the surgical patient. Arch Surg 114:121–125

26. Pettenkofer M von, Voit C (1866) Untersuchungen über den Stoffverbrauch des normalen Menschen. Z Biol 2:459–573

27. Roth E (1985) Erhebung des Ernährungszustandes. In: Roth E, Ollenschläger G, Hackl JM, Mitterschiffthaler G (Hrsg) Grundlagen und Technik der Infusionstherapie und klinischen Ernährung. Karger, Basel (Handbuch der Infusionstherapie und klinischen Ernährung, Bd II, S 33–53)

28. Schmitz JE (1985) Infusions- und Ernährungstherapie des Polytraumatisierten. Springer, Berlin Heidelberg New York Tokyo (Anaesthesiologie und Intensivmedizin, Bd 173, S 62–70, 120–128)

29. Schmoz G, Hartig W, Brunner H-P, Weiner Erhard V, Vetter K (1987) Erfassung der Gefährdungslage mit Hilfe ernährungsdiagnostischer Untersuchungen bei chirurgischen Patienten. Infusionstherapie [Suppl 1] 14:17–27

30. Shaw-Delanty SN, Elwyn DH, Jeejeebhoy KN, Askanazi J, Schwarz Y, Iles M, Kinney JM (1987) Components of nitrogen excretion in adult patients on intravenous diets. Clin Nutr 6:257–266

31. Thomas L (1988) Labor und Diagnose, 3. Aufl. Medizinische Verlagsgesellschaft, Marburg

32. Voit C (1866) Untersuchungen über die Ausscheidungswege der stickstoffhaltigen Zersetzungs-Produkte aus dem thierischen Organismus. Z Biol 2:6–77, 189–243

33. Voit C (1866) Ueber die Verschiedenheiten der Eiweisszersetzung beim Hungern. Z Biol 2:307–365
34. Walter M, Keller HW, Brenner U, Müller JM (1984) Die Stickstoffausscheidung als Fehlerquelle bei der Stickstoffbilanz. Infusionstherapie 11:59–60
35. Ward MWN, Owens CWI, Rennie MJ (1980) Nitrogen estimation in biological samples by use of chemoluminiscence. Clin Chem 26:1336–1339

Sachverzeichnis

abgeleitete Variable   1, 2
accuracy   23
Acinus, anatomische Besonderheiten   135
afterload, Pulmonalzirkulation   80, 83
alveoläre Effizienz, CO_2-Elimination   150
- Beatmungsmuster   154
Aminosäurenabbau   165
Angina pectoris   34
Ansprechzeit (rise time)   134
aortic
- (characteristic) impedance   20
- compliance   20
- cross-sectional area   20
- wave propagation phenomena   20
ARDS (adult respiratory distress syndrome)   96, 101, 110
arterielle
- Compliance   8
- O_2-Gehaltsdifferenz   110
- O_2-Konzentration   110
- - im Blut   110
arterieller Blutdruck   38, 118
arterielles Blutvolumen   67
Arterienquerschnitt, Echographie   51
arteriovenöse
- O_2-Gehaltsdifferenz   116, 118
- - (Fick-Prinzip)   12
- O_2-Sättigungsdifferenz   113–115
- Shuntperfusion   113
Atem- und Kreislaufstillstand   115
Atemantrieb   105
- neuromuskulärer   104
Atemarbeit   103
Atemmuskulatur   103
- Ermüdung   103, 104
Atemwegserkrankung, chronisch-obstruktive   96
ATP-Einheiten   126
ATPS-Einheiten   126
Autoregulation   15
availability (O_2-Verfügbarkeit)   116
Azidose, Laktatazidose   116, 119
- metabolische   116

beat-to-beat monitoring   19
- stroke volume   19
Beatmung
- apparative   93
- und Thermodilutionsmethode   57 ff.
Beatmungsmuster, alveoläre Effizienz der CO_2-Elimination   154
Bestimmung, Vertrauenswürdigkeit   3
Bioimpedanz   14
Blood flow   11
Blut
- „pooling"   69
- Strömungsgeschwindigkeit   11
Blutdruck   69
- arterieller   38, 118
- Hochdrucksystem   8
- hydrodynamischer   7
- hydrostatischer   7
- Messung   9
  direkte arterielle   10
- Niederdrucksystem   7
- transmuraler   9
Blutgasanalyse   133
Blutgefäße, Ultraschall   45 ff.
Blutstromstärke   11
Blutvolumen   67–69, 76, 77
- arterielles   67
- Gesamtblutvolumen   69
- kapilläres   67
Bronchialsystem
- anatomische Besonderheiten   135
- Auguß   138
Bronchospasmus, akuter   156
BTPS-Einheiten   126
Bypasszirkulation   121
- extrakorporale   115

calibration factor   20
cardiac output
- computer   23, 29
- - commercial   29
- continuously   18 ff.
- estimations, sources of error in   26
- mean cardiac output   19

- measuring 18
- modulation of 19
- stroke output 19
- variability 18ff.
Chemoluminiszenz-Methode 162
clinical monitoring system 23
CO-computers, dilution, error sources 28
CO_2
- Elimination 133, 150, 154
- - alveoläre Effizienz 150
- - - Beatmungsmuster 154
- Konzentration, Mund 126ff.
- Partialdruck 127
- Produktion 133
- Volumen-Diagramm 134
- - Phase III 141
- Zeit-Diagramm (Kapnogramm) 128-130
- - Informationsgehalt 130
- - Phase I 130
- - Phase II 130
- - Phase III 130
- - zeitlicher Verlauf 129
Compliance
- aortic 20
- arterial 8
- Gefäßsystem 68, 69
- pulmonale 94ff.
- - dynamische 95, 96
- - effektive 101, 102
- - Einzelschrittverfahren 99
- - Fehlereinflüsse 98, 100
- - Gasaustauschphänomene 98, 100
- - Hysterese 97, 99-101
- - infelection point 97, 101
- - Okklusion 99
- - statische Druck-Volumen-Kurve 100
- - statische 96, 97
- - unrecovered volume 100
- - ventilatorische Verteilungsstörung 100, 101
- - Volumendefizit 98
- Pulmonalzirkulation 81
- venöse 8
computer
- cardiac output 23, 29
- - commercial 29
- personal computer controlled system 29
COPD (chronisch-obstruktive Lungenerkrankung) 102, 104-106
- Dekompensation 96
CPAP-Atmung 103

D-Echokardiographie 34
Diffusionsfront 139
dilution CO-computers, error sources 28
Distributionsstörung, Shuntperfusion 113

Dopplerechokardiographie 40
Dopplereffekt 12
Douglas-Sackverfahren 115
Drei-Kompartiment-Modell nach Riley und Cournand, pulmonaler Gasaustausch 131
Druck/Drücke
- Eröffnungsdruck, kritischer 15
- Kreislauf, systemischer 7ff.
- Messung (s. auch Blutdruck) 7-9
- Plateau, Beatmung 94, 95
- Überwachung 38
- Verschlußdruck, kritischer 15
Druck-Flow-Diagramm 95, 97
Druck-Stromstärke-Beziehung 14
Druck-Volumen-Diagramm 97, 99-101

Echographie
- intravaskuläre 46
- myokardiale Ischämie 47
- nichtinvasive 46
- Querschnittsbild
- - Arterie 47, 51
- - linker Ventrikel 47, 51
- transösophageale 46
Echokardiographie 12, 13
- D-Echokardiographie 34
- transösophageale 12, 47
Echokatheter, intravaskulärer 51
Echomethode
- intravaskuläre 46, 49
- ösophageale 46
Echotransducer 50
Ejektionsfraktion (ejection fraction) 4, 41, 61-63
- rechter Ventrikel 55ff.
- - Determinanten 61
- - und Kontraktilität
- - und Nachlast 62, 63
- - und Vorlast 62
- - Thermodilutionsmethode (s. Thermodilutionsmethode) 55
EKG-Überwachung 33
Elastancesubtraktionsmethode 94
EMG (Elektromyographie) 105
- Entwöhnungsphase 106
enddiastolisches Volumen, rechter Ventrikel 62
Entwöhnungsphase, EMG 106
Ernährungsindex 167
Ernährungstherapie, parenterale 162
error sources 28
- dilution CO-computers 28
- inherent 28
- miscellaneous 28
errorgram 25
estimation 1

Fåhræus-Lindqvist-Effekt   15
falsch-negativ Aussagen   76
falsch-positiv Aussagen   76
Fiberoptikkatheter   114
Fick-Prinzip (Fick'sche Methode)   41, 87
– arteriovenöse O_2-Gehaltsdifferenz   12
– HMV-Bestimmung   4, 11
– HZV-Bestimmung   40, 41
Flow   11
– Druck-Flow-Diagramm   95, 97
– variability, orders   18
Flüssigkeit, homogene   15
Fourier-Analyse   2
Frank-Starling-Mechanismus   70, 72
Frequenzgang   2
Fruktose   168
Füllungsdruck   72
– Gefäßsystem   67
– mittlerer   69
– – systemischer, klinische Bedeutung   67ff.
Füllvolumen   69

Gasaustausch, pulmonaler
– Compliance   98, 100
– Drei-Kompartiment-Modell nach Riley und
  Cournand   131
Gasverteilung, ventilatorische   93
Gefäßmuskulatur, glatte   15
Gefäßraum   69
Gefäßsystem   68
– Compliance   68, 69
– Füllungsdruck   67
Gefäßtonus   77
Gefäßwiderstand
– Starling-Widerstand   3
– systemischer   3
Gesamtblutvolumen   69
Gesamtstickstoffverluste   162
Gesamtwiderstand   14
Geschwindigkeitsprofil   11
Gewebehypoxie   112
Globalinsuffizienz, respiratorische   104
Glukoseersatzstoffe   168

Hagen-Poiseuille'sches Gesetz   14
Hämatokrit   16
Hämodilution   112, 117, 119
Hämoglobin, O_2-Affinität   116
hämorrhagischer Schock   117, 119, 168
Handhabungsfehler,
  Überwachungsmethoden   4
Harnstoff   164–166
– Ausscheidung   164–166
– Produkationsrate   164, 166
Hauptstrommessung   128
Herz
– Funktion   76

– – klinische Beobachtung   42
– – Überwachung   33
– Index   11
– Infarkt   110
– Insuffizienz   112, 113
– Kontraktilität   70, 73
– – Pulmonalzirkulation   83
– Minutenvolumen (s. HMV)   2
– Sauerstoffversorgung   33
– Ultraschall   45ff.
– Vordehnung   70
– Zeitvolumen (see HZV)   11
HMV (Herzminutenvolumen)   1–5, 55, 58, 62
– Bestimmung   4, 5, 11, 41
– Fick-Prinzip   4, 11
– golden standard   5
– Indikatorverdünnungsmethoden   11
– Kältedilution   11
– Mittelwert   5
– Strömungsmessung   11
– Temperaturverdünnungskurve   3
– Thermodilutionsmethode   2
Hochdrucksystem, Blutdruck   8
hydrodynamischer Blutdruck   7
hydrostatischer Blutdruck   7
hyperdynamischer Schock   110, 111, 113, 117
Hypervolämie   72, 74, 75
hypodynamischer Schock   111, 113
Hypovolämie   74, 75
Hypoxie
– Gewebehypoxie   112
– hypoxische Vasokonstriktion,
  Pulmonalzirkulation   80
Hysterese, pulmonale Compliance   97, 99–
  101
HZV (Herzzeitvolumen)   11, 40, 71–73, 110,
  111, 113
– Fick-Prinzip   40, 41
– Indikatorverdünnungsmethdoen   40, 41
– Pulmonalzirkulation   87
– Strömungsmessung   11

Impedanz
– Kardiographie   14
– Techniken   40, 41
IMV   104, 157
Indikatorverdünnungsmethoden
– HMV-Bestimmung   11
– HZV-Bestimmung   40, 41
infelection point, pulmonale Compliance   97,
  101
Infrarotabsorption   128
inherent error sources   28
inspiratorische Kraft, maximale   103
inspiratorischer
– Druck, maximaler   103
– Plateaudruck   95

intraluminares Monitoring, Ultraschall   45 ff.
intrathorakaler Druck   72, 73, 81
intravaskuläre Echographie
   (Echomethode)   46, 49
intravaskulärer Echokatheter   51
Ischämiediagnostik, Sensitivität   37
IVR (inversed ratio ventilation)   102

Kalibration   2
– Faktor   2
Kältedilution, HMV-Bestimmung   11
kapilläres Blutvolumen   67
Kapillar
– Durchblutung   121
– Perfusion   118
– – Drosselung   116
Kapnogramm (s. CO_2-Zeitdiagramm)   130
kardiogener Schock   117, 168
Kardiographie, Impedanzkardiographie   14
Kardiokymographie   34
Katheter
– Fiberoptikkatheter   114
– Pulmonalarterienkatheter (PA-
   Katheter)   34, 55 ff., 84
– – Informationsmöglichkeit   41
– Swan-Ganz-Katheter   2, 4, 19, 79, 85
– Tip-Transducer   2
Kjeldahl
– Methode   162, 163
– Mikro-Methode   162
– Reaktion   162
klinische Beobachtung   42
Kontraktilität des Herzens   70, 73
– Beurteilung   41
– segmentale Anomalien   35
Konturerkennung, automatische   51
Konzentration einer Substanz   127
Körpertemperatur, Sauerstoffbedarf   116,
   121, 123
Kortikosteroide   111
Kreatinin   167
– Ausscheidung   167
– Serumgehalt   167
Kreislauf
– Bedingungen   133
– systemischer
– – Druck   7 ff.
– – Stromstärke   7 ff.
– – Widerstand   7 ff.

Laktat   168 ff.
– Anstieg   168
– Azidose   119, 168
– – metabolische   116
– Messung im Sinus coronarius   36
– Serumgehalt   168
linker Ventrikel, Echographie   47

Lungen
– Compliance   81
– Erkrankung, chronisch-obstruktive (s.
   COPD)   102, 104
– Kreislauf   79
– Mechanik   93
LVEDP (left ventricular end-diastolic
   pressure)   35

Makrozirkulation   120
mean difference, significant   26
mechanical ventilation   23
Medikamentenwirkung,
   Sauerstoffbedarf   116, 121
Messung (measurement)   1
metabolische Laktatazidose   116
Methode nach Kjeldahl   162, 163
– Mikro-Kjeldahl-Methode   162
Mikrozirkulation   120, 121
Mikrozirkulationsstörung   116, 117
miscellaneous error sources   28
Monitoring
– Definition   1
– der Herzfunktionen   33 ff.
Mund
– Druckanalysen   103
– – Okklusionsdruck   104
Muskelaktivität, Sauerstoffbedarf   116, 121
Muskelatrophie   105
myokardiale Ischämie
– diagnostische Möglichkeiten   34
– Echographie   47
– perioperative   33

N-Bilanz   163
N-Verlust   163, 165
Nachlast   62, 63, 70, 73
– Pulmonalzirkulation   80
neuromuskulärer Atemantrieb   104
Newton'sche Flüssigkeit   3
Niederdrucksystem, Blutdruck   7
Normovolämie   75
Nuklear Stethoskop   34
Nullinien-Drift   2
Nullniveau des Druckes,
   Pulmonalzirkulation   83

O_2
– Affinität, Hämoglobin   116
– Angebot   110, 111, 113
– Aufnahme   109, 111, 115–120
– – schockbedingte Einflüsse   121
– Bedarf/-Verbrauch   109 ff., 115, 116, 118,
   121
– – Körpertemperatur   116, 121, 123
– – Medikamentenwirkung   116, 121
– – – vasoaktive Pharmaka   122

– – Muskelaktivität   116, 121
– – Schlaf- und Wachrhythmus   116, 121
– – Schmerzreaktion   122
– Defizit   120
– Diffusionsstörung   116
– Distributionsstörung   121
– Extraktionsrate   109, 110
– Gehaltsdifferenz
– – arterielle   110
– – arteriovenöse   116, 118
– – (Fick-Prinzip)   12
– Konzentration im Blut   109, 113
– – arterielle   110
– Partialdruck   113
– Sättigung   113, 114
– – gemischtvenöse   113
– Sättigungsdifferenz, arteriovenöse   113–
115
– Transport, Minimierung durch
Mikrozirkulation   116
– Transportkapazität   112, 116
– Verbrauch (s. O_2-Bedarf)   12, 109ff., 115,
118, 121
– Verfügbarkeit (availability)   116
– Versorgung   109ff., 116
– – Gewebe   113, 116
– – periphere, Störung   117
– Verwertbarkeit (Utilisation)   111, 113, 116
Ohm'sches Gesetz   84, 89
ösophageale Echomethode   46
Ösophagusdruck   97
Oximeter   114
oxygen (see O_2)
– delivery   110

parenterale Ernährungstherapie   162
PEEP (positive endexpiratory pressure)   81,
82, 97, 99–102, 104
– Auto-PEEP   101
– individual   102
– intrinsic   101, 102
peripherer Widerstand   14
– systemic peripheral resistance   19
personal computer controlled system   29
pharmacological intervention   21
phase-controlled thermodilution
estimates   23
Phrenikusstimulation   105
PIE-Methode, serieller Totraum (V_{ds})   142
PIE-slope-Methode, serieller Totraum
(V_{ds})   142
Plateaudruck   97
– inspiratorischer   95
$p_{O,1}$-Wert   105, 106
Poiseuille-Strömungswiderstand,
Pulmonalzirkulation   20, 84, 88, 89
pooling des Blutes   69

positiv endexpiratorischer Druck (s.
PEEP)   81
precision   23
preload, Pulmonalzirkulation   83
pressure (s. auch Blutdruck, Druck/Drücke)
– pulsatile   20
– pressure systolic area   20
pulmonalarterieller
– Druck   79–82
– Verschlußdruck   79
Pulmonalarterienkatheter   55ff.
– Druckmonitoring   55
– Thermodilutionsmethode (s.
Thermodilutionsmethode)   55
pulmonaler Strömungswiderstand   80, 90
Pulmonaliskatheter (PA-Katheter)   34, 84
– Informationsmöglichkeit   41
pulmonalkapillarer
– Druck   79, 83–86
– Verschlußdruck   83
– Widerstand   55, 63
pulmonalvenöser Druck   83
Pulmonalzirkulation   79ff.
pulsatile pressure   20
Pulse-contour-Methode   19, 40, 41
pulmonaler Widerstand, Berechnung   90
Pumpfunktionsüberwachung   38
Pyruvat   168

Reaktion nach Kjeldahl   162
Reanimation   115, 131
rechter Ventrikel
– Ejaktionsfraktion (s. auch
Ejaktionsfraktion)   55ff
– enddiastolisches Volumen   55, 56, 62
– endsystolisches Volumen   56
– Füllungsfraktion   56, 57
– Kontraktilität   63, 64
– Kontraktionsfraktion   63, 64
– Nachlast   55, 62, 63
– Vorlast   62
renale Stickstoffverluste   162
Resistance   93, 94
– Polynomberechnung   95
– systemic peripheral   19
– Überwachung   96
– Verschlußmethode   95
respiratorische Globalinsuffizienz   104
respiratory muscle fatigue   103, 104
Riley-Cournand, Drei-Kompartiment-Modell,
pulmonaler Gasaustausch   131
Rückfluß, venöser   68, 70, 72, 73, 76, 77

Sauerstoff (s. O_2)
Sauerstoffversorgung des Herzens   33
Säure-Basen-Haushalt (Säure-Basen-
Status)   116, 119

Schlaf- und Wachrhythmus,
   Sauerstoffbedarf   116, 121
Schlagvolumen, rechter Ventrikel   55 ff.
Schmerzreaktion, Sauerstoffbedarf   123
Schock   112
- hämorrhagischer   117, 119, 168
- hyperdynamischer   110, 111, 113, 117
- hypodynamischer   111, 113, 117
- kardiogener   168
- septischer   77, 110, 111, 116, 123
- - hyperdyname Form   118
schockbedingte Einflüsse, O_2-Aufnahme   121
Schockzustand   117
Schwellwert-Methode, serieller Totraum
   (V_{ds})   141
Seitenstrommessung   128
Sensitivität   75, 76
Sepsis   110, 116
septischer Schock   77, 110, 111, 116, 123
- hyperdyname Form   118
Serumlaktatkonzentration   116, 120
Servoplethysmomanometrie   10
Shuntperfusion, arterio-venöse   113
Signalverarbeitung   2
Sinus coronarius, Laktatmessung   36
Sorbit   168
Spannvolumen   67, 69
Spezifität   75, 76
Sphygmomanometrie   9
Spontanatmung   103
ST-Segmenttrendanalyse   39
Starling-Widerstand (Strömungswiderstand),
   Pulmonalzirkulation   3, 84, 88, 89
stationary interface   139
Status asthmaticus   96
Stethoskop, Nuklear Stethoskop   34
Steward-Hamilton-Modell   87
Stickstoff
- Bilanz   162, 163
- Gesamtstickstoffverluste   162
- Verluste   162, 164
- renale   162
STPD-Einheiten   126
stroke volume   20
- beat-to-beat-monitoring   19
Strommessung
- Hauptstrommessung   128
- Seitenstrommessung   128
Stromstärke
- Blut   11
- Druck-Stromstärke-Beziehung   14
- systemischer Kreislauf   7 ff.
Strömung
- Bedingungen   3
- - laminare   3
- - turbulente   3
- Geschwindigkeit   11

- Registrierung   11
- Widerstand   14
- - pulmonaler   80, 88, 90
- - - Poiseulle   84, 88, 89
- - - Starling   84, 88, 89
- - venöser   70
Swan-Ganz-Katheter   2, 4, 19, 79, 85

Temperaturverdünnungskurve, HMV   3
Thermodilution   11
- Beatmungsbedingungen   87
- estimates, phase-controlled   23
Thermodilutionsmethode   19, 55 ff., 87
- Beatmung   57 ff.
- Ejektionsfraktion
- - enddiastolisches Volumen, rechter
   Ventrikel   56 ff.
- - Füllungsfraktion, rechter Ventrikel   57,
   58
- - Füllungsvolumen, rechter Ventrikel   56,
   57
- - HMV (Herzminutenvolumen)   2, 55, 58
- - Pulmonalarterienkatheter   55
- - rechter Ventrikel   55 ff.
- - - bei konstantem Blutfluß (Apnoe Be-
   atmung)   56, 57, 60, 61
- - - Exponentialkurvenanalyse   58
- - - Genauigkeit   57, 59
- - - Indikatorinjektion, Strategien   59 ff.
- - - Plateauanalyse   56, 58
- - - Referenzbereich   61
- - - Reproduzierbarkeit   57 ff.
- - - Thermistor   55 ff.
- - Schlagvolumen, rechter Ventrikel   55 ff.
Totraum
- anatomischer   139
- serieller (s. V'ds)   139, 141
Transducer, Katheter-Tip-Transducer   2
transmuraler
- Blutdruck   9
- Wert, Pulmonalzirkulation   81, 82
transösophageale
- Echographie   46
- Echokardiographie   12, 47
- Ultraschall   46
trend score   22

Überwachungsmethoden,
   Handhabungsfehler   4
Ultraschall
- Blutgefäße   45 ff.
- Herz   45 ff.
- intraluminares Monitoring   45 ff.
- transösophageale   46
Utilisation (O_2-Verwertbarkeit)   111, 113, 116

V_{ds} (serieller Totraum)   139, 141
– differentielle Methode   142
– integrative Methode   142
– PIE-Methode   142
– PIE-slope-Methode   144
– Schwellwert-Methode   141
Variable, abgeleitete   1, 2
vasoaktive Pharmaka, Sauerstoffbedarf   122
Vasokonstriktion, hypoxische,
    Pulmonalzirkulation   80
venöse
– Compliance   8
– Kapazität   70
venöser
– Rückfluß   68, 70, 72, 73, 76, 77
– Strömungswiderstand   70
Ventilation (s. auch Beatmung)
– IVR (inversed ratio ventilation)   102
– mechanical   23
Ventilations-Perfusions-Verhältnisse   80
ventilatorische
– Gasverteilung   93
– Umverteilungsphänomene   96
– Verteilungsstörung, pulmonale
    Compliance   100, 101
ventilatory cycle   23

Verschlußdruck, Pulmonalzirkulation   84
Verteilungsstörung, Shuntperfusion   113
Vertrauenswürdigkeit   3
– einer Bestimmung   3
Verzögerungszeit (delay time)   134
Viskosität   16
– scheinbare   15
– der strömenden Flüssigkeit   14, 15
Vordehnung des Herzens   70
Vorlast   62

Wasserfallmodell   89
wave propagation phenomena, aorta   20
Weaning   103
– Versuche   102
– Zeitpunkt   105
wedge pressure (pulmonalarterieller
    Verschlußdruck)   79
Widerstand
– Gesamtwiderstand   14
– peripherer   14
– systemischer Kreislauf   7ff.
– im venösen System   70
Wiederbelebung   115, 131

Xylit   168